동양의학은 서양과학을
뒤엎을 것인가

동양의학은 서양과학을 뒤엎을 것인가

지은이   하야시 하지메(林一)
옮긴이   한국철학사상 연구회 기철학분과 · 동의과학연구소
펴낸이   김기창

편집디자인   김숙경
표지디자인   정신영
초판 1쇄 펴낸날   2008년 6월 29일

도서출판 문사철
서울특별시 종로구 명륜동 1가 51번지 트리플 빌딩 102호
전화 02)741-7719 / 팩스 0303)0300-7719
전자우편 bk010@naver.com
출판등록   제 300-2008-40호
ISBN 978-89-961193-0-2

CHUGOKU IGAKU WA GENDAI KAGAKU WO KUTSUGAESUKA by HAYASHI Hajime
Copyright ⓒ1991 by HAYASHI Hajime
All rights reserved
Original Japanese edition published by THE ASAHI SHIMBUN COMPANY
Korean translation rights arranged with HAYASHI Hajime
through BESTUN KOREAN Agency
Korean translation rights ⓒ 200* Moonsachul Publishing Co.

이 책의 한국어판 저작권은 베스툰 코리아 에이전시를 통해
일본 저작권자와 독점 계약한 '문사철'에 있습니다.
저작권법에 의해 한국 내에서 보호를 받는 저작물이므로
무단전재나 복제, 광전자 매체 수록 등을 금합니다.

책값은 뒤표지에 있습니다.

동양의학은 서양과학을 뒤엎을 것인가

하야시 하지메(林一) 지음
한국철학사상 연구회 기철학분과 · 동의과학연구소 옮김

도서출판 **문사철**

차 례

출간에 부쳐 … **7**
옮긴이의 글 … **14**
글쓴이 한국판 서문 … **17**

들어가는 말 : 중국의학의 근대화 … **19**

01_황제, ≪내경≫을 말하다 … **35**
02_전장(戰場)의 관장(觀臟) … **51**
03_노신(魯迅)과 명의(名醫)들 … **65**
04_한방의 효과 … **79**
05_고금동서(古今東西) … **93**
06_서양은 배, 동양은 말(西船東馬) … **107**
07_에로스의 향연 … **121**
08_세상 바로잡는 메기와 정신 … **135**
09_질식하지 않는 방법 … **149**
10_수의학의 권유 … **163**
11_'상한론'의 수수께끼 … **177**
12_복희씨(伏羲氏)가 ≪역(易)≫을 말한다 … **191**
13_기공은 현대과학을 초월하는가 … **207**
14_홀로그래피 생체론 … **223**
15_과학에서 공상으로 … **237**

16_제3세대 중의들은 말한다 … 251
17_젊은 중의학도도 5·4정신을 지향한다 … 265
18_중국의 시계는 거꾸로 간다 … 279
19_'눈에는 눈을'은 없다 … 291
20_또 하나의 ≪만엽집(萬葉集)≫ … 303

맺음말 : 우주론과 중국의학 … 317

출간에 부쳐

> "최고의 의사는 아직 발병하지 않은 병을 치료하고 중간 정도의 의사는 막 발병하려는 병을 치료하며, 가장 수준이 낮은 의사가 이미 발병한 병을 치료한다."
> _손사막孫思邈(581~682)

어느 황제가 재위하고 있을 때 많은 궁녀들이 병을 앓고 있었다. 그들은 아무리 좋은 약을 먹어도 별로 효험을 보지 못하였다. 나중에 한 명의가 와서 처방전을 써주었는데 거기에는 "장정 약간 명"이라고 쓰여 있었다. 황제는 어쩔 수 없이 그 의사의 말대로 하였다. 며칠이 지나 친히 가서 살펴보니 궁녀들의 얼굴엔 과연 화색이 가득 돌고 있었다. 그런데 한 쪽 구석에 비쩍 말라 거의 사람같지 않은 남자들이 땅바닥에 엎드려 있었다. 황제가 깜짝 놀라 "저것이 무엇이냐"고 물으니, 궁녀들은 머무적거리다가 "약찌꺼기옵나이다"라고 대답하였다.

〈신약新藥〉(1933)이라는 루쉰의 글에 나오는 이야기다. 원래 청대 저인획이라는 사람이 편찬한 〈견호집〉에 나오는 이야기인데 루쉰이 당시 여러 사람으로부터의 비판에 직면해 '약찌꺼기' 신세로 전락한 국민당의 원로 우즈후이吳稚暉라는 사람을 비판하기 위해 따온 것이다. 헌데 이 글 속에는 은연중에 전통적 중국의학中醫에 대한 루쉰의 신랄한 풍자가 숨어 있다.

최근에 중국에서는 중의학과 그다지 관련도 없는 인문사회 학계에서 전통적 중국의학에 대해 새롭게 평가하려는 논의가 벌어진 적이 있었다. 또한 서점가에서 중의 이론을 쉽게 설명한 책들이 독자들의 환영을 받고 있다고 한다. 이러한 동향을 전하는 글을 읽다가 예전에 읽었던 이 이야기가 불쑥 생각이 난 것이다. 루쉰이 중국의학을 통렬하게 비판했다는 것은 널리 알려진 이야기이다. 중의에 대한 루쉰의 비판적 태도는 이른바 '국수國粹' 전체에 대한 비판의 기점이기도 하다. 그는 중국의학을 "의식적 혹은 무의식적 사기꾼"이라고 단언했다. 루쉰의 열렬한 옹호자를 자임하는 리쩌허우李澤厚조차 중국의학과 경극 등에 대한 루쉰의 태도는 너무 한쪽에 치우친 각박한 견해라고 비판할 정도로 중의에 대한 루쉰의 견해는 사실 냉정을 잃은 것이었다. 물론 이는 서양의 생리학이나 해부학과 같은 서적을 읽은 후에 발한 말이다. 루쉰과 중의의 불행한 만남은 어린 시절 아버지周伯宜의 치료를 담당한 의사의 치료에 대한 불신으로부터 시작된 것이다. "지금까지 누군가가 중의가 정말 믿을 만하다, 처방이 영험이 있다고 말할지라도 나는 도무지 믿지 않았다. 당연히 그 중의 대부분은 그들이 내 부친의 병을 잘못 치료한 때문이었지만 아마 직접 앓아본 병에 대한 스스로의 개인적인 원한도 얼마간 끼어 있었던 것이다." 의사가 되기 위해 일본 센다이의 의학전문학교에 유학하던 시절에 받았던 서양의학 교육의 영향은 중국의학에 대한 그의 부정적 태도를 더욱 강화시켰다.

루쉰은 13살 때(1893)부터 16살까지(이 사이에 청일전쟁이 벌어진다) 아주 감수성이 예민한 시기에 4년간이나 아버지의 병수발을 들기 위해 집안의 값나가는 물건을 전당포에 맡기고 멸시를 받아가며 얻은 돈으로 약방에 가서 약을 지어와야만 했다. 그런데 처방전에 써 있는 약들은 '장정 약간 명' 정도는 아니었지만 대부분 겨울철 갈대뿌리, 3년 서리 맞은 사탕수수, 귀뚜라미 한 쌍(주의할 점: 처음에 짝을 지은 것, 다시 말해서 본래부터 한 둥지에 있던 것), 열매 달린 평지목平地木, 패고피환(낡아빠진 북가죽으로 만든 환약)같은 구하기 힘든 것들이었다. 고생의 보람도 없이 루쉰의 부친은 4년을 앓다가 37살의 젊은 나이로 세상을 하직한다. 나중에 루쉰은 특히 '귀뚜라미 한 쌍'에 대해서 "곤충도 정조를 지켜야 하는지 재취를 하거나 재가를 해서는 약재로 쓰일 자격조차 없는 것 같다"고 신랄하게 비꼬고 있다. 또한 아버지를 치료한 의사인 '천롄허陳蓮河'(가명)에 대해서도 "이따금 길거리에서 그가 세 사람이 메는 가마를 타고 날을 듯이 지나가는 것을 볼 수 있을 뿐이다. 소문으로는 그는 아직도 건재하며, 개업을 하는 한편 '중의 무슨 학보'를 주재하며 외과에만 능한 양의들을 상대로 크게 싸움을 하고 있다고 한다" 고 싸늘하게 냉소를 던지고 있다.(〈아버지의 병〉) 병도 못 고치는 돌팔이 의사인 주제에 비싼 의료비를 챙겨 호의호식하는 것도 모자라 무슨 학회지까지 만들려고 동분서주하고 있다니 참으로 가소롭고도 개탄할 노릇이라는 식이다.

애증이 분명한 루쉰 글의 매력에 빠졌던 나는 〈아버지의 병〉을 처음 접했을 때 당연히 루쉰의 부친을 치료한 의사가 '돌팔이'라고 생각했고 '귀뚜라미 한 쌍'의 처방에 대해서는 고소苦笑를 금치 못했다. 그런데 그게 아니었다. 중의에 대한 재평가를 계기로 읽게 된 어떤 글을 보니 루쉰의 아버지를 치료한 의사는 본명이 허롄천何廉臣(앞서 말한 천롄허라는 가명은 이를 뒤집어 놓은 것이다)으로 샤오싱 일대의 명의였다. 또한 그의 처방이 그렇게 잘못된 것도 아니었다. 루쉰의 아버지는 울화가 쌓여 피를 토하고, 전신이 붓는 부종 증상을 보이다가 간경화(혹은 간암?)로 죽었는데, 귀뚜라미(원래의 짝), 평지목, 패고피환 등은 원래 모두 간병肝病에 쓰는 약이라는 것이다. 또한 귀뚜라미는 약이 아니라 약인藥引으로 처방된 것이다. 약인은 처방 가운데 여러 가지 다른 약을 병이 난 부위로 인도하는 작용을 하는 약물을 말한다. 다시 말하면 '아버지의 병'이 원래 고치기 어려운 병인데다가 당시 의료 수준의 한계가 더해져 사망에 이른 것이지 잘못 치료했다고는 말하기 어렵다는 것이다. '현대 중국의 성인'인 루쉰도 이 문제에서만은 과오를 범하고 있다는 것이다.

　중의에 대한 그의 폄훼에는 스스로 인정했듯이 사원私怨도 작용했지만 당시 시대적 분위기 또한 그러하였다. 그 당시의 쟁쟁한 엘리트들은 거의 모두가 중의에 대해 부정적이었다. 량치차오梁啓超(1873~1929, 청말 민초의 계몽사상가)는 "중의도 병을 잘 치료할 수는 있지만 어떻게 병을 잘 치료했는지 그 원리를 분명히 잘 설명하는 사람은 없다."고 지적했다.(역설적이게도 량치차오는 신장염을 고치기 위해 수술을 받다가 죽었다. 의사가 병든 신장을 놔두고 멀쩡한 신장을 잘못 떼어냈기 때문이다) 그건 "중국의 의학이 과학을 모르기 때문이다. 그래서 그 원리에 대해 대답할 수 없었던 것이다."라고 천뚜슈陳獨秀(1879~1942, 중국 현대의 사상가, 혁명가)는 화답했다. 후스胡適는 심지어 이렇게 말했다. "양의(중국에서는 西醫라고 한다)는 환자가 어떤 병을 얻었는지 분명히 말할 수 있다. 그렇기 때문에 비록 병을 고치지는 못하더라도 양의는 과학적이다. 중의는 비록 병을 잘 고쳐도 환자가 무슨 병을 앓았는지 분명히 말하지 못하기 때문에 중의는 비과학적이다."

중의에 대한 부정적 평가가 이렇게 단지 엘리트들 사이에서 논의되는 정도에서 그친 것이 아니다. 난징에 도읍을 막 정한 국민당 정부는 1929년 실제로 중의를 폐지하려고 하였다. 의료업에 종사한지 20년이 안된 50세 이하의 구의舊醫(즉 중의)는 새롭게 등록해야 한다는 법안이 양의의 주도로 통과되었다. 등록해서 보충교육을 받고 시험에 합격해야만 영업을 허가했다. 이에 분노한 중의들이 반대운동을 펼치는 가운데 눈길을 끄는 이런 주장이 있었다. "중의 때문에 중국은 세계에서 가장 많은 인구를 가지게 되었다!" 최근 중국의 인터넷을 검색하다보니 중국의 누리꾼이 이와 유사한 주장을 펼치고 있는 경우도 있었다. "중의를 부정하는 자는 자신의 정체성을 부정하는 것이다. 중의가 없었더라도 우리의 선조들은 어떻게 생존할 수 있었겠는가?" 중국의학 때문에 중국의 인구가 이렇게 많아졌는지는 알 수 없지만 아무튼 중국의 많은 인구와 낙후된 의료 위생 상황은 결국 국민당 정부로 하여금 손을 들게 만들었다. 신중국 성립 이후 마오는 중의에 대해 상당히 호의적이었다. 양의는 중의에게 배워야 한다는 등 중의를 위해 많은 말을 해주었기에 중의는 보존될 수 있었다. "중국의 의약학은 위대한 보고이다. 마땅히 발굴하고 수준을 높이도록 노력해야 한다. 양의는 중의를 학습함을 통해 중의와 양의의 경계를 없애서 통일된 새로운 의학을 완성할 수 있고 전 인류에 더 많은 공헌을 이룩할 수 있을 것이다."

중국에서도 중의는 양의보다 지위가 낮고, 보통의 환자들도 먼저 양의를 찾고 거기서 고치지 못할 경우에 중의를 찾는 것이 일반적 현실이다. 양의가 주류 의학인 사정은 우리와 같다. 그러나 신자유주의에 의해 '약찌꺼기'가 되어가는 9억에 달하는 농민과 같은 사회적 약자들은 첨단 의료설비에 의한 대도시의 '과학적'이지만 비싼 치료의 혜택을 누리기도 힘들고 또한 누릴 경제적 여유도 점점 없어져 가고 있다. 보건과 양생을 중시한 중의와 같은 전통의학을 다시 돌아보게 되는 이유가 여기에 있다.

최근 들어서 중국에서 전통의학(중의)에 대한 새로운 조명이 활발하게 이루어지고 있다는 소식이다. 통계수치에 따르면 중국의 인구가 4억 정도였던 신해혁명 전후에 80만 명의 중의사가 있었지만 1949년 당시에는 50만 명으로 줄었고, 인구가 13억에 달한 요즈음 중의사는 27만 명에 불과하다고 한다. 하지만 중국의 경제가 비약적으로 발달하면서 전통문화가 전반적으로 부활하는 가운데 중국의학에 대한 관심도 매우 높다고 할 수 있다. 문화적 자주성의 측면에서 중국의학의 특징에 주목하면서 미래의 발전방향을 모색하려는 시도가 다방면에서 펼쳐지고 있다고 하겠다.

오래 전에 절판되었던 책을 이제 새롭게 출발하는 문사철 출판사에서 다시 재출간하게 된 계기도 이런 분위기에 힘입은 바 크다. 잘못된 부분을 바로 잡기 위해 책을 다시 펼치다보니 각기 다른 전공을 가진 역자들이 지난 시절 동병상련을 안고 같이 공부하던 시절이 떠오른다. 이 책의 출간을 계기로 다시 만날 수 있기를 기대하며….

2008년 6월 8일 옮긴이를 대표하여
황희경 쓰다

옮긴이의 글

'말고기를 먹은 뒤에는 술을 마셔야 탈이 안 난다.'
이 처방 아닌 처방이 나온 지는 적어도 2천 6백년이 넘었다. 아마 춘추 시대 진나라 목공이 만든 처방일 것이기 때문이다. 언젠가 목공은 아끼던 말을 잃었는데 그 말을 백성들이 잡아먹고 말았다. 뒤늦게 관리들이 이 사람들을 잡아다 처벌하려고 하자 목공은 이런 처방을 말하고 백성들에게 술을 먹여서 돌려보냈다. 뒤에 한나라 땅에서 전쟁이 일어나 목공이 포위되었을 때, 말을 잡아먹었던 백성들 3백여 명이 달려와 목숨을 걸고 싸운 덕분에 다행히 포위망을 벗어날 수 있었다.

이 책의 저자 하야시 하지메는 지금도 어쩌다 말고기 전골이라도 먹게 되면 반드시 술을 마신다고 한다. 이러한 고백에서 드러나는 동양 전통의학에 대한 저자의 애정은 이 책의 밑바닥에까지 깊이 배어 있다. 그래서 이 책의 원제목도 '중국의학은 현대과학을 뒤엎을 것인가'로 한 모양이다. 중국의학뿐만 아니라 어떤 사물에 대해서도 애정이 없이 어떻게 깊은 인식에 도달할 수 있겠는가.
현대과학은 서양의 입장에서 보면 지금까지 효자노릇을 해온 것 같다. 그런데 동양의 입장에서 보면 현대과학 때문에 모든 것이 뒤죽박죽이 되고 말았다. 현대과학이 승리를 구가하면서 동서균형은 깨졌다. 동양이 자기 걸음걸이로 자기역사를 짊어지고 갈 자유를 빼앗기고 말았던 것이다. 이 책에서 저자는 동양전통의학의 우월성을 맹목적으로 주장하려는 것은 아니다. 서양과학에 대한 해박한 지식과 그 지식에 기초한 균형적 시각을 줄곧 견지하고 있다. 그러면서도 저자는 과감하게 다음과 같은 화두를 던지고 있다. "동양의학은 서양과학을 뒤엎을 수 있는가"라고. 이는 단순히 동서 의학의 우열에 관한 문제가 아니다. 인간생명을 다루는 의학은 사상이나 문화와 깊은 연관을 갖기 마련이기 때문이다. 이 책은 의학이나 과학의 범위를 넘어서, 동서 문화와 철학에 관련된 흥미진진한 내용을 담고 있다. 문화에 관한 담론이 유행하는 요즈음 의학을 중심으로 한 동서 문명사라고 보아도 좋을 것이다. 우리가 이 책을 번역하기 시작한 것은 1993년 여름부터였다. 그러고보니 책이 되어 나오는 데 꽤 오랜 시간이 걸린 편이다. 한국철학사상연구회 기철학분과에서 ≪중국의학과 철학≫(1991년, 여강출판사)을 번역할 때 함께 활동한 김교빈, 황희경, 박석준, 조남호, 이현구가 주축이 되어 번역을 시작하였다. 뒤에 독일에서 과학철학 박사학위를 받고 돌아온 최종덕 교수와 한의원을 하는 박경호 원장이 합류하였다. 이들은 동의과학연구소의 멤버이다.

시간을 끌면서 몇 개 단체와 여러 사람이 공동작업을 하다 보니 번역 원고를 모으고, 정리하고, 문장을 다듬는 일도 보통 문제가 아니었다. 이 책에 나오는 많은 일본인명과 일본의 특별한 풍습에 연관된 내용들은 역자들의 시간을 많이 빼앗았다. 결국 어려운 문제를 다 맡아서 마무리하느라 수고하신 편집진에게 특별한 감사를 드린다.

끝으로 원저자의 폭넓은 지식을 배경으로 고급스럽게 제시된 주장들이 충분히 전달될지 걱정스럽지만, 현명한 독자들에게 재미와 유익함을 동시에 전달하고 사랑받는 책이 되기를 바라며 번역자를 대표해서 쓴 이 글을 마친다.

1991년 8월 21일　이현구

글쓴이 한국판 서문

일본과 똑같이 중국의학을 계승했으면서도 일본과는 다른 독자의 의학을 전개하였으며, 또한 고난으로 가득찬 근대화의 길을 개척하여 머지 않은 장래에 모든 선진국과 똑같이 어려운 의료환경에 들어가려고 하고 있는 한국의 독자에게 졸저拙著가 한국어로 제공되어 이러한 문제에 대해서 함께 생각할 수 있는 기회를 얻게 되어 저자로서는 더할 수 없이 기쁩니다.

졸저는 역사가 오래되었으면서도 새로운 중국의학이 달성한 것과 그것이 안고 있는 문제를 어떻게 생각했던가를 현대를 살아가는 과학자인 제가 과학론의 형태로 솔직하게 서술한 것입니다. 본래 농담을 좋아하는 성격이어서 보시는 바와 같이 교과서풍과는 다소 먼 형태를 띠게 되었습니다. 이 책에 대해서 번역의 수고를 아끼지 않은 한국 철학사상연구회 기철학 분과 및 동의과학연구소의 여러 선생님들의 호의에 진심으로 감사의 말씀을 전합니다.

다행히 독자적인 비평안을 갖고 있는 한국의 독자 여러분으로부터 가르침을 받게 된다면 기쁨이 한층 배가될 것입니다.

역자와 독자 모두에게 거듭해서 마음으로부터 우러나오는 인사말을 보냅니다.

1996년 8월 하야시 하지메

들어가는 말
중국의학의 근대화

한방의 부활

1976년에 64 종류의 한방제제漢方製劑가 처음 '한방'제제라고 하는 이름으로 의료제도에 채택되었다. '한방'이라는 말이 만들어진 지 1백 년 만의 공인이다.[1] 묘하게도 꼭 1백 년 전인 1876년에 문부성은 전국 각지에서 행해지고 있던 의술개업 시험의 시험과목을 물리학, 화학, 해부학, 생리학, 병리학, 약제학, 내과 및 외과의 7개 과목으로 하도록 지시하였다. 일본의 근대의료제도를 규정한 '의제醫制'(1874년, 곧 명치 7년에 공포)하에서의 제1회 의사시험은 이렇게 이 해에 한방을 제외하고 시행되었다. 이미 개업하고 있던 한방의사의 기득권은

---

1. '한방'이란 일본의 중국의학을 일컫는 말로 서양의학이 도입되면서 중국의학을 평가 절하하기 위해 일본인들이 만든 말이다. 이 말이 일제때 우리에게도 강요되어 지금까지 한방이라는 말이 그냥 쓰이고 있다. 그러나 번역에서는 일본의 중국의학을 나타낼 때는 '한방'이라 하고 한의학(漢醫學), 한의학(韓醫學), 중의학(中醫學), 중국의학 등은 일반적인 경우에는 '한의학'이라고 하고 중국 한의학을 분명히 표현하고 있는 경우에는 중국의학으로 하였다. 동양의 전통의학에 대한 호칭은 각국의 실정에 따라 조금씩 차이가 있어 혼란스럽기 때문에 최근에 동의학으로 통일하였다. – 역주

인정되었지만 한방을 뿌리 뽑으려는 명치 정부의 방침은 여기에서 확고한 첫걸음을 내디뎠던 것이다.

    1976년 이후 의료에서 한방제제의 사용은 건강보험이 적용되었기 때문에 급속하게 보급되기 시작했고 한방제제의 종류도 비약적으로 증가하였다.

    이러한 한방제제에는 한방약의 대명사로 우스갯소리에도 등장하는 갈근탕을 비롯하여 계지탕, 마황탕 등이 포함되어 있었는데, 이것들은 한방이라는 이름에 걸맞게 천 몇백 년 전인 한나라 때까지 거슬러 올라갈 만큼 유서 깊은 처방이다.

    한나라 남양南陽의 태수 장중경[2]의 저작으로 전해지는 ≪상한론傷寒論≫에 이들 처방이 그대로 기재되어 있다. 거기에는 급성열병의 병세가 진전됨에 따라서 어떤 증상에 어떤 처방을 적용해야 할 것인지 자세하게 씌어 있고, 금기사항에 대한 배려도 게을리 하지 않고 있다. 말하자면 진단과 치료라는 임상의학에 약학을 더한 체계적인 의학서적이다. 이 책이 위대한 고전으로 오늘날에도 임상에서의 지침으로서 유효성을 갖고 있는 것은 의학사상에서 기이한 일이라고 할 수 있다.

    한방이 금세기 말까지도 끊임없이 이어져 온 것은 오로지 이러한 유효성 때문이었다. 서양의학의 전성기에 한방의 전통을 지켜왔던 선인들도 대부분은 몸으로 한방의 유효성을 체험한 것이 한방보전에 앞장서는 계기가 되었다. 또한 오랜 기간 동안 현대의학으로 치료할 수 없었던 질병이 한방에 의해 치료되었다고 하는 체험을 한 다수의 환자가 있다. 이런 사람들이 한방의 명맥을 지켜온 것이다. 이러한 지지가 없었다면 예전의 달여먹던 약을 그저 손쉽게 마시게 되었다

---

2. 張仲景 : 서기 2세기 중엽~3세기 東漢의 의사. 이름은 機이다. ≪傷寒雜病論≫을 지었다고 전해진다. 보통 ≪상한론≫이라고 하는 것은 이 책의 한 부분이다. 이 책은 두 부분으로 이루어졌는데 나머지 한 부분은 ≪金匱要略≫이다. – 역주

는 이유만으로 한방약이 이처럼 부활할 리는 없는 것이다.

1981년 일본 동양의학회의 조사에서는 한방의학이 현대의학보다도 우월한 치료분야로서, 이 단체의 회원이 열거하고 있는 것 중에 회답이 많은 순서대로 5위까지 들어보면, 자율신경 실조증, 부인 부정不定호소 증후군, 중풍 증후군, 만성 염증, 갱년기 장애이다. 환자 쪽에서의 조사는 없는 것 같지만, 주위의 체험담과 이 조사와는 근본적으로 모순되지 않는다.

중국의학을 보는 관점의 변화

그러나 일본에서 한방진료를 하는 의사에게 진찰을 받아도 예를 들면 다음과 같은 대화로 진행되는 일은 거의 없다.

"선생님, 우리 애는 무슨 병일까요?"
"중초中焦가 막혀 있어요."
"괜찮을까요? 이 애는……."
"먼저 두세 첩 먹고 봅시다."
"이 애는 숨이 막힐 듯이 기침을 해서 콧방울을 실룩거리는데요."
"그건 화火가 금金을 극克하기 때문이죠."

화가 금을 극한다는 것은 대체 무슨 말일까? 이는 심장의 이상이 폐에 나쁜 영향을 미친다는 중국 전통의학의 병리적 인식을 표현한 것이다. 자연의 운행을 오행, 곧 다섯 가지의 요소인 목, 화, 토, 금, 수의 상호관계로 설명하려는 것이 소위 오행설이다. 더욱이 인간의 오장인 간, 심, 비, 폐, 신이 이 순서대로 앞의 오행에 하나씩 대응되고 있다. 예를 들면 심이 폐를 극하는 것이 화가 금을 녹이는 것과 비유되고 있다.

중초는 상초上焦, 하초下焦와 더불어 삼초三焦를 이루고 있는데 이 삼초는 담, 소장, 위, 대장, 방광 등 속이 비어 있는 장기와 함께 소위 육부六腑를 이루고 있음에도 불구하고, 그 실체에 대해서는 예로부터 논의가 많지만 일단은 중초를 상복부로 본다.

중국 고대철학에서는 만물의 성질과 변화를 음양이라는 하나의 대립개념으로 파악하여 설명했다. 양은 대체로 적극성, 움직임, 과잉, 외적인 면을 표현하고 음은 그 반대이다. 음양의 대립과 통일이 모든 생성·발전을 규제한다고 보는 것이다. 중국의학, 곧 한의학 역시 질병의 성질이나 진행의 이해에 음양설을 깊이 끌어들였다.

중국의 근대화 과정에서 이 음양오행설은 중국의 전근대성이나 정체성의 상징으로 격렬한 비난을 받았다. 이러한 비과학적 이해에 기초한 중국의학도 타도되어야 할 대상이 되었다. 불행인지 다행인지 중국은 일본과 같은 '의제'를 확립하지 못한 채로 민국民國에서 인민공화국으로 이행했고 중국의학에 대한 평가와 대우도 바뀌었다.

일본에서 한방은 중국의학의 이론체계에 깊이 들어가는 것을 피하여 그 경험적 측면에만 오로지 눈을 돌렸다. 그러나 경험적 측면이라고는 해도 이를테면 중국의학에서 중요시되는 맥진은 일본에서는 거의 고려되지 않으며 극단적으로 말하여 미신으로까지 간주되고 있다. 최근 소니Sony 회장인 마사루井深大씨가 맥진연구소를 세워 적극적으로 연구를 하고 있는 것은 드문 예이다. 손목에 댄 세 개의 손가락에서 중국의학이 주장하는 대로 어떻게 그 수많은 정보를 얻을 수 있는가 하는 것이 현대의 측정기술에 의해 확인되고 있는 것이다.

한방은 아무래도 중국의학의 전모를 파악하고 있는 것 같지 않다.

가치로서의 과학

그런데 앞에서 일본이 정책적으로 한방의학을 버리고 서양의학을 택했다고 쓴 것은 맞지만 여기에서 잊어서는 안되는 것이 있다. 그것은 일본에서는 강호시대江戶時代 중기에 발흥한 소위 고방파古方派를 중심으로 한 실증주의적 입장의 의학개혁 운동이 있어서, 중국의학 이론의 핵심을 이루는 음양오행설을 배격한 역사가 있었다는 점이다. 이는 근세 일본의 사회변화에 걸맞는 다양한 합리사상의 일환을 이루는 것이다.

고방파가 고방파라는 이름으로 불리는 이유는 당시 일본에도 전해져 있었던 금원시대金元時代 의학의 정밀한 체계(당연히 음양오행설을 근본으로 하고 있다)를 공리공론에 기초한 것으로 물리치고, 고대의 간결한 ≪상한론≫으로 돌아가야 한다고 주장한 데서 연유한다.

고전으로 돌아가라는 외침이 때로는 고대의 사상과 문화를 단지 오래되었기 때문에 존중하는 숭고사상崇古思想과 결부된 점도 있었지만, 이 경우에는 그 근본이 실증주의·합리주의였기 때문에 고방파의 흐름 속에서 최신 네덜란드 의학의 실증주의·합리주의에 접근하는 자가 나타난다는, 일견 상반되는 현상도 생겼던 것이다.

일본에서 이와 같은 움직임 중에 하나의 기념비적인 사건이 되었던 것이 해부의 실시, 그 중에서도 ≪해체신서解體新書≫의 간행이었다. 마찬가지로 중국에서도 왕청임王淸任(1768~1831)이 해부학에 대한 중국의학의 식견을 넓혀야 한다고 고군분투하고 있었다(제2장 戰場의 觀臟). 이는 중국 해부학사에서는 크게 부각되었지만 큰 흐름으로 연결되지 못하고 끝났다. 일본과 중국의 이 차이는 그대로 두 나라에서 유럽의 근대과학을 수용하는 조건의 차이를 반영하고 있다.

이는 또한 '근대화'의 주체적인 조건이었으며, 의학자들이 이 조건을 갖추는 데에 선구적인 역할을 했었는데, 이는 근대화를 추진하는 강한 사회적 흐름을 창출했음은 말할 것도 없고, 또한 커다란 힘이기도 했다. 두 의학의 우열에 대한 판정도 이 흐름 속에서 이루어졌으며, 결론은 이미 정해져 있었다고도 할 수 있다.

그러나 여기에서 문제가 되었던 것은 근대 유럽의학이 내건 '과학'이라는 기치의 위력이다. 근세 일본의학가醫家의 마음을 사로잡은 것은 유럽의학의 과학적인 우월성이었다. 그것도 실은 인체에 대한 해부학적인 식견의 과학성이었다. 여기에서 '과학성'이라고 한 것은, 그 주장을 재현 가능한 감성적인 수단으로 확실하게 뒷받침할 수 있다는 의미이다. 인체의 장기가 이러이러하고 저러저러하다고 할 수 있다면 누구라도 적절한 수단을 써서 그 오관五官을 통하여 확인할 수 있을 것이다.

당시 해부학과 생리학에 대한 식견이 임상의학에 대하여는 실제로 큰 뒷받침이 되지는 않았지만 과학적이라는 말은 커다란 매력이었다. 일본의 선구자들이 과학에 매료되었다는 것을 나는 높이 평가한다. 이때 그들이 한방의학을 헌신짝처럼 버렸다는 것은 큰 문제가 되지 않는다. 엉뚱한 인용이 되겠지만 "떠나야 할 인연이라면 떠나고 매달려야 할 인연이라면 매달릴 것을"(《탄이초歎異抄》) 한탄해도 소용없는 일이다.

과학을 창출하고 그것을 발전시키는 데는 일정한 사회·문화적인 조건이 있다고는 하여도, 지식을 위한 지식, 현상을 확인하고 분석하며 그 이치를 알려고 하는 인간지성의 보편적인 방식이 그 근본에 있어야 한다.

그러나 지식을 위한 지식이라는 문화를 성립시키는 사회·문화적 조건이 유럽의 전통 속에 존재하였고, 그것이 과학을 성립시켰던 것은 엄연한 사실이다.

지식을 위한 지식이라는 인간지성의 보편적인 한 측면만으로는 과학이 성립될 수 없다. 이것이 하나의 가치로서 승인되는 조건, 그것이 과학을 제도로서 성립시키는 사회·문화 조건이며, 이는 역사적으로 형성된 것이다. 그 문화 속에서는 인간의 정신이 그 방향으로 향하도록 자극받고, 그 문화를 결여한 곳에서는 그 방향으로 향하는 데 제약을 받는다.

의학과 수학의 발견

중국은 근대과학으로의 길을 걷지는 않았지만, 중국의 과학과 기술은 적어도 근세 초기까지는 세계 최고의 수준에 있었고, 그 강한 영향은 유럽에까지 미쳤으며, 그 후 유럽의 과학과 기술의 발전에 하나의 자극이 되었다. 조셉 니덤Joseph Needham 등에 의한 중국과학사 연구의 주안점은, 과학을 창출한 유럽지성의 우위를 독단적으로 주장하는 경향에 비판을 가하는 데에 있으며 높은 가치를 갖는다.

그러나 중요한 것은 중국문화는 결국 근대과학으로의 길을 걷지 않았다는 역사적인 사실이다. 기술이라는 면에서는 자석, 화약, 인쇄술이라고 하는 소위 3대 발명을 만들어냈으며, 실용과 전혀 동떨어진 면으로는 원주율의 계산, 고차방정식의 해법 등 고대수학의 필요를 훨씬 넘어선 발전을 보이고 있다. 그러나 수학이라는 학문은 하나의 문화적 가치로서 확립되어 있지 않다. 근대과학으로의 길은 기술적 지식이 높음에도 불구하고 저지되었던 것이다.

나는 그 저해요인이 의학의 발견에 있다고 생각한다. 여기에서 말하는 의학이란 물론 중국의학이다. 중국은 의학을 발견하고 고대 그리스인은 수학을 발견했다. 의학의 발견은 어떤 의학적인 발견보다도 중요하며 수학의 발견은 어떤 수학적인 발견보다도 근본적이다(제5장 동서고금東西古今, 제6장 서양은 배, 동양은 말西船東馬, 제7장 에로스의 향연).

오늘날 중국의학이 붐이라고들 한다. 그 중에 신과학new science의 입장에서 현대과학과 동양사상의 친근성이 주장되고 있는 데 대하여, 그러한 친근성은 "찾아라, 그러면 보일 것이다"라는 식이어서 받아들일 수 없다고 생각한다. 아니 받아들일 수 없다는 것은 지나친 말이며 오히려 그런 친근성은 인간이 사고하는 것은 결국 다 마찬가지라는 사실을 보여주고 있는지도 모른다. 또한 인간의 지성은 스스로 우주의 진상을 추구하는 힘을 갖추고 있다는 증거일지도 모른다. 그렇다고 해서 받아들일 수 없다는 말은 아니지만 내가 받아들일 수 없다고 쓴 것은, 중국사상의 독자성은 근대과학으로의 길을 걷지 않았다는 데에 있다고 생각하기 때문이다. 물론 어디엔가에서 관련성이 발견되었다고 해도 감동되지 않는 것이다.

최근 중국의학의 식견이 현대의학으로 실증되었다는 것이 때로 화제가 된다. 중국의학의 정확성이 그것만으로도 명확해졌다고 중국의학 관계자들은 기뻐하지만, 즉시 조사에 착수하는 것밖에 발견해내지 못했다는 것은 중국의학의 내실도 그다지 깊지 않다는 말이 되는 것은 아닐까. 나는 실망스럽게 생각하는 편이다.

근대과학으로의 길을 걷지 않았다는 역사적 사실을 왜 중국사상의 독자성으로 평가하는가. 음양오행설에 기초하여 임상의학과 기초의학을 하나의 체계로 포함하는 중국 고전의학이 성립했다는 것은 중국 고대사상의 위대한 공적이며 이 체계는 인체의 세밀한 부분에 대해 그 이상 알아야 할 필요를 갖지 않고 일단 완성될 수 있었다. 기술에 관한 학문은 어떤 목적을 실현하기 위해 해야 할 것을, 행위를 위한 규칙으로 편성하는 것이다. 대상에 관한 지식은 행위의 목적을 달성하는 데 필요하지만 거꾸로 어느 한도를 넘어서 안다는 것은 행위의 규칙을 확립하는 데 반드시 항상 유용하다고는 할 수 없다.

대상을 아는 것도 사실은 대상에 대해 어떠한 실천적인 관계를 갖는가에 의하여 제약을 받는다. 침 치료가 경락학설의 발전을 촉진했을 것으로 추측하지만 경락이 존재할 것이라는 예측이 침 치료의 체계적 연구를 촉진했을 것도 당연히 생각할 수 있다. 대체로 기원의 문제는 어렵다. 나도 고대 중국의 성황제聖皇帝, 황제黃帝를 접할 기회를 모처럼 얻었지만 그 중요한 점은 놓치고 말았다(제1장 황제, ≪내경≫을 말하다).

중국의학을 성립시킨 것

약물치료에서도 동서의 차이는 현저하다. 근세에 이르기까지 유럽에서도 생약에 의한 약물치료가 중심이었지만 유럽에서는 중국과 같은 약물치료학의 체계는 만들어낼 수 없었다. 그것은 중국이 약초의 혜택을 받고 있었기 때문은 아닐 것이다. 약초는 발견하는 것이다.

반복하지만 중국에서 독특한 의료기술학이 성립될 수 있었던 것은 그 바탕에 음양오행설이 있었기 때문이다.

음양오행설을 일본의 고방파가 배격했던 사실은 앞에서도 언급했지만 중국의 근대화도 역시 먼저 음양오행설을 배격하는 길을 걸었다. 근대의 계몽가는 이를 봉건사상의 잔재나 미신으로 단죄하였다. 그러나 음양오행설이 의학의 방법론으로서 유효하다는 것은 명백히 인정되어야 한다.

의학방법론으로서 음양오행설의 성공은 이것이 맹아적인 형태라고는 해도 계통system론적인 접근이기도 하기 때문이다. 특히 오행설의 우위는 고대·중세를 통하여 유럽에서 주류였던 물, 공기, 불, 흙이라는 4원소에 기초한 4원소설과 비교해보면 명백하다. 후자에는 계통적인 발상이 완전하게 결여되어 있다(제15장, 과학에서 공상으로).

또 하나 간과해서는 안될 것은 인체의 통일을 지탱해주는 경락의 발견이다. 한마디로 '오장육부'라고 불리는 부분계部分系로 파악했다고는 해도 하나의 유기체를 전체로써 작동하고 있는 기구는 무엇인가? 이 물음에 독자적인, 그리고 세계 의학사상 유일한 답을 제출한 것이 중국의학의 경락설이다.

중국의학이 발견한 다른 예와 마찬가지로 경락의 생물학적인 실체는 아직까지 명백하지는 않다. 경락의 임상적 의의는 경혈에 대한 물리적 치료, 곧 뜸이나 침에 의한 자극에 의해 전신적인 효과를 일으키는 데서 나타나는 것처럼 유기체의 전체성을 의료기술이라는 장에서 객관적으로 파악했다는 데에 있다. 동양사상은 인간을 하나의 전체로서 이해한다고 하는데, 현실에서 바로 이러한 형태로 파악함으로써 그 이념에 입각한 의료기술이 확립될 수 있었던 것이다.

경락은 오장육부와 연결되어 있고, 약물 역시 경락과의 연관에서 고려된다. 경락의 발견은 고대 중국의 의자醫者[3]들이 얼마나 오감五感을 잘 연마하여 인체의 현상을 자세히 관찰했는가를 보여준다. 오감에 의지한 진단법도 이러한 정밀한 관찰 위에서 이루어진 것이기 때문에 기계에 의지하여 감각이 둔해진 오늘의 눈으로 일률적으로 조잡한 것이라고 속단해서는 안된다.

---

3. 예로부터 의학을 하는 사람을 일반적으로 의자(醫者)라고 하였다. 의사(醫師)라는 말은 근대 이후에 쓰인 말로 일정한 자격을 갖춘 사람을 일컫는다. 이외에도 그냥 의(醫)라고도 하며 의사(醫士), 의원(醫員), 의생(醫生), 의인(醫人) 등이 쓰이는데, 이 가운데 의생은 원래 의학을 배우는 사람을 가리키며 주로 중국의학을 하는 사람을 말하고, 의원은 의자를 다소 낮춘 말이다. 여기에서 저자가 굳이 의자라고 한 것은 근대 이전의 순수한 중국의학자를 가리키기 위한 의도로 보인다. - 역주

둘째, 셋째, 넷째 손가락을 좌우 손목의, 해부학에서 말하는 요골경상돌기橈骨莖狀突起 위의 요골동맥에 대고 맥진을 하는데, 중국의학에서는 그 부위를 촌구寸口, 관상關上, 척중尺中, 혹은 간단히 촌, 관, 척이라고 부르며, 손가락을 가볍게 대었을 때와 강하게 눌렀을 때 맥에 대해 여섯 가지의 정보를 얻을 수 있다. 몇 센티미터의 폭 안에 세 손가락을 놓고 각각의 위치에서 미묘하게 다른 맥상脈狀, 곧 맥박의 상태를 촉지할 수 있다. 좌우의 손에서 모두 12개의 정보를 얻을 수 있다. 중국의학에서는 이를 열두 가지 장기의 상태와 연관시킨다.

맥을 잡아도 맥의 숫자밖에 세지 못하는 근대의학의 거친 손으로는 믿기 어렵겠지만, 이처럼 근대적인 기계에 의한 측정으로도 앞에서 말한 12개 맥상의 현저한 차이는 명백히 검출될 수 있으며 의문의 여지가 없다.

이 차이를 미묘하게 촉지하는 데에는 적당한 수업이 필요할 것인데 이 발견을 위해서 어떤 지도원리가 있었을까? 인체를 하나의 전체로 파악하고 부분에 전체가 반영되어 있을 것이라는 강한 신념이 없이 이러한 발견에 이르려면, 고생고생 끝에 겨우 도달할 수 있을 뿐이다. 신념이나 이념은 그것만으로는 기술이 아니다. 맥진을 확립하고서야 비로소 의료기술이 성립한다. 그러나 강한 동기에 끌리지 않는다면 기술의 확립도 없었을 것이다. 그 동기는 과학적인 지식을 위한 지식이 아니고 기술적인 행위를 위한 지식에의 욕구이다.

정밀한 천문관측에도 불구하고 중국의 천문학이 소박한 우주설 이상의 것을 만들어낼 수 없었던 것은 이 분야에서 음양오행설이 유효하게 기능할 수 없었기 때문이다. 유효하게 기능할 수 없는 것을 무리하게 짜맞추면 견강부회밖에 나오지 않는다. 음양오행설은 물리적 현상에서도 실패하고 사회현상의 설명에서도 미신의 일종밖에 되지 않았다. 음양오행설은 기본적으로 유기체의 계통론적 인식이며 이것이 의학에서 성공할 수 있었던 것은 바로 이 때문이다.

중국의학을 이런 입장에서 직시하고 정리하는 것, 신비적인 외피를 버리고 그 논리구조를 명확히 하는 것, 이것이 중국의학 현대화의 큰 과제 중 하나이며 모택동이 말하는 '위대한 보물창고'의 문을 열고 유물의 숫자를 정확히 평가하는 지름길로 통한다.

왜 수학과 의학이 동서에서 각각 발견되었는가? 이 문제의 답은 개별적인 기원의 문제를 해결하는 것보다 단순할 것이다. 내 대답은 의외로 싱겁다. 이는 다음과 같은 문제의 답과 마찬가지이다. 학은 왜 오른쪽 다리를 들고 왼쪽 다리로만 서서 잠을 잘까? 두 다리를 올린 채 서 있을 수 있는가! 이것이 정답인데, 이와 마찬가지로 동시에 두 가지를 다 발견할 수 있을까? 이렇게 간단히 답하고 싶다. 인간은 하나의 대발견을 이루면 거기에 몰두하여 그것을 규범으로 하는 문화를 창조해버린다. 그 속에서는 또 다른 발견가능성은 없어진다.

한 사회에서 문화의 창조와 전달은 개인의 자연언어 습득과 유사하다. 모음이 많은 일본어의 영향 속에서 성인이 된 사람은 유럽 언어의 음운체계를 쉽게 습득할 수 없다. 양자의 발성기관에 별 차이가 없는데도 불구하고……

근대과학이 쉽게 전달될 수 있는 것은 그것이 원래 추상적인 구성체이기 때문이다. 기술이전은 추상적인 문제가 아니다. 의학에서는 문화적 배경과의 밀접한 연관이 더욱 큰 장애가 된다.

최적最適전략으로서의 의학

그러나 불가능하지는 않다. 근대과학에 견주어 편성된 서양의 근대의학에 비해 중국의학의 경우는 다른 문화로의 전파에는 장애가 크겠지만, 위에서 서술한 의미에서의 중국의학 근대화가 진행된다면 중국 근대의학도 전세계의 지성에게 받아들여질 수 있을 것이다. 그러한 개편을 가능하게 할 만큼 중국의학자(에 한정되지는 않지만)가 현명하다면, 이를 받아들이지 않을 만큼 근대의학자도 어리석지는 않다.

그러나 이를 위해 두 의학 측에서는 어떠한 노력이 필요할까? 그 과제물의 목록을 작성하는 것은 내가 잘할 수 있는 일이 아니므로 여기에서는 그 가능성에 기대를 건다고만 써두겠다. 그래도 한마디만 덧붙인다면 두 의학의 만남이 근대의학에 의한 중국의학의 완전한 이해, 곧 근대의학에 의한 중국의학의 병합이라는 모습으로 귀착하는 일은 있을 수 없을 것이다. 이는 근대의학이 인체에 대해 모두를 알게 된다는 의미이기 때문이다.

최근 영국의 천재 물리학자 호킹Stephen W. Hawking이 우주를 통일적으로 이해하는 궁극적인 이론의 탄생이 가까워졌다고 역설하여 화제를 일으키고 있다.[4] 그러나 여기에서 말하고 있는 궁극적인 이론에 의해 다음주 일요일에 당신이 사는 지방에 비가 올지 어떨지는 예보할 수 없을지도 모른다. 1년 후의 예보라면 확실히 불가능할 것이다. 원리는 '이것이다'라고 지적하는 것과, 각각의 현상을 완전히 예측할 수 있다는 것과는 다르다.

호킹은 대학원 시절 난치병으로 생명이 얼마 남지 않았다는 선고를 받았다. 그런데 의학의 통상적인 예측을 벗어나 병은 계속 진행되었지만 연구를 당분간 수행할 수 있다는 것을 깨닫고 마음을 바꿔 블랙 홀의 문제와 맞붙어서 명성을 올렸다. 그 후 휠체어와 언어불능의 몸으로 세계적인 연구를 계속하고 있다. 그러나 그의 이 예측은 너무

---

4. ≪호킹, 우주를 말하다≫, 林一 옮김, 1989년, 日本 早川書房 간행.

낙관적인 것이다.

　인체의 복잡함, 예측이 쉬운 부분과 곤란한 부분이 얽혀 있는 인간이라는 유기체, 게다가 의식이라는 고차원의 현상을 수반하는 그 자체가 하나의 우주에 비견될 만한 인체, 이를 대상으로 하는 기술학을 어떻게 구축해야 하는가. 중국의학이 하나의 규범을 보인 것은 이러한 과제에 대한 시도였던 것이다.

　불확실한 정보 속에서의 최적전략最適戰略, 이렇게 생각했을 때 이는 영원한 과제이기 때문에 중국의학이 보인 규범은 영원히 고전적 규범으로서의 의의를 잃지 않을 것이다.

과학적인 환상

인체, 일반적으로 유기체는 극히 복잡한 구조를 갖추고 있지만, 그렇다고 해서 물리학이나 화학의 법칙에 배치되지는 않는다. 미시적으로 보면 거기에 있는 것은 분자수준의 상호작용이며 하나하나의 상호작용은 시험관 속에서 재현하여 확인할 수 있을 것이다.

　유기체 속에 물리와 화학의 법칙과 어긋나는 현상을 발견하려는 것은 무모한 시도이다. 앞에서 쓴 것처럼 흔한 기후현상, 난류亂流, 수도꼭지에서 떨어지는 물방울, 이런 것에서조차 우리는 그 운동을 예측할 수 없다. 그렇다고 해서 이들 현상이 물리화학의 법칙에 따르지 않는다는 것을 의미하지는 않는다.

　의학이 자연과학의 응용으로 해소될 수 없다는 것은 인체가 자연과학의 법칙과 어긋나기 때문이 아니고 불확실한 정보 속에서 의료라는 목적을 달성하기 위한 전략이라는 점에 있다.

　중국의학의 기氣를 둘러싸고 최근 중국에서는 이론적인 정리가 이루어지고 있다. 근대화의 일환으로 귀중한 노력이다. 그러나 그 한편에서는 성급하게 기의 실체를 발견했다는 보고도 이루어지고 있다. 저온 핵융합을 둘러싼 최근의 논쟁을 보아도 알 수 있는 것처럼 과학적 주장은 실험에 의한 비판과 재비판을 통하여 확립되어가는 것이기 때문에 성급한 결론에 안달할 필요는 없다. 여하튼 문제는 수천년 이래의 것이기 때문이다.

기에 관하여 더욱 우려를 금할 수 없는 현상이 최근 눈에 띈다. 기공에 의해 외부로 방출된 기의 초원거리超遠距離 물리·화학 작용이 발견되었다는 주장이다.[5] 이런 작용은 계속 그 발견이 보고되고 있는데, 예를 들면 가장 확인하기 쉽다고 생각되는 방사능에의 영향은, 그 결론이 갖는 중대성에 비추어 보아 굳이 주장하고 난 뒤에는 엄밀한 검증을 하는 것이 당연할 것이다(제13장, 기공은 현대과학을 초월하는가).

나는 이렇게 생각하므로 이들 논자의 주장을 거의 의심스러운 것으로 보는데, 이런 개인의 감정으로 인해 일일이 증거를 대야 할 책임을 질 사람들이 나로 인하여 번거로워질 필요까지는 없다고 해도, 당연히 확고한 증거를 대려는 노력을 기울이기를 희망한다. 그 밖의 중국 자연과학자에게도 중국과학의 명예를 위하여 방관자의 입장을 벗어나기를 희망한다.

'기공 외기요법外氣療法'이라고 불리는 것에 대하여 최근 중국에서도 활발한 토론이 일어나고 있는 것 같다.[6] 기공요법을 암시요법으로 보는 기공연구자 쪽에서 적극적으로 도전한 논쟁 같은데, 중국의학의 중요한 한 부분인 기공이 우울한 안개에 싸여 있다는 것은 진정한 기공연구자, 혹은 중국의학 연구자로서 방관해둘 수 없다고 느꼈기

---

5. 예를 들면 멀리 떨어진 곳에서 보낸 기가 실제 작용한다는 주장 – 역주
6. 林一, 〈氣功療法と外氣 – 中國の最近議の論をめぐって〉, ≪中醫臨床≫ 通卷 38號 1989年.

때문일 것이다. 지극히 당연한 일이다.

 아니, 말하자면 이런 것도 중국의학 근대화 시작의 끝부분에 삽입된 짧은 극중극劇中劇일 것이다. 어떻든 중국현대사 전편全篇이 이 극중극이라는 드라마일지도 모르지만······.

01

황제, ≪내경≫을 말하다

진년辰年**의 단상**端祥

"옛날 옛날 아주 먼 옛날에 황제라는 성스러운 제왕이 계셨다. 이 분은 태어나면서부터 사람이라면 가질 수 없는 명석한 두뇌를 갖고 있었으며, 갓난아이일 때 이미 말을 이해하고 어려서는 총명하고 민첩하였고, 성장해서는 하는 일마다 더욱더 정성됨이 있어서 현명한 제왕이 되었다. 마침내 용을 타고 신선이 되었다고 한다."[1](≪소문≫ 〈상고천진론편〉 제1).

≪황제내경소문黃帝內經素問≫의 〈상고천진론편上古天眞論篇〉 제1은 그 첫머리에서 위 구절을 책 전체의 서두로 하고 있는데, 황제에 대해 극

---

1. 小曾戶丈夫, 浜田善利, ≪意譯黃帝內經素問≫, 築地書館. 이곳의 원문은 "昔在黃帝, …… 成而登天"의 24자에 불과하며 마지막 한 구절은 황제의 자리에 오른 것을 의미하는데 왕빙(王氷)의 주에 '白日昇天'이라는 구가 보이며, ≪사기≫ 〈봉선서〉에는 용을 타고 승천했다는 전설이 서술되어 있다. 뒤따르려던 신하가 용의 수염을 잡아서 수염이 빠졌다고 한다.

히 간결하게 소개한 뒤에 곧 다음과 같이 황제와 신하의 문답이 시작되고 있다.

"어느 날 황제가 선생인 기백岐伯에게 물어보았다."

황제의 풍모에 대해서는 한 마디도 언급하지 않는다. 나도 물론 지금까지 황제의 얼굴을 뵌 적이 없으며 다만 막연히 전설상의 제왕, 삼황오제三皇五帝의 한 사람, 어쩌면 완전한 가공의 인물, 기껏해야 무언가에 가탁假託된 인물이라고 생각하고 있었다. 독자들도 어쩌면 이와 비슷한 생각을 갖고 있을 것으로 생각한다.
그러나 이는 터무니없이 잘못된 것이다. 황제는 확실히 계셨다. 아니 지금도 살아 계신다.
생각해보면 이는 의심할 바 없이 자명한 것이다. 중국인은 황제의 자손이며 중국인이 현재 존재하고 있는 이상 황제의 존재는 부정하려 해도 할 수 없는 것은 아닐까? 이를 깨달았을 때 나는 눈이 확 트이는 느낌이 들었다. 이런 삼단논법은 둘째치고 우선은 내가 실제 들은 이야기에 귀를 기울이고 싶다.
지난 진년[2] 새해 첫날 진시[3] 황제가 도소屠蘇[4]에 취한 내 눈앞에 나타났던 것이다. 꿈에서 본 것은 아닐까? 그렇지 않다. 나는 꿈이 없는 사람이다. 폐하는 틀림없이 용을 타고 나타났다. 더군다나 용의 목구멍 아래에는 《한비자》에 씌어 있는 대로 지름이 한 척이나 되는 역린逆麟[5]이 빽빽이 돋아나 있는 것을 이 눈으로 확인하였다. 이는

---
2. 아마도 1988년을 가리키는 것 같다. – 역주
3. 辰時 : 아침 7시를 말한다. – 역주
4. 귀밝이술처럼 설날 마시는 술. – 역주
5. 용의 턱 밑에 거꾸로 난 비늘 한 장. 이를 건드리면 성을 내어 그 사람을 죽인다고 함. 《한비자》〈說難〉– 역주

중국의 용과 인도의 용을 감별하는 포인트이다.[6]

≪황제내경≫은 무엇인가

그때 황제는 나에게 물었다.
"나는 진작부터 아주 오랜 옛날 사람들이 나이를 먹어 백 살이 넘어도 아직 그 동작이 쇠퇴해지는 일이 없었는데 지금 사람들은 오십만 되어도 벌써 쇠약해지는 것은 도대체 어찌된 일인지 이상하게 생각하고 있었다."

그리고 문득 아랫세상을 보자 50 안팎의 나이에 변변하지 못하게 빈둥대고 있는 남자가 눈에 띄어, 찾아가고 싶은 생각을 가졌다가 정월의 길일에야 멀리 행차하셨다고 말한다.

"시대에 따라 자연이 미치는 영향에 차이가 있기 때문에 사람의 수명도 차이가 있는 것일까? 그렇지 않으면 양생을 제대로 하지 않은 것이 원인이 되어 명이 짧아지는 것일까?"

보통은 통계데이터를 가지고 반론을 펴겠지만 어이가 없어진 나는 간신히 방석에서 내려서서 두 번 절하고 답했다. 황제가 스스로를 짐이라고 부르지 않았으므로 황제를 마주보았다.

"폐하, 삼가 답을 하겠습니다. 신이 불민하여 무엇을 충분히 알겠습니까. 그런 것은 제발 기백岐伯 선생에게 물어보도록 하십시오."

그러자 황제는 나에게 자리에 돌아가도록 손짓하고 이상하게도 더 물어보았다.

---

6. 中野美代子, ≪中國の妖怪≫, 岩波新書.

황제 : 기백이라고 하는 자는 누구인가?

나 : 기백을 모르십니까? ≪황제내경≫에서 폐하의 대화상대를 맡고 있는 명의의 이름입니다만……

황제 : 잠깐, 잠깐만. 지금 무어라고 했지?

나 : 폐하의 이름을 붙인 의학책입니다. 폐하의 대화를 후세 사람들이 편집했다 하므로 모르시는 것도 무리가 아니겠습니다만, 고대의 명의 기백이나 뇌공雷公 같은 사람들과 폐하께서 묻고 답하는 체제로 되어 있습니다. 이 이름들에 마음 짚이는 곳이 없습니까?

황제 : 생각나지 않는군.

나 : 어쩌다가 폐하야말로 전설상의 인물이 되셨고, 이들 명의 쪽에 실존성이 크다고 생각하고 있었는데요.

황제 : 내 앞에서 무언가를 아뢰었다. 내가 모르는 인물로 실재하고 있는 자가 몇 명이나 있는 것은 아닌지. 그것은 어찌되었든 그 ≪황제내경≫인가에 대해 좀더 말해주겠는가?

나 : (황제에게 ≪황제내경≫에 대해 강론해드린다니 꿈꾸는 것만 같다) 그러면 말씀드리겠습니다. 폐하의 이름을 입에 담는 것이 매우 송구스러우므로 아래에서는 줄여서 ≪내경≫이라고 부르도록 하겠습니다. ≪내경≫은 사실 ≪소문素問≫과 ≪영추靈樞≫라는 이부작二部作으로 된 논문집인데, 중국의학의 기초이론을 서술한 것으로 중국의학 최대의 고전이라고 합니다.

황제 : 언제쯤의 저작인가?

나 : 기백과 같은 학자가 아니기 때문에 그냥 다른 사람들의 학설을 전해드릴 수밖에 없습니다만, 현대중국의 연구자 용백견龍伯堅의 학설[7]에 의하면 ≪소문≫ 중 전기작품[8]의 중요 부분은

기원전 4세기에서 기원전 3세기에 걸쳐 만들어지고 전기작품의 일부는 기원전 1세기 정도에 만들어진 것으로 ≪황제내경≫이라는 명칭도 그 바로 뒤에 만들어졌다고 합니다. 그 뒤 여러 손을 거쳐 논문이 추가되기도 하였다고 합니다. 지금의 ≪소문≫은 왕빙이 8세기에 편집한 것인데 9세기, 10세기에도 '유편遺篇'이 추가되고 있습니다. 다음으로 ≪영추≫는……

황제 : 마찬가지로 번잡한 경과를 거쳐 성립했겠지?

나 : 그렇습니다. 그러나 기본적인 부분은 훨씬 오래되었습니다.

황제 : 자 그 정도로 끝내기로 하지. 그보다도 대체 어떤 내용이 씌어 있는지 얘기해보게.

나 : 명나라 때 장개빈張介賓의 저서인 ≪유경類經≫은 ≪내경≫의 내용을 472개 항목으로 나누어 분석하고 그것을 다음과 같이 분류하고 있습니다.

개인위생 7항목, 음양이론 7항목, 오장五臟에 관한 문제 33항목, 맥진脈診을 포함한 진단학 47항목, 경락 40항목, 표본標本 이론, 곧 질병의 어느 측면이 보다 근본적이고 어느 것이 표(이차적)인가 하는 문제 5항목, 오미五味와 위생, 질병의 관계 3항목, 치료방침을 위한 원칙 22항목, 질병 각론 110항목, 침요법 146항목, 사계절의 기후와 질병의 관계, 소위 오운육기五運六氣 학설 52항목 등 대체로 이런 틀입니다.

황제 : 내가 이렇게 말하면 이상하겠지만 황제는 의학에 대해 실로 광범하게 논했군. 이는 긍정할 수밖에 없어.

---

7. 龍伯堅, ≪黃帝內經槪論≫, 上海科學技術出版社, 1984.
국역본이 ≪황제내경개론≫으로 백정의와 최일범에 의해 번역되어 논장출판사에서 발행되었다. – 역주
8. ≪소문≫의 앞부분에 있는 편들을 말한다. – 역주

나 : 말씀하신 그대로입니다.

의醫의 원점

황제 : 그런데 지금 그대가 늘어놓은 항목의 의미가 내게는 잘 이해되지 않는군.
나 : 황제 폐하께서 그처럼 말씀하시니 어찌할 바를 모르겠습니다. 그러면 각도를 바꿔서 어떤 공적이 있었는지에 대해 현대중국의 학자가 여러가지로 설명하고 있으므로 소개하도록 하겠습니다.
황제 : 자꾸 '현대중국'을 말하는데 그만둘 수 없겠는가?
나 : 인용하는 버릇이 기분을 상하게 한다면 부디 용서하시기 바랍니다. 많이 인용하지 않으면 체계가 서지 않아서…….
황제 : 인용해야 할 책이 내게는 한 권도 없었다. 그러나 내가 말하고 싶은 것은 이런 것이지. 그대가 근대라고 하든 고대라고 하든 내게는 모두 미래가 되는 것이지.
나 : 네?
황제 : 내 시대를 언제쯤으로 알고 있는가?
나 : 황송하옵니다. 거기에 대해 물어보셨는데, 폐하께서 세상을 다스린 시기는 기원전 몇 세기쯤인가요?
황제 : 그건 내가 듣고 싶은 게야. 나는 부족部族을 맡아서 외부의 적과 싸우고 문화발전의 기반을 만드는 데 정신이 없어서 달력이나 역사서를 만드는 데까지는 손이 미치지 못했지. 돌도끼로 싸우기도 했기 때문에 그대들의 말로 하면 신석기시대인가? 아무튼 나는 '황제'인가 뭔가 하는 저자가 아니기 때문에

내 일을 캐낼 생각은 말고 본 주제를 계속해가게.

나 : 알겠습니다. ≪내경≫은 중국의학의 형성과 발전을 위한 이론적 기초를 세웠기 때문에 중국의학이 독특한 이론체계를 가질 수 있었습니다.

황제 : 하늘은 위에서 덮고 땅은 아래에서 받쳐주어 그 사이에 모든 만물이 갖춰지지만 그 중에서 인간만큼 고귀한 존재는 없다 …… 위로는 군주로부터 아래로는 서민에 이르기까지 누구라도 제 몸의 건강과 안전을 바라지 않는 사람은 없다. 그렇지만 질병이라는 것은 자칫하면 자신도 모르는 경우가 많고 병이 있는 채로 어느 틈엔가 커져서 날로 깊이 침입한 결과 결국 골수에까지 미친다…….
나는 환자들의 질병의 고통에 대해서는 매우 동정하지만, 치료를 한다고 해서 도리어 악화만 시키니 도대체 회복을 시킬 수 있는지 늘 의문이네.[9](≪소문≫ 〈보명전형론편寶命全形論篇〉 제25)[10]

나 : 질병의 고통을 없애려 하시는 폐하의 인자하신 마음에 감명을 받았습니다. 의醫의 출발점이 바로 여기에 있는 것은 의심할 바 없습니다. 그러나 다 같은 마음에서 출발하여 인술을 지향한다 해도 동양과 서양에서는 서로 별개의 의학체계가 점차 형성되었던 것입니다.

황제 : 왜 그런 것일까? 그대는 아마 의서를 읽고 여러 학자의 설을 널리 살펴보고 나아가 여러가지 일을 구분하여 잘 알아서 도

---

[9]. 小栗英一·藪內淸譯,〈黃帝內經素問〉, 藪內淸編,≪世界의 名著·續1·中國의 科學≫(中央公論社) 수록. 이하 적절하게 참고하였다.

[10]. 원문 : 黃帝問曰, 天覆地載, 萬物悉備, 莫貴於人, 人以天地之氣生, 四時之法成, 君王衆庶, 盡欲全形, 形之疾病, 莫知其情, 留淫日深, 著於骨髓, 心私慮之. 余欲鍼除其疾病, 爲之奈何. – 역주

리에 합당한 것 같네. 나를 위해 자네가 잘 알고 있는 바를 이야기해보게.(≪소문≫〈시종용론示從容論〉제76)[11]

나 : 저는 그런 사람은 못됩니다. 황송하게도 그 칭찬을 받을 수는 없습니다. 그것은 폐하께서 ≪소문≫ 속에서 뇌공雷公에게 하셨던 말씀입니다.

황제 : 뇌공이라는 의사는 잘 모르겠는데. 묘족苗族인가 야오족 사람 중에서 그런 이름을 들은 건 아닌지 모르겠네.

나 : 용龍이라는 글자에 얽매여 해석하는 것은 아니지만 앞에서 말씀드린 용씨가 ≪내경≫ 의학과 히포크라테스 의학을 비교하고 있습니다. 기후·계절·환경과 질병과의 관계, 환자의 체질과 병과의 관계, 예후, 자연치유력, 식이요법의 중시 등을 공통점으로 들고 있습니다.

당연하지만 반대되는 것도 있습니다. 히포크라테스의 외과에 관한 내용은 이쪽보다도 훨씬 풍부합니다. 또 히포크라테스가 말하고 있는 의사의 도덕이나 품행에 대해서 ≪내경≫은 언급하고 있지 않다고 용씨는 쓰고 있습니다.

내경의학의 특징

황제 : 그건 건전한 사고방식이지. 그럼 차이는 어떤 게 있나?

나 : 용씨는 ≪내경≫에는 있고 히포크라테스에는 없는 것으로는 혈액순환의 발견, 맥박의 관찰, 건강한 사람의 호흡을 이용한 맥박속도의 측정, 오장에 따른 질병의 분류, 예방의학 사상,

---

11. 원문 : 黃帝燕坐, 召雷公而問之曰, 汝受術誦書者, 若能覽觀雜學, 及於比類, 通合道理, 爲余言子所長. – 역주

침치료 등을 들고 있습니다.

황제 : 외과에 대해 설명한 바가 적은 게 묘하군. 나는 내 생애의 꽤 긴 시간을 전투에 허비했는데, 부상자를 치료하지 못해 죽게 내버려두니 전투의욕이나 충성심을 유지할 수 있겠나. 황군黃軍은 황군皇軍이 아니었어.[12] ≪내경≫에 그 책임을 넘기는 것은 아니지만.

나 : 의사의 도덕이라는 문제에 대해서는 히포크라테스 선서에 해당하는 글은 없지만 그것에 대신할 만한 것은 있다고 생각합니다. 더 명확히 말하자면 아주 총론적인 차원에서부터 구체적인 의료실천에 밀착된 차원에 이르는 다양한 차원에서 실천의 원칙이나 마음가짐을 ≪내경≫은 되풀이해서 설명하고 있습니다. 의사의 가장 큰 도덕은 그 시대의 최고의 기술수준을 잘 알고 이를 신중하게 활용하여 치료에 임하는 것이 아니겠습니까? 신은 그렇게 생각합니다.

황제 : 예를 들어 설명해주게.

나 : 예를 들면 폐하의 이름으로 젊은 의사에게 다음과 같은 주의를 주고 있습니다.

지식이 있어도 정신을 집중할 수 없어서 진단을 잘못할 때가 있다. 정확히 배우지 않은 것에 대해서도 이를 반성하지 않고 입에 발린 말로 환자를 속여서는 안된다. 빈부귀천에 따른 고생의 정도나 체질, 음식의 기호, 유사한 질병에 주의하지 않으면 명확한 처치를 할 수 없는 것, 병이 생기게 된 상황을 묻지 않고 마음대로 병명을 붙여서는 안된다는 것, 엉터리 치료로 간혹 낫는 경우가 있어도 그것은 우연이라는 것을 깨닫지

---

12. 황군은 황제가 노란색의 덕을 가졌으므로 노란 군대, 곧 黃軍이라고 한 것이며 皇軍은 천황의 군대라는 말이다. – 역주

　　　　않으면 안된다.

　　　　폐하는 ≪소문≫〈징사실론편徵四失論篇〉에서 젊은 의사가 빠지기 쉬운 네 가지 실수를 이렇게 징계하고 있습니다.13

황제 : 나는 의사가 아니니까 그렇게 구체적으로 말할 수는 없지만 상당히 간절한 주의인 것만은 분명하네.

나　 : 폐하께서는 마지막으로 이렇게 매듭지으셨습니다.

　　　　아, 의학은 심원하며, … 위대한 도리는 천지에 비길 만하고, 사해四海와 짝할 만하며, 진실로 추측할 수 없도다. 도를 분명히 깨닫지 못한다면 훌륭한 이치를 배워도 의술에 어둡게 될 것이다(≪소문≫〈징사실론편〉제78).

황제 : 의학에 경의를 표하는 군주의 발언으로 훌륭한 말이야. 이런 대목이라면 공동 저자가 되어도 좋을 듯하네. 그렇기는 해도 추측할 수 없다는 그 도란 대체 무엇일까?

나　 : 저자로부터 그런 질문을 받으니 곤란합니다만, 음양의 변화가 만물에 관계되고 여기에 대처하는 것이 바로 오행변화의 도라는 말이 아닐지요.

음양오행설과 내경의학

황제 : 어려운 말을 그렇게 길게 늘어놓았구만. 음양은 어쩐지 알 것

---

13. 원문: 帝曰, 子年少智未及邪. 將言以雜合耶. 夫經脈十二, 絡脈三百六十五, 此皆人之所明知, 工之所循用也. 所以不十全者, 精神不專, 志意不理, 外內相失, 故時疑殆. 診不知 陽逆從之理, 此治之一失也. 受師不卒, 妄作雜術, 謬言爲道, 更名自功, 妄用砭石, 後遺身咎, 此治之二失也. 不適貧富貴賤之居, 坐之薄厚, 形之寒溫, 不適飮食之宜, 不別人之勇怯, 不知比類, 足以自亂, 不足以自明, 此治之三失也. 診病不問其始, 憂患飮食之失節, 起居之過度, 或傷於毒, 不先言此, 卒持寸口, 何病能中, 妄言作名, 爲粗所窮, 此治之四失也. – 역주

도 같군. 내가 살아 있을 때는 그런 말을 쓰지 않았지만, 전쟁터에서는 나아가느냐 아니면 물러서느냐, 오른쪽으로 돌 것인가 왼쪽으로 돌 것인가, 항상 그렇게 판단해야 했으니 사물을 이런 식으로 두 가지 대립관계로 보는 것이 내가 좋아하는 것이다. 그러나 음양보다는 부드럽고 강함柔剛이 감각적이어서 한층 내가 좋아하는 것이다.

그런데 오행이란 무언가?

나 : 저, 오행을 잘 모르십니까? ≪사기≫에 따르면 폐하는 분명히 '목화토금수木火土金水라는 오행의 기를 다스리고' 오곡을 기르고 사방을 안정시켜 제후에게 추대되어 천자의 지위에 오르셨습니다.

황제 : 뭐라고, 목화토금수를 오행이라고 부른다는 건가? 사계절마다 그것을 다스려 관리했던 것은 한마디로 생산의 물질적 기반을 넓히려던 것이었지만 그것도 주위에 흔히 있는 물체들뿐이었다. 그 어려운 도 따위가 있었을까?

나 : 그렇지만 꼭 그렇지는 않습니다. 오행변화의 도는 〈보명전형론편寶命全形論篇〉에서 기백이 설명했던 것처럼 나무木는 쇠붙이金를 만나면 베어 넘어지고, 불火은 물을 만나면 꺼지고, …… 이런 식으로 오행을 그림으로 나타내면 오각형이…….

황제 : 어찌 그런 단세포적인 사고방식을 갖고 있는가? 불이 물을 만나면 확실히 꺼진다. 그러나 실제로는 어리석은 자가 한가지만 알고 그것만 내세우는 식이어서는 곤란하다. 나는 탁록涿鹿들판14에서 호족인 치우蚩尤와 자웅을 가렸었는데 수원지에서 먼 야영장에서는 물이 아주 귀하다. 누가 타오르는 불을 끄려

---

14. 황제가 치우(蚩尤)를 죽였던 곳. 지금의 중국 하북성 탁록현이다. – 역주

고 물을 쓰겠는가?

나 : 그러면 어떻게 합니까?

황제 : 흙을 끼얹는 것이다. 그것도 나무로 만든 삽으로.

음양의 뒤얽힘은 알겠다. 내가 강대한 적의 연합군에 포위되었을 때는 적중에서 아군을 찾아내서 활로를 열었으며, 배신자를 참수斬首하지 않았던 것은 아군 중에 적이 있음을 항상 알고 있었기 때문이다. 그대의 말로는 음 속의 양, 양 속의 음이라도 되는 것이겠지.

오행의 도라는 것은 알기 어려울 것 같은데 한번 얘기나 들어보지.

나 : 오행설이란 다섯 가지 요소 사이에 상생相生과 상극相剋이라는 이중의 관계가 성립하고 있음을 전제로 하고 있습니다. 다섯 가지 요소란 목화토금수의 오재五材라고 할 수도 있고 간심비폐신肝心脾肺腎의 오장五臟이랄 수도 있고 춘하추동의…… 아니, 하나가 부족하잖아…… 어쨌든 무어라 해도 좋습니다. 이중의 관계가 성립하고 있으면, 그리고 이들 관계 사이에 동형사상同型寫像, 곧 아이소모피즘[15]이 성립하면 그것으로 오행설은 학설로서 성립하는 것입니다. 어떻게 괜찮겠습니까, 이런 말이 지루하지 않으십니까?

황제 : 성인聖人은 어떤 어리석은 말에도 귀를 기울인다. 취사선택이 필요하기 때문이다.

나 : 이것은 사이버네틱스의 사고방식과도 일맥상통하는…….

황제 : 그렇다고는 해도 모든 일에는 절도가 있다.

나 : 황공하옵니다. 절도야말로 중국의학적인 양생법의 근본이옵

---

15. 아이소모피즘(isomorphism) : 동형이질(同形異質)을 나타내는 용어. – 역주

　　　　니다. 엉뚱하게 긴 이야기를……

황제 : 아니 아니, 그대를 꾸짖으려는 게 아니다. 나는 관대한 천자라고 수천년 동안 불려왔기 때문에 이제 와서 관용을 거두지는 않겠다. 그러나 오늘 아침 일찍 성을 나와서 머물 수 있는 시간이 얼마 남지 않았다. 이야기를 간단히 하고 싶다.

　　　　새벽 일찍 채색 구름 속의 황제성을 떠나
　　　　하루걸음에 천리 밖 강릉에 돌아왔노라[16]
　　　　당일로 돌아가야 할 여행이기 때문에

나 : 폐하를 시인이라고도 했습니다. 이백李白의 '조발백제성무發白帝城'에 비해도 손색이 없습니다. 허락하신다면 간단히 말씀드리겠습니다.

　　　　장부, 경락 등이 오행설에 짜맞춰 들어감으로써 중국의학의 핵심에 고대중국의 자연철학이 자리잡은 꼴이 되었습니다만, 실은 오행설이 방법론으로서 구체적이고도 적극적으로 적용된 국면은 중국의학 이외에는 없었기 때문에 오행설은 중국의학의 방법론이라고 부르는 쪽이 이 학설의 본래 모습에 가깝다고 생각합니다.

　　　　오행설에 기초하여 '족양명맥足陽明脈에 병이 든 사람은 목木의 음音을 두려워한다. 이는 양명陽明이 위胃의 맥이고 위는 토土에 속하여 토는 목을 싫어하기 때문'이라는 논의가 있는 반면, 필요하다면 오장 사이의 한열寒熱의 이동이 신비간심폐腎脾肝心肺의 순서라고 주장하여 오행을 무시하기도 합니다. 내경의

---

16. 이백의 〈早發白帝城〉이라는 시의 첫 두 구절을 패러디한 것이다. 귀양지에서 석방된 이백의 기쁜 마음이 잘 드러나 있는 시다. 여기서 백제성을 황제성으로 바꾼 것이 재미있다.

학은 음양오행설을 사용하면서 의료기술의 체계적인 구성에 악전고투하고 있습니다. 내경의학의 방법을 해명하려는 시도17에 큰 관심을 두고 싶습니다.

황제 : 왜 그렇게 단숨에 떠들어대는가?

나 : 위에서 서두르면 아래에서는 그저 안달하여 대약진하는 것입니다. 오행설과 비슷한 것으로 유럽에는 사원소설四元素說, 혹은 사대四大의 설이 있지만 4와 5의 차이는 구름과 진흙의 차이에 비할 바가 아닙니다. 해석하기만 한다면 4나 5라고 하지 않고 3이나 2도 상관없습니다. 일원론이라고 해도 좋습니다. 그러나 실천, 특히 의료실천은 2개의 화살이 이어지지 않으면 안됩니다. 본질적으로 불확정성을 포함한 정보 속에서의 의사결정을 기본적으로 필요로 하기 때문입니다.

황제 : 의醫의 도는 얼마나 먼 것일까? 깊은 연못을 들여다보는 것과도 같고 뜬구름을 올려다보는 것과도 같다(≪소문≫ 〈疎五過論篇〉 제77).

나 : 2천 년 동안 ≪내경≫이 의술을 하는 자의 이정표, 의학이론의 준승準繩(규범)으로 받들어져 온 데에는 황류천黃柳泉 씨가 쓴 것처럼, 한편으로는 그 시대의 가장 견실한 자연과학적 지식을 근거로 한 기술론이기 때문일 것입니다.18

---

17. 劉長林, ≪內經的哲學和中醫學的方法≫, 1985年, 科學出版社.
18. 黃柳泉, 〈試論≪內經≫的自然科學基礎〉1~3, ≪新中醫≫, 1986年 第4~6期.

황제 대對 신농

나 : 의醫의 도라고 해도 우리가 알고 있는 것은 기껏해야 2천 년 정도입니다. ≪내경≫을 비롯하여 많은 저작이 폐하의 이름에 가탁假託하고 있는 것은 왜일까요?

황제 : 사람의 일이란 어쨌든지간에 마음의 일을 추측하는 것은 군주도 불가능하다. 나의 시대에는 그대도 알고 있겠지만 신농神農씨라는 강대한 부족이 있어서 백 가지 풀의 이름을 정하고 맛을 보아(시험하여) 독과 약을 알았고 그 약물의 지식은 굉장했었다.

나 : 폐하께서는 신농씨를 판천阪泉의 들에서 타파했다고 소문이 퍼져 있습니다.

황제 : 잘 알고 있군. 신농씨를 쳐서 천하를 잡은 뒤 나는 신농씨에게 모아져 왔던 의약지식을 받아들여 약초를 캐는 사람을 지금까지 그대로 일하도록 명령했던 일이 기억난다. 붉은 약[19]이든 노란 약이든 의료에 쓸모가 있는 것은 좋은 약이기 때문이지.

나 : 폐하의 넓으신 마음으로 한민족漢民族은 신농씨의 백가초명百家草銘의 경험으로부터 새로운 의학이론을 통합해내는 기회를 가졌던 것입니다. 이 아득한 기억이 ≪황제내경≫에 남아 있는 것이겠지요.

황제 : 야소耶蘇[20]의 말은 아니지만 신농의 것은 신농에게, 황제의 것은 황제에게 돌리라고 한다면 내 몫은 얼마나 될까? 그러면

---

19. 오행설에 의하면 신농씨는 불의 덕으로 색은 붉은색에 배당된다. ≪사기≫ 〈삼황본기(三皇本記)〉. 노란색은 말할 것도 없이 황제의 토덕(土德)을 나타내는 색이다.
20. 예수 그리스도. – 역주

안녕히……."

폐하께서 더 머무시도록 했으나 용의 수염이 내 옆에 남아 있을 뿐이었다. 이 이야기를 의심하는 사람에게는 꼭 그것을 보여주고 싶다.

02 전장戰場의 관장觀臟

공동묘지로부터 형장에로

1797년이라고 하면 중국에서는 청조 건륭제의 오랜 통치를 이어 가 경嘉慶 제2년으로 영국의 사절을 아직 조공사로 취급할 수 있었던 시대였다. 중국과 서양의학의 접촉은 오래되어 이미 1720년경에는 학문을 좋아한 강희제가 선교사 파다명巴多明에게 명해서 해부서를 만주어로 번역시키고 황제 스스로 문장에 첨삭을 가했지만 청나라 말로 씌어진 3부는 궁중에 깊이 보관되어 버렸다. 얼마 안 있어 한역漢譯도 이루어졌지만 이것도 간행되지 않고 서고에 들어가 전사轉寫를 엄금했다고 한다.[1]

일본에서는 1774년에 ≪해체신서解體新書≫, 즉 네덜란드의 해부서인 ≪다벨 아나토미아≫가 번역・출판되었다. 스기타 겐바쿠杉田玄白이 동지들과 천주소총원千住小塚原의 형장에서 '해부'를 보게 된 것

---

1. 矢澤利彦 편, ≪중국의 의학과 기술 – 예수회선교사 서간집≫, 평범사 동양문고, 1977년.

은 그보다 3년 전인 1771년이었다. 그리고 1797년경까지는 네덜란드 의학에 대한 관심도 한층 늘어나 ≪해체신서≫를 다시 수정한 번역원고도 거의 완성되었다.

1797년 음력 4월경 현재의 하북성 난현灤縣의 도지진稻地鎭 일대에 아주 심한 유행성 소아전염병이 만연하여 어린아이 10명 가운데 8,9명이 죽는 비참한 사태가 발생했다. 가난한 가정에서는 시체를 관에 집어넣는 대신에 거적에 말아 이 지방의 풍습에 따라 흙 속에 가볍게 묻었다. 당연히 들개에게 파헤쳐져 훼손되었지만 이렇게 하면 다음 아이의 안전이 보호된다고 믿었던 것 같다. 아이를 관에 넣어 장사지낼 수 있는 좀 넉넉한 집안에서도 다음 아이의 안전을 고려하지 않을 수 없었기 때문에 이러한 비극적인 일은 계속되었다. 대만에서도 나는 묘지에 세워진 만두같이 생긴 흙무덤의 옆구리에 덩그마니 검은 구멍이 있었던 것을 본 적이 있는데, 들개의 소행이라는 것이었다. 많은 아이들의 시체가 들개에게 먹히는 광경은 상상만 해도 소름이 끼친다. 도지진에서는 이러한 광경이 전개되고 있었던 것이다.

이곳을 가끔 방문하였던 이가 왕청임王淸任이었다. 그는 하북성 옥전玉田 사람으로 무수재武秀才로부터 무략기위武略騎尉라는 벼슬에 나아갔고, 작은 일에 구애받지 않는 성품이었다. 그는 의술에도 관심이 있었는데 얼마 되지 않아 이 분야에서 점차 알려지게 되었다. 수도 북경을 자주 방문하는 사이에 귀족과 고관의 신망을 얻게 되었고 그들의 권고로 북경에서 의업에 종사하여 이름을 날렸다. 황제의 사위 가운데 한 사람과 의형제를 맺었던 것으로 보아 상당한 명사에 속했음에 틀림없다. 그렇지만 이러한 일은 말년의 이야기로 유행병의 참상, 들개의 이빨자국이 생생한 도지진을 방문한 30세의 왕청임은 어린아이의 터진 배에서 불거져나온 내장에 얼굴을 가까이 하여 응시했던 것이다.

왕청임이 이곳을 방문한 이유는 알 수 없지만, 매일 말을 타고 공동묘지 부근을 지나야 하는 용건이 있었던 것 같다. 처음에는 다만 코를 가리고 통과할 뿐이었지만, 얼마 되지 않아 문득 깨닫는 바가 있었다. 당시 그는 의학에 뜻을 둔 지 10여 년이 되었는데 그 사이 읽은 의서 가운데에 씌어 있는 장부에 관한 기술에 불신을 품고 있었다. 그는 그 가운데에 서로 모순되는 것이 적지 않다고 생각했다.

"장부를 명확하게 이해하지 않고서 치료를 행한다는 것은 눈을 가리고 길거리를 걷는 것과 같다!"

어느 날 대단한 악취가 호르몬 분비를 자극했기 때문에 그는 옛 선인들이 장부에 대해 혼란된 의론을 펼치고 있는 것은 직접 스스로의 눈으로 장부를 관찰하지 않았기 때문이 아닌가라고 생각하기에 이르렀다.

즉시 그는 매일 이른 아침에 공동묘지에 가서 장부를 드러낸 어린아이의 사체군을 자세히 관찰하기로 했다. 더러움과 악취를 참으면서 가까이 가보자 들개에게 훼손된 사체의 대부분은 위와 장은 있지만 심장과 간장이 남아 있는 것이 드물었다. 서로 대비해보니 시체 10구 가운데에 내장을 완전히 볼 수 있는 것은 3구에 지나지 않았다. 이렇게 계속하기를 열흘 만에 완전히 관찰을 끝낸 시체는 30여 구에 달했다. 그제서야 비로소 의서에 묘사되어 있는 장부의 형체가 인간의 진짜 장부와 전혀 합치하지 않는다는 것, 부분적인 기관에 대해서는 숫자조차도 합치하지 않는다는 것을 정확히 알게 되었다.

횡격막을 찾아 헤매길 42년

이러한 작업을 통해 그는 의서 가운데의 착오를 스스로의 관찰에 기초해 개정할 수 있었던 것이다. 그리고 1830년에 ≪의림개착醫林改錯≫

전2권을 간행하였지만 이 책을 간행하기까지 좀더 조사하지 않으면 안되는 것이 많이 있었다. 예를 들면 어린 아이의 사체는 '격막(횡격막)'이 모두 파괴되어 그것이 심장 위에 있는지 아래에 있는지 비스듬한지 곧바로 가로놓였는지 확인할 수 없어서 그는 이 점을 매우 유감스럽게 생각하고 있었다.

그로부터 2년 후 가경 4년 6월 왕청임은 봉천奉天을 방문했다. 마침 그때 26세의 여성이 남편과 시아버지를 타살하는 사건이 발생, 범인이 성의 수도로 호송되어 거기에서 몸이 갈기갈기 찢기는 '과형剮刑'에 처해지는 일과 마주치게 되었다. 그는 형장까지 가면서 형벌을 받는 이가 여성이라는 사실 때문에 가까이 가는 것을 꺼려했지만 이윽고 형리가 이미 처형된 범인의 간장과 폐장을 가지고 가까이 지나쳤기 때문에 자세하게 볼 수 있었는데, 이전에 본 것과 다르지 않다는 것을 알게 되었다고 한다. 그러나 횡격막의 의문은 해결될 수 없었다. 이 일이 있은 지 20년 후 북경에서 자기 어머니를 죽인 범인이 똑같은 형벌에 처해지는 것을 이번에는 가까이서 보았지만 횡격막은 공교롭게도 파손되어 있었다.

왕청임이 해답을 알게 된 것은 8년 후인 1828년이었다. 이 무렵 그는 앞에서 서술한 것처럼 확고부동의 지위를 차지한 북경의 명의·명사였다. 12월 13일이라고 왕청임은 일부러 날짜까지 기록에 남기고 있다.

그는 생각지도 않았던 계기를 만나게 되었다. 그날밤 그는 안정문安定門 대가大街 판창板廠이라는 골목에 있는 항씨恒氏의 저택에 왕진을 가게 되었는데 거기서 여러가지 이야기를 나누다 횡격막의 형상을 40여 년간 확인할 수 없었다는 것을 화제로 삼게 되었다. 그러자 강녕포정사江寧布政司 항경공恒敬公이 마침 그자리에 있다가 이렇게 말하는 것이었다. 그는 예전에 합밀哈密(현재의 위구르 자치구) 평정을

그림 2-1 옛사람의 장부도(臟腑図)

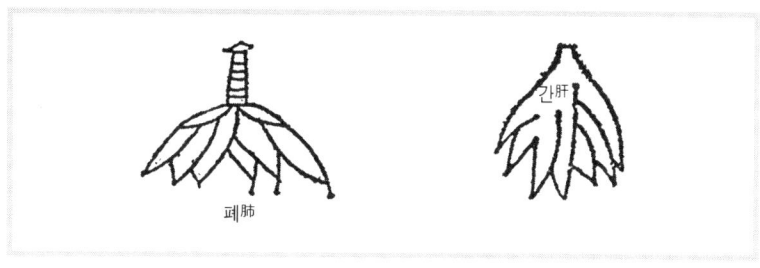

그림 2-2 왕청임이 직접 본 개정장부도(改正臟腑図)

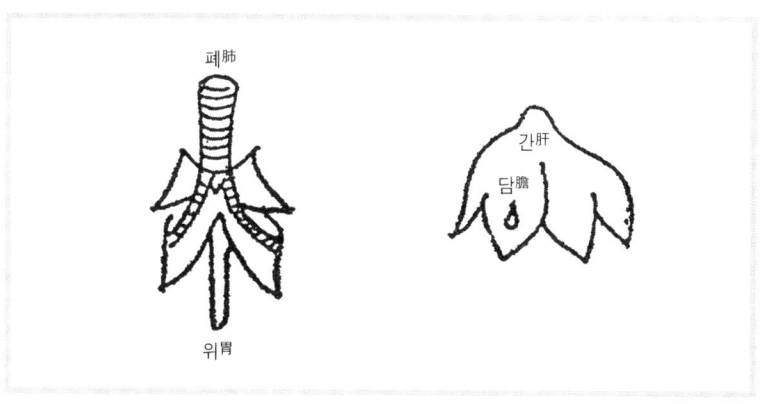

분부받고 카슈칼에 군대를 이끌고 갔을 때 참살당한 사체를 많이 보았기 때문에 횡격막의 생김새를 잘 알고 있다고 말했던 것이다.

　왕청임이 기뻐하면서 가르침을 청하자 항경공은 친절하게 횡격막의 형상을 자세히 설명했음은 말할 것도 없다.

　"내가 장부에 관한 한 가지 일을 둘러싸고 증거를 구하기 42년, 드디어 확인하게 되어 장부의 전도全圖를 완성할 수 있었다"고 왕청임은 술회하고 있다. 횡격막에 관한 일이 해결된 지 2년 후 그가 친히 관찰한 장부의 그림을 예전의 장부와 대조해서 ≪의림개착≫이 간행되었다. 앞에서 서술한 것처럼 1830년이었다. 이 해에 중국은 아편판매금지제도를 시행하였다.

시볼트가 서양의술의 씨앗을 완전히 이식하고 5년에 걸친 일본체류기간을 마치고 귀국한 것은 그 바로 전해였다. 왕청임은 다음해인 1831년 세상을 뜨지만 필생의 사업을 완성한 만족감을 품고 있었음에 틀림없다. 그는 ≪의림개착≫의 서문의 말미에서 자신감있게 다음과 같이 기술하고 있다.

"의술에 종사하는 사람들이 이 그림을 한번 보면 가슴속이 눈처럼 밝아지고 눈에는 광명이 스며들어 진단에 근거를 가지고 임할 수 있게 되어 뜻대로 일이 이루어질 것이다."

여기에서 왕청임이 묘사한 그림을 보고 싶겠지만 유감스럽게도 원도原圖는 유실되어 버린 것 같다. 그래서 ≪의림개착≫의 주석서[2]에는 중국의 연구자가 복원해서 게재한 것으로 대신하였다(그림 2-2). 혹시 중국 평전작가의 "이 그림은 대단히 조잡해서 왕씨가 서술한 목적에 맞지 않은 것 같다"고 한 비평[3]에 동의하지 않는 사람이 적은 것은 아닐까.

치병전서治病全書는 아니다

왕청임은 임상가로서도 창의력이 풍부했다. 중국의학에서 말하는 혈액이 막힌 병, 즉 '어혈증'의 치료에 대해서도 신기원을 이룩했고 30여 종의 방제方劑를 창안해서 오늘날에도 시사하는 바가 풍부하다고

---

2. 섬서성 중의연구원 주석, ≪의학개착주석≫, 제2판, 인민위생출판사, 1985년.
3. 葉怡庭 편, ≪歷代醫學名著序集評釋≫, 상해과학기술출판사, 1987년.

평가받고 있다. 그러나 여기에서는 문제를 좁혀 중국의학의 기초에 대한 왕청임의 견해만을 고찰해보고자 한다.

왕청임이 장부를 스스로 관찰하고 싶다고 결심하기까지에는 의서의 기재에서 자기모순을 인정하고 이러한 의문을 해결하는 데에는 이 길밖에는 없다고 생각했기 때문이지만, 42년간의 탐구를 정리한 ≪의림개착≫의 '자서'에서 그는 자신의 저서를 이렇게 특징짓고 있다.

"이것은 치병전서가 아니고 장부를 기록한 책이다. 그 가운데에는 실제적이지 않은 것, 불충분한 것도 있겠지만 후대 사람이 기회를 얻는 대로 직접 장부를 관찰하고 정밀하게 조사해서 증보하면 더없는 행운이다."

그는 곧이어 이렇게 계속한다.

"장부에 대해서 기록한 뒤, 몇 개의 증세에 대해서도 함께 기술한 것은 독자에게 하나의 규범을 보여주어 외감내상外感內傷이라고 하지만 도대체 사람이 무엇을 상했는가, 남음이 있다 부족하다 말하지만 그것은 어떠한 형상인가를 알고 있기 때문이다."

그는 병을 치료함에 있어 장부를 명백히 하는 것이 얼마나 중요한가를 역설하고 있지만 동일한 것을 "의서를 저술하는 데에는 장부를 명확히 파악하지 않으면 그것은 망령든 자가 헛소리하는 것을 기술한 것과 같다"고도 말하고 있다.

왕청임은 앞에서 기술한 것처럼 스기타 겐바쿠보다 조금 늦게 등장했다. 두 사람이 처한 상황은 상당히 다르다. 그러나 장부의 형상을 명백히 하는 것이 의학을 강고한 기초 위에 세우는 것이라고 확신하고 있는 점에서는 두 사람 다 공통적이다. 우선 이 공통점에 주목해보면 겐바쿠의 다음과 같은 발언이 부각된다.

그것은 해부와 대결한 뒤의 감동을 회고한 ≪난학사시蘭學事始≫의 일절이다.

"오늘 실험 하나하나에 몹시 놀랐다. 더구나 이제까지 깨닫지 못한 것이 부끄럽다. 적어도 의술을 가지고 임금을 섬기는 몸으로 의술의 기본이라고 할 우리 몸 형태의 참모습도 알지 못하면서 이제까지 하루하루 이것을 업으로 살아온 것은 참으로 면목이 없는 일이다. 부디 이 실험을 기초로 하여 대강이라도 신체의 진리를 분별해서 의업을 이룬다면 천지 사이에 의사로 태어난 변명을 할 수 있겠다."

여기서 그가 '장부를 명백히 하는 일'이 의술의 큰 줄거리와 관계되는 것이라고 인식한 왕청임과 같은 생각을 하고 있음을 알 수 있다. 명백히 하기 위해서는 해부학으로 나아가지 않으면 안된다. 왕청임은 중국인으로서는 처음으로 췌장을 확인하였고 임파관과 위의 유문괄약근幽門括約筋을 알았으며, 더 나아가 신장이 고전에서 말하고 있는 것처럼 생식중추가 아니라고 하였다. 하긴 정확한 결론도 예를 들면 이 경우에서처럼 신장이 내실적인 기관이어서 여기에서는 '정精'을 저장할 도리가 없는 것은 아닐까 하는 종류의 의론에 기초한 경우가 있기는 하다. 그렇지만 폐에 대해서 고전이 '6엽 2이六葉二耳'라고 기술하고 있는 것을 바로잡아 '5엽'이라고 지적하고 있는 것은 관찰자의 강점이다. 소박한 관찰자의 약점으로서는(물론 그렇다고 해도 하베이 이전의 유럽 해부학의 오랜 잘못을 공유하고 있는 데 지나지 않는다) 폐동맥을 기관氣管과 오인하고 있는 것을 들 수 있다. 시체에서는 동맥은 수축해서 허혈상태에 되기 때문에 서양에서도 고래로 동맥은 생기의 통로로 간주해왔던 것이다.

의학의 방과 법

왕청임은 고전에 쓰여진 모순은 장부를 명백히 함으로써 해소하려고 하였다. 그가 저술한 목적이 장부 그 자체에 대해서는 '혁명적'이었다고 할 수 있을지 모르나 중국의학에 대해서는 '개혁적'이었다. 겐바쿠는 이 점에서는 전혀 다른 입장을 취한다. 후한시대에 성립했다고 하는 ≪상한론≫은 오늘날에도 생생한 임상의학서로 간주되고 있지만 겐바쿠도 상한론만은 사람을 '속이지 않는다'고 인정하고 있다. 요컨대 복용하면 땀이 나온다고 거기에 씌여 있는 약을 복용하면 확실히 땀이 나온다고 하는 의미에서 '속이지 않는' 것이다. 그러나 그 이후의 의서는 모두 억측에 의해 억지로 갖다붙여진 것이라고 말한다. 겐바쿠는 ≪미친 의사의 말≫(1775년)에서 자신이 왜 네덜란드 의학을 선택했는가를 명확하게 서술하고 있다. 이것은 친구와의 문답형식을 취하고 있는 책이다. 다음의 인용도 거기서 취한 것이지만 우선 중국의 고전이 해부에 대해서는 실제와 다르다는 것을 확인한다.

"성인은 사람을 속이지 않는다. 그러나 이러한 책은 사람을 속이기 때문에 성인의 책이 아닐 수 있다."

하나의 예로서 겐바쿠도 폐에 대해서 말하고 있다. 그것은 고래로 폐는 6엽 2이라고 말해져 왔지만 실제로 보면 왼쪽에는 2엽, 오른쪽에는 3엽, 합해서 5엽인데 네덜란드 의서에 기술되어 있는 그대로다. 왕청임이 이 점에서 고전의 기술을 바로잡았음은 앞에서 기술하였지만, 왕청임이 고전의 착오를 바로잡은 데 그치고 있는 것에 비해 겐바쿠는 이 지점을 단호하게 뛰어넘어 버렸다.

중국의학이 대대로 축적해온 경험상의 치료술을 배우면 그것으로 충분한 것이 아닌가 하는 친구의 질문에 겐바쿠는 답한다.

"중국의 의서에는 방方, 즉 기술術은 있어도 법, 즉 원리가 없다…… 병의 근본원인을 명백히 하는 것이 법이고 병을 치료하는 것이 방이지만 법과 방을 겸비하지 않으면 의사라고 부르기에 충분하지 않다."

덧붙여 말한다면 네덜란드 의학이 전래된 뒤로 일본에서는 중국 의학에 기초한 전통의학을 네덜란드 의학에 대해서 한방의학이라고 부르는 습관이 확립되었는데 한방이 아니라 한법이라고 해야 한다는 이사와伊澤凡人씨 등의 주장이 있다. 원리에 주목해야지 기술을 고집해서는 안된다는 취지일 것이다. 당연한 말이지만 겐바쿠의 논리에 따르면 방법을 갖춰야 의학, 보다 정확히 말하면 의술학이 아니겠는가.

고대중국의 해부

18세기의 시점에서 서양의 정밀한 해부학에 필적할 만한 것이 중국이나 일본에 존재하지 않았음은 말할 것도 없다. 중국에서 가장 오래되었다고 하는 해부도는 '구희범오장도歐希範五臟圖'지만 귀중한 그림으로 전해져서 예를 들면 일본에서도 14세기 초엽 카마구라시대에 미원성전梶原性全이 중국의 의서를 발췌해서 편집한 ≪돈의초頓醫抄≫나 ≪만안방萬安方≫에 전재되어 있다. ≪만안방≫에서는 구희범이 해부에 종사한 사람이라고 읽을 수 있는 기술이 있지만 중국 해부학사에 불후의 이름을 남긴 이 인물은 명의도 해부가도 아닌 송대의 반란군 지도자였다. 속임을 당해 항복을 해서 많은 부하와 함께 살해되었다. 그때 주리州吏였던 오간吳簡이 화공인 종경宗景을 파견해서 대략 이틀에 걸쳐 대여섯 개의 배를 갈라 내장의 모양을 그리도록 하였다고 전해지고 있다. 구희범도 당연히 해부도의 소재제공자 중 한 사람이었다고 상상된다.

이외에도 송대에 다른 해부도가 만들어졌다고 한다. 양개楊介가 이들 그림을 종합해서 '존진도存眞圖'를 만들었는데, 그 와중에서 상당히 원도를 개악해버린 것 같다. 그렇다면 구희범오장으로서 전해지고 있는 것도 이 반란군, 혹은 지하지도자의 뱃속을 얼마나 명확히 그렸는지 의문스럽다.

이처럼 해부학의 전통이 상당히 박약한 가운데 왕청임이 겨우 등장하였지만, 그렇다고 중국의학이 해부학과 전혀 관련 없이 성립했다고 한다면 그것은 있을 수 없는 일이다. '해부'라는 두 글자는 애초 한대 이전에 성립되었다고 하는, 중국의학 최대의 고전인 ≪황제내경≫에 처음 나온다. 〈영추靈樞・경수편經水篇〉에는 인체의 12경맥, 오장육부의 기능은 치료에 응용할 수 있지 않을까라는 황제의 질문에 답해서 인체라는 기구는 궁극적인 규명이 불가능하지만 8척의 육체는 밖으로부터 측정하기도 하고 만질 수도 있어서 죽은 자를 해부해보는 것도 가능하다其死可解剖而視之. 오장의 견실함과 부드러움, 육부의 대소, 수용력의 다소…… 등을 알 수 있다고 서술하고 있다.

≪내경≫에서 보여지는 고대인의 내장에 관한 측정치가 상당히 정확한 것이라는 점을 중국의 연구자는 지적하고 있다. 나가자와長澤元夫 씨의 계산에 따르면 〈영추靈樞・장위편腸胃篇〉에 기술하고 있는 인문咽門으로부터 위에 이르는 길이 한자 여섯 치, 위의 유문으로부터 항문까지의 〈영추〉에서 말하는 소장, 회장廻腸, 광장廣腸의 길이 다섯 장 다섯 자 여덟 치는 오늘날 일본인의 데이터와도 크게 다르지 않다.[4]

고대 중국인이 개복해서 조심조심 얼굴을 내밀면서 들여다보고 겨우 오장육부를 확인한 것이 아니라는 것은 확실하다. 손으로 더듬어서 확인하고 측정할 수 있는 것은 측정했던 것이다. 고전에서 말하는 오장이 오늘날 해부학에서 말하는 간, 심장, 비장, 폐, 신장에 대응하는 것이라는 것은 의심의 여지가 없다. 한편 육부 가운데 5개는 담, 소장, 위, 대장, 방광에 대응시키는 것이 가능하다. 마지막 하나

---

[4]. 나가자와, 〈한방의학 중의 해부학〉, ≪현대인의 한방≫, 동양경제신문사, 1962년. 이 명저의 절판을 아쉽게 생각한다.

의 부腑인, 삼초三焦는 시체에 아무리 눈을 가까이 대고 보아도 볼 수 있는 것이 아니다. ≪내경≫에서 부위와 형태가 명시되어 있지 않은 것도 수긍이 간다. 나중에는 삼초는 '이름만 있고 형체가 없는' 부라고 단정한 입장도 나타난다. 그러나 이것은 중국의학의 이론체계 가운데에서 확실한 기능을 나타내고 있다. 결국 중국의학에서 장부라는 것은 무엇인가, 그 본질은 무엇인가라는 기본적인 문제에 부딪치지 않을 수 없다.

중국의학에서의 해부

이제 가장 나중에 서술한 이 문제에 초점을 맞추게 되었지만, 이는 현대 중국의학 연구 중 하나의 중요한 동향이라고 생각된다. 여기에서는 약간 고전적인 문제로 되돌아가자. 즉 본질이 아니라 형태이다. 해부학은 형태에의 집착이 근거에 있다. 그러나 그것만이 아니라 이 집착에 하나의 가치를 투여해서 하나의 이데올로기로서 자립시키는 데에서 해부학이 성립한다. 중국의학 성립시점에는 그 시대 최고의 해부학적 지식이 담겨 있음이 틀림없다. 그리고 중국의학의 고전적 체계가 성립하자 해부학적 지식은 모두 이 체계 속에 집어넣어져 버렸다. 그것과 함께 체계성이 갖추어진 만큼 개개의 장기 형태에 대한 관심은 소실되었다.

    형태에 대한 지식에 지적인 가치가 부여되지 않아도 호기심을 가진 사람이 없어지지는 않지만 학문이라는 이데올로기 형태를 갖추게 되면 계속적인 노력의 축적에 의한 지적 집성이 쉽지 않게 된다. 호기심이라고 하면 왕청임에게 횡격막의 형상을 가르쳐준 항경공이 횡격막을 자세하게 관찰한 것도 호기심이라고 할 수 있을 것이다. 학문도 또한 호기심에서 출발하는 것이라고 말해지지만 이것은 개인이 그 길에 들어선 계기에 지나지 않는다. 학문의 전통을 이루려면 그것이 가치가 있는 지적인 분야라고 하는 공인이 필요하다.

왕청임의 실험정신 즉 실물에 대해서 직접 실험해본 정신은 매우 왕성하였다. 그는 인체와 비교하기 위해서 먹이를 준 동물과 며칠씩 굶긴 동물을 죽여서 그 기관의 형상을 인간의 그것과 비교했다고 기술하고 있다. 그러나 격막탐구의 최후 고비는 골탕을 먹은 것과 같은 기분이 들지 않는 것은 아니다. 전혀 예상치도 않게 의학계의 밖에서는 몇 년 전부터 잘 알고 있었던 사람이 있었던 것이다. 하긴 고전에서 격막은 심장과 폐의 아래에 있다고 기술되어 있고, 이것은 많은 포유류에게 공통적인 해부학적 사실이기 때문에 이곳은 오직 왕청임의 실험정신의 발로라고 볼 수 있다.

그런데 중국의 장부도가 사실과 합치하지 않는다는 인식은 왕청임 한 사람의 것은 아니었다. 동시대의 사람이었던 이지예李志銳는 이렇게 기술하고 있다.

"임무를 띠고 운남雲南의 임안군臨安郡에 부임했을 때 소수민족의 반란이 있어 즉각 평정했지만 반란군의 시체는 수용하는 사람도 없이 버려졌기 때문에 형리에게 명해서 그것들의 장부를 씻어 자세히 보았다. 수십구를 조사한 결과 비로소 역대의 의서 속의 장부설이 모두 잘못되었음을 알게 되었다."

이지예는 훗날 북경에서 왕청임에게 이 일을 말했는데 왕청임은 미리 알고 있었다고 한다. 이지예는 어느 점을 잘못이라고 보았는가. 나는 짧은 인용문[5]을 통해서밖에 알 수 없으므로 잘 짐작이 가지 않는다. 그러나 양자의 인식에는 커다란 차이가 없었다고 해도 지장이

---

5. 劉伯驥, ≪중국의학사≫ 하, 華岡出版(대만), 1974년.

없을 것이다. 청대에 전통적인 장부도에 대해서 어찌됐든 회의를 품은 자가 있었다는 것은 서양의학의 전래와도 상호 연관되는 것인지 모르지만 확인할 수 없다. 아무튼 해부학의 독립까지는 좀 멀었고 해부학의 맹아라고도 말할 수 없는 독립된 몇 개의 일화에 그치고 있다.

동요하는 패러다임

해부학의 입장에서 볼 때는 유감스러운 것이지만 좀 크게 생각하면 중국의학의 체계에, 혹은 그 시대까지의 중국의학 체계에 그 이상의 해부학은 필요하지 않았다고 말해도 좋은 것은 아닐까. 서양 해부학의 역사는 오래되어 헬레니즘시대 이래 오랜 전통을 가지고 있다. 두개골내의 말랑말랑한 정체를 알 수 없는 기관을 중국의학은 오래도록 처치 곤란한 '기항奇恒(이상하다는 뜻)'의 장부로 부르는 등 해부학적 기재가 부족하였지만 기원전 3세기 알렉산드라학파의 에라시스토라토스는 이미 대뇌와 소뇌를 구별하였고 뇌실(뇌 안의 空洞)과 뇌막을 상세하게 기술했다. 대뇌표면의 주름, 즉 대뇌회大腦回를 관찰하여 동물보다 사람의 그것이 정교하고 복잡하다는 것을 깨달았으며 이것의 복잡함과 인간의 지능을 결부시켰다고 한다.[6] 정신작용을 일으키는 자리를 뇌에서 찾은 것도 왕청임의 공적으로 돌리지만 해부학적인 지식으로는 에라시스토라토스에게조차 미치지 못한다.

≪해체신서≫에로 향하는 원동력은 의학에서 새로운 패러다임에의 전환이었다. 오랜 문제는 해결되지 않은 채 방치되어버린 것이다. 결국 문제는 다시 되돌아간다. 중국의학에서 장부라는 것은 무엇인가.

---

6. 싱가, ≪해부생리학소사≫, (西村顯治・川名悅郎 역), 白揚社, 1983년.

03 노신魯迅과 명의名醫들

노신과의 만남

내가 노신의 이름을 처음 알게 된 것은 제2차대전 후 대만의 국어교과서를 통해서였다. 제2차대전 후 일본에서 대만으로 돌아온 나는 대북臺北의 중학교에 편입했다. 편입시험인 구두시험에서 "이름이 뭐냐"는 시험관의 질문에 큰소리로 "중화민족"이라고 대답해서 질문한 사람을 아연하게 만들었다. 의사였던 아버지는 애국자라고 불러도 좋다. 줄곧 조국에 돌아갈 날만을 꿈꾸어 왔으니까. 본국으로의 귀환자를 태운 미국 수송선의 선상에서는 중화민국의 국가 '삼민주의'를 같은 배에 탄 다른 사람들에게 가르쳐주기도 했다. 나도 국어(중국어) 개인지도를 좀 받긴 했어도 그다지 잘하지는 못했다.

간신히 입학할 수 있었지만 같은 반 학우들보다 1년 늦게 시작한 국어는 골칫거리였다. 국어 교과서는 개명서점開明書店의 것이었다고 기억된다. 영어는 확실히 그랬다. 이것은 임어당林語堂의 구두교수법 oral method으로 만들어진 훌륭한 교과서로, "I am a German" 등 시국편승의 일본 크라운 독본에 비해서 생생했다.

좌우간 국어 교과서에는 노신魯迅의 ≪공을기孔乙己≫가 수록되어 있었다. 소흥주紹興酒는 데워서 마신다는 것 등은 술이 무엇인지도 몰랐던 당시의 나로서는 어딘지 신기하게 느껴졌지만 전체를 통해서는 부랑자 같은 남자가 횡설수설 장황하게 떠벌였다는 정도만 기억에 남을 뿐 재미고 뭐고도 없었다. 노신이라는 이름도 곧 망각의 저편으로 잠겨 들어갔다.

그런데 어느 날 신문의 문화란 같은 곳에 노신을 격렬하게 비난하는 문장이 실렸다. 민족의 적, 문화의 적이라는 격렬한 논조였다[1]. 중국으로 돌아온 지도 벌써 수년이 지나서 반정부 감정이 주민들 사이에 만연하여 권력자의 적은 우리들의 벗으로 인식되어지고 있었다. 30여 년 전의 일이다. 그 신문기사를 쓴 사람의 이름은 모르지만 감사하지 않을 수 없다. 노신의 이름을 뇌리에 강렬하게 새겨주었으므로.

당시 대만에서 얻어볼 수 있었던 노신의 작품은 중문, 일역본을 포함해서 극히 한정되어 있었지만, 노신이 중국인 가운데 깃들어 있는 아큐정신阿Q精神, 사람이 사람을 잡아먹는 중국의 역사문화에 대해 철저한 비판을 전개했던 인물 같다는 것은 어슴푸레 이해했다.

의학을 배우기 위해 일본에 유학했으면서도 의사가 되는 것을 포기하게 된 복잡한 사정도 알게 되었다. 하긴 노신이 의학, 즉 서양의학을 배우겠다고 결심하기 전에 중국 전통의학을 버리게 된 것에 대해서는 노신이 작품 가운데에 기술해놓고 있음에도 불구하고 당시 관심을 가졌다는 기억은 없다. 나에게는 중국의학[2] 같은 것이 처음부터 어쩐지 수상쩍게 생각되어 시야에 들어오지 않았기 때문이다.

---

1. 인민의 적이라는 말은 국민당의 어휘에는 없었기 때문에 사용되지 않았던 것으로 생각된다.
2. 대만에서는 國醫라고 부르고 있다.

명의들

중의에 대한 노신의 불행한 만남은 ≪외침吶喊≫ 서문과 ≪아침꽃을 저녁에 줍다朝花夕拾≫에 수록되어 있는 〈아버지의 죽음〉에 서술되어 있는 것처럼 부친의 치료를 담당한 의사의 치료에 대한 불신으로부터 시작되었다. 아버지의 병은 노신이 13세경부터 시작되어 16세가 되는 해에 아버지는 돌아가셨다. 갑오전쟁(청일전쟁)을 사이에 둔 시기였다.

 노신이 이 아픈 추억에 평생 시달렸었던 같지만 그것은 개인적인 것에 구애되었던 것이 아니라, 부친의 치료를 담당한 의사가 중국에서는 수준 이상이었고 그렇기 때문에 이런 저런 의미에서 중국문화가 낙후되고 부패했다는 것을 상징하는 것으로 받아들여졌기 때문이었을 것이다. 명치유신을 전후로 해서 일본이 외래문화를 섭취함에 있어서 의학이 하나의 돌파구가 되었던 것에 노신이 주목하여 중국인의 배외주의를 비난한 것도 이것과 관계가 있다.

 작품에서는 맨 마지막으로 부친의 치료를 담당했던 '국수國手(명의)'의 이름이 진련하陳蓮河로 되어 있다. 물론 이것은 가명이다. 중국의 노신연구자는 이미 아주 극명하게 사실관계를 밝혀놓고 있지만, 노신이 다음과 같이 쓴 것이 나에게는 어쩐지 마음에 걸린다.

"이때부터 나는 진련하 선생과 더는 거래하지 않았다. 이따금 거리에서 삼인교를 타고 총총히 지나가는 그를 보았을 뿐이다. 듣는 바에 의하면 그는 아직도 건강한 몸으로 병을 보는 한편 중의학보中醫學報인가 하는 것을 꾸리면서 외과에만 능한 서양류의 의사와 어깨겨룸을 하고 있다는 것이다."[3]

이 인용문은 이 글의 조금 앞에 있는 "명의라면 죽는 사람도 살릴 수 있는 것이다. 의사들의 집 앞을 지날 때면 늘 이런 뜻의 글을 써붙인 현판을 볼 수 있다. 지금은 그래도 좀 겸손해져서 의사들 자신도 '양의神醫는 외과에 능하고 한의는 내과에 능하다'고 말한다"는 구절과 연결되어 신랄하기 그지없다. 부친은 수종水腫이 나날이 심해져서 돌아가셨다고 되어 있는 것으로 보아 일단 내과적인 병이라고 해도 좋을 것이다.

이보다 더욱 신랄한 것은 명의의 처세술을 통렬하게 비꼰 작품의 첫머리에 있는 일화지만 그것은 인용을 피하기로 하자. 명의는 대개가 그렇다고 말하는 것은 지나친 말이지만 그러한 명의는 아마도 그러한 예에 딱 들어맞는다고 생각되기 때문이다. 노신이 희망을 걸었던 과학적 의학의 시대도 이와 같은 명의보다 못하지 않고 과학시대에 어울리고 있는 명의를 배출하고 있는 것처럼 생각된다.

나로서는 상당히 당황했던 일이었지만 아내가 세탁 도중에 졸도해서 모 대학병원에 구급차로 실려간 일이 있었다. 주치의는 검사한 결과 대수로운 일이 아니기 때문에 2,3일 쉬었다가 퇴원시키려고 생각하고 있다고 회진시에 교수에게 보고했다가 여러 환자 앞에서 한바탕 욕을 먹었다. "나는 동네의사가 아니에요! 철저하게 검사하세요!"라고 하는 바람에 2,3일이 1개월이 넘게 되었지만, 결과는 그다지 변하지 않았다. 하긴 데이터베이스에 자료가 들어감으로 해서 과학적 의학은 그만큼 과학성을 증가하게 되었음에 틀림없지만. 이것은 과학시대의 명의가 가져야할 마음가짐일 것이다.

---

3. 노신, 〈아버지의 죽음〉 《아침꽃을 저녁에 줍다》

기사회생

세상에는 여러가지 의사가 있기 때문에 자기가 우연히 만난 의사를 통해서 의학수준을 논하는 것은 어렵다. 앞절에서 서술한 작은 사건 때문에 응급병원으로 급히 달려오라는 전화가 걸려왔을 때 나는 때마침 학생들과 미국의 약품 설명서집에 해당하는 PDR[4] 가운데 혈압 강하제 항목을 읽고 있었다. 거기에는 강압제를 복용하고 있는 환자에게 기립성起立性 저혈압증이 일어날 가능성에 관해서 그 징후・예방법을 충분히 주의하지 않으면 안된다는 것을 아주 특별히 강조하고 있었다. 아내에게 경과를 들은 나는 그 덕분에 명의들보다 일찍 정확한 결론에 도달할 수 있었던 것이다.

  의학의 수준과 의료의 수준은 필연적으로 일치하는 것은 아니다. PDR에 서술되어 있는 것은 미국의 새로운 견해도 그 무엇도 아니고 의학의 표준적인 지식이지만 의료는 자주 그 이하의 수준에서 수행되는 것이다. 의학이 과학을 표방하게 되었기 때문에 이러한 격차가 크게 벌어지게 되었다고 말할 수는 없지만 그 점을 과장할 소지가 생겼다고는 말할 수 있다. '기사회생'이라는 편액과 비슷한 것은 우리 아버지의 작은 병원의 대합실에도 걸려 있다. 누구도 진심으로 그것을 읽는 경우는 없기 때문에 간판에 거짓말이 씌어 있다는 소동이 일찍이 일어났다는 말을 들은 적이 없다.

  그러나 중의라면 편액에 무엇이 씌어 있을지라도 편작扁鵲, ≪사기史記・편작전扁鵲傳≫에 등장하는 고대중국의 명의가 '기사회생'이라는 말을 단호히 부정했었다는 것을 모를 수는 없다.

  ≪사기≫에 의하면 춘추전국시대의 명의 편작은 괵虢나라의 태자

---

[4] 의사를 위해서 만든 책상 위에 놓고 보는 편람.

가 병사했다고 생각될 때 우연히 그곳을 지나다가 병의 경과를 듣고 처리방법을 지시했다. 가신家臣들이 이 지시를 따르자 죽었다고 생각되었던 태자가 금방 소생했고 더욱이 탕약을 20일 정도 복용하자 완전히 건강을 회복했다. 이 이야기를 전해 들은 세상사람들은 편작은 죽은 사람을 살릴 수 있다고 격찬했다. 이러한 격찬에 대한 편작의 말이 ≪사기≫에 전해 내려오고 있다. 월나라 사람이라고 한 것은 월나라 출신인 편작의 자칭이다.

월나라 사람이 죽은 사람을 살린 것이 아니라 스스로 막 살아나려는 사람을 내가 일어나게 한 것일 따름이다.

막 살아나는 사람을 죽지 않고 살리는 술術, 그것을 위한 법法과 방方, 나의 말로 표현하면 기술, 고대 중국인은 이것을 능란하게 실천한 자를 적절하게도 '양공良工'이라고 불렀다.

노신의 생가는 쓰러져 가고 있었지만 월의 수도, 소흥의 중류 이상의 가정이었기 때문에 치료를 담당한 의사도 이 마을에서는 일류라고 하는 사람이었을 테지만 노신의 작품에 묘사되어 있는 치료법이 당시 수준의 중국의학에서 볼 때 어느 정도의 것이었을까. 정말 우연찮게도 '명의' 그것도 현학적인 의사를 만났던 것일까.

의학사는 우리가 진창을 첨벙첨벙 밟지 않고 진흙탕물 위로 튀어나온 장소를 징검다리 밟고 걸어가는 습관(어쩔 수 없는 면도 있지만)처럼 의료의 실태는 좀처럼 포착할 수 없다.

중국의학에 대한 노신의 평가

노신이 중의中醫·중약中藥은 믿지 않고 단지 서양의학만을 믿었다는 사람들이 있다. 이러한 견해는 너무 한쪽으로 치우친 주장이다. 노신은 중의와 중약을 전면적으로 부정한 것이 아니다. 그는 단지 약간의 중의사中醫師와 그들이 처방하는 약방 가운데에는 과학의 원리에 부합하지 않는 것도 있다고 느꼈을 따름이다.[5]

내가 이제까지 서술해온 것을 보면 중의에 대해서 노신이 전면적으로 부정했다는 점을 시사하는 것으로 비쳐질 것이기 때문에 중화제, 또는 해독제로서 중국의 노신연구자의 의견을 인용해보았다. 중화제, 또는 해독제라고 했지만 다행인지 불행인지 몰라도 노신의 독은 여간해서는 중화되거나 해독될 수 없는 것이 아닐까 하는 것이 솔직한 내 느낌이다. 설령 그렇긴 하지만 노신전집을 정독해보기는커녕 통독해본 적도 없기 때문에 이만한 정도의 지식에 기초한 억견이라는 밝혀둔다.

그래서(노신의 독이 간단한 것이 아니기 때문에) 더욱 중화제를 더 타보자. 노신에 정통한 또 한 사람의 연구자는 이렇게 말하고 있다.[6]

노신의 생애 전반부에 중의에 대한 그의 견해가 약간 한쪽에 치우쳤다는 것을 말하지 않으면 안된다. 그 자신도 일찍이 서술했던 것처럼 이런 종류의 반감이 생겨나게 된 것은 "대체로 중의들이 내 아버지의 병을 악화시켰기 때문이지만 이것이 너무 사적인 원망이 개입

---

5. 공순(公盾), ≪노신과 자연과학-논총≫ 廣東科技出版社.
6. 여풍고(余風高), ≪노신잡문과 과학사(魯迅雜文與科學史)≫ 浙江文藝出版社.

된 것이 아닌가 두렵기도 하다"[7], 또 하나 "기만당한 병자와 그 가족에 대한 동정"도 있다.[8] 이것은 노신이 당시 중의라는 학문에 대해서 아직 변증법적 유물론을 운용해서 과학적인 분석과 변별을 가할 수 없었고, 그렇기 때문에 중국의학 가운데 주류와 지류, 알맹이精華와 찌꺼기糟粕를 분명하게 구별할 수 없었기 때문이다. 또한 서양의학이 일본의 명치유신에 대해서 끼친 적극적인 작용과 대조시켜 서양의학은 중국의학보다 우월하다고 대충 꾸짖어버렸던 것이다.

그러나 나중에 노신은 이러한 일면적이고 단정적인 견해를 수정했다. 노신은 '중국 고법古法의 종두種痘', 두묘접종痘苗接種에는 '위험이 없으며', 이것은 중국의학상의 걸출한 발명이라고 칭찬했다.[9] 그는 진시황제가 '농서와 의서를 불태우지 않은 것'을 긍정적으로 받아들여 진시황제 역사상의 공적이라고 간주했다.[10] 또한 ≪본초강목≫은 '풍부한 보고를 담고 있으며', 중의 약학상 위대한 성과라고 높이 평가했다.[11]

중국의학을 변증법적 유물론의 입장에 서서 과학적으로 분석하는 것은 1936년 56세로 세상을 떠난 노신에게는 생각도 할 수 없는 일이었다. 노신의 만년은 과학의 이름하에 중의에 대한 배격이 성행했던 시대였다.

중국의 공산주의자도 이러한 공격에 참가했었고 공산주의자들 사이에 일어났던 중국의학에 대한 평가를 둘러싼 논쟁은 중화인민공화

---

[7]. 노신, ≪무덤·수염에서부터 이빨에까지 말하다(墳·從胡鬚說到牙齒)≫.
[8]. 노신, ≪외침≫ 서문.
[9]. 노신, ≪집외집습유보편·나의 종두(集外集拾遺補編·我的種痘)≫.
[10]. 노신, ≪준풍월담·화덕분서이동론(准風月談·華德焚書異同論)≫.
[11]. 노신, ≪남강북조집·경험(南腔北調集·經驗)≫.

국 성립 후에도 계속되었다. 다만 예를 들면 1933년 7월에 해방구 내에서는 국민당군의 포위에 대항하기 위한 수단의 하나로써 전통적인 중약中藥의 연구를 확보해야 한다는 것이 ≪홍색위생紅色衛生≫ 지상에 주장되는 등 미래의 포석이 된 움직임이 드러나고 있다.[12] 이것은 나중에 모택동에 의한 총괄과도 연결된다고 생각된다. 그러나 어찌되든간에 노신이 직접 관계된 말은 아니다.

약인藥引에 끌려

노신이 중국의학에 대한 일면적인 견해를 고쳤다고 하지만 중국 연구자의 논증은 극히 단면적인 것에 지나지 않는다. 머지 않아 전면적으로 자신의 판단을 변경하기에 앞서 한 말이라고는 아무래도 말하기 어려운 것이 아닐까. 예를 들면 노신이 ≪본초강목≫에 대해서 말한 것을 보기로 하자.

아마도 옛사람들은 병이 나면 처음에는 이 약 저 약을 맛볼 수밖에 없었을 것이다. 독 있는 것을 먹은 사람은 죽었을 것이고 상관없는 것을 먹은 사람은 효험을 보지 못하였을 것이며 알맞는 것을 먹은 사람은 병이 나아져서 그것이 어떤 병을 고치는 약이라는 것을 알게 되었을 것이다. 이렇게 경험을 쌓는 과정에서 기록이 있게 되었고 후에는 점차 방대한 책으로 되었는데 ≪본초강목≫이 바로 그것이다.[13]

---

[12]. R. Crozier, *Traditional Medicine in Modern China*, Harvard, 1968.
[13]. 공순(公盾), ≪노신과 자연과학 – 논총≫ 廣東科技出版社.

경험적이고 구체적인 지식을 존중하는 입장은 노신에게 일관된 과학적인 태도였다. 노신은 30년대 초기에 일본의 가리고메 다쯔오米達夫의 ≪약물식물藥物植物≫을 번역하고 있었지만, 그 가운데에는 대황大黃, 마황麻黃, 당귀當歸, 시호柴胡, 계피桂皮 등 중약에서 유래하는 것이 적지 않았다. 이 점도 노신이 중약을 중시하고 있는 것을 나타내는 것이라고 말해진다.[14] 그러나 이런 것을 두고 노신이 중약을 중시했다고 말한다면 중국의학을 경시하고 있는 근대학자들도 중약을 중시할 수 있다. 중국의학의 기본에 대한 평가와 관계없이 이것은 가능하다. 노신도 중국의학의 핵심적인 개념에 대해서 부정적인 평가를 변화시키지 않고도 이것은 가능했는지도 모르겠다.

노신의 작품에 돌아가 보자. 서장序章 가운데 〈중의관의 변천〉에서 중의사와 환자가 대화하는 한 예로써 이용한 적이 있지만 ≪외침≫에 수록되어 있는 〈내일〉이라는 작품 가운데 열을 내면서 헐떡이는 세 살 먹은 아이를 안고 선사單四 아주머니는 의사에게 이른 아침 달려갔다.[15]

의사 선생님, 우리 애가 무슨 병에 걸렸는가요?
중초가 막혔구만.
괜찮겠습니까? 앤…….
먼저 약을 두세 첩 먹여봅시다.
앤 숨쉬기가 곤란해서 콧방울이 다 벌름거려요.
그건 금金이 화火에 눌렸기 때문이지.

---

14. 여풍고(余風高), ≪노신잡문과 과학사(魯迅雜文與科學史)≫ 浙江文藝出版社.
15. 노신, 〈내일〉 ≪외침≫.

처방된 것 가운데 하나는 가씨賈氏네 제세약방濟世藥房에만 있는 보영활명환保嬰活命丸이다. 선사 아주머니는 돈을 움켜쥐고 즉시 달려갔다. 보영활기환이 무엇인지는 모르지만 노신이 이 약을 크게 신뢰하지 않았음은 이 작품을 끝까지 읽어보지 않아도 알 수 있다.

〈아버지의 죽음〉과 관계된 국수國手의 처방 가운데에는 '귀뚜라미 한 쌍'이 포함되어 있는데, '그것도 처음에 짝을 지은 것, 다시 말하면 본래부터 한동지에 있었던 것이어야 한다'고 하는 주석이 달려 있었다. 노신은 "곤충도 정조를 지켜야 하는지 재취를 하거나 재가를 해서는 약재로 쓰일 자격조차 없는 것 같다"고 신랄하게 비꼬았다.

이것은 노신이 중국의학의 '찌꺼기'라고 보고 있는 것일까. '귀뚜라미 한 쌍'은 '약인藥引'으로서 처방되고 있다. 약인이라고 하는 것은 처방 가운데에서 여러가지 다른 약을 병이 난 부위로 인도하는 약물을 가리킨다. 중국의학에서는 약물을 조합方劑할 때 '군신좌사君臣佐使'라는 비유를 사용한다. 이것에 의해 처방 중에서 주약主藥과 보조약의 작용을 구별해서 보여준다. '군君'은 주된 작용을 하는 약물이고, '신臣'과 '좌佐'는 주약의 효능을 강화시키기도 하고 독성을 약화시키기도 하는 보조약이며, '사使'는 약인의 작용을 가리킨다. 이러한 세밀한 이론과 '귀뚜라미 한 쌍'이라는 어처구니없는 처방의 기묘한 대조이다.

노신은 이런 약인을 보고 중약에 사형선고를 내리고 싶었던 것은 아닐까. 〈아버지의 죽음〉에서는 약인의 예를 하나 들고 있다. 예로 인용한 것은 진선생보다도 훨씬 고명한 진짜 대명의大名醫 섭천사葉天士이다.

옛날에 한 환자가 있었는데 별의별 약을 다 써도 병이 낫지 않았다는 것이다. 그러다가 섭천사라는 의사를 만나서 그전 처방에 오동

잎을 보조약으로 넣어주는 것을 한 첩 먹고 병이 씻은 듯이 나았다는 것이다. "의술은 마음의 술책이다." 그때는 가을철이었던지라 오동이 가을기운을 먼저 안다는 것이다. 이전에 별의별 약을 다 써도 병이 말을 듣지 않았지만 이번에 가을기운으로 병기운을 다스렸더니 그 기운이 들어맞아서 낫게 되었다는 것이다.

청말민초淸末民初의 중국의학

청대는 명대에서부터 계속되어 온 갖가지 열성전염병이 빈발하여 여기에 대한 '온병학溫病學'이 완성된 시대이기도 했으며, 주된 저서로서는 엽계葉桂(섭천사)의 ≪온열론溫熱論≫, 설설薛雪의 ≪온열조변溫熱條辨≫, 오당吳塘의 ≪온병조변溫病條辨≫ 등을 들 수 있다…….16

동양의학 사전에서 3페이지가 안되는 중국의학에 관한 기재 가운데 30여 행 정도가 청대의학에 관한 것이었는데 몇 행을 인용해보았다. 일찍이 일본에서는 청대의학을 아주 낮게 평가하여 청대의학은 고증학파의 영향 아래에서 임상으로부터 완전히 유리되었다고 간주했다. 저명한 대가의 통사17에서는 이런 식으로 서술했으며 섭천사는 이름조차 거론하지 않았다. 이를 통해 요 몇십 년간에 중국의학에 대한 인식이 일본에서도 크게 변했다는 것을 알 수 있다.

섭천사는 청대의 명의 가운데 한 사람이지만 노신을 표현한 빌려 이 명의의 풍채를 소개해보기로 하자.

---

16. 송본극언(松本克彦) 〈중의학〉 ≪동양의학 대사전≫ 講談社, 1988년.
17. 대총경절(大塚敬節) ≪동양의학사≫ 山雅房 1941년.

가난한 임산부가 10개월이 지났는데도 출산을 보지 못하자 있는 돈 없는 돈을 다 모아 마련한 돈꾸러미를 가지고 섭천사에게 치료를 부탁했다. 천사는 잠시 부인의 모양새를 보고 있다가 갑자기 "나와 같은 명의에게 요만큼의 돈을 가지고 와서 난산難産의 치료를 부탁하다니 참으로 뻔뻔스럽다!"고 소리치면서 돈을 꾸러미째 문밖으로 던져버렸다. 돈은 어지러이 사방으로 튀어 달아났다. 가난한 임산부는 돈을 버리고 돌아가지 않고 복부의 통증을 참아가며 몸을 구부리고 돈을 하나하나 주웠다. 반도 줍지 않았는데 갓난아이가 별탈없이 태어났다고 한다.[18]

의학에 끼친 섭천사의 최대 공헌은 온병학파의 창건이다. 온병은 온열성溫熱性의 사기邪氣 때문에 생긴 급성열병의 총칭이다. 섭천사 이전에는 이런 종류의 병을 상한傷寒[19]의 일종이라고 간주되었다. 한대 장중경張仲景의 ≪상한잡병론傷寒雜病論≫은 이미 어떤 종류의 온병에 대해서 그것을 감별하는 방법과 치료의 문제를 언급하고 있다. 그러나 대부분의 의사는 임상치료를 할 때 왕왕 이러한 역병을 상한으로 간주하고 치료했기 때문에 도리어 병의 상태를 악화시켰다. 명청시대에 들어오자 온역瘟疫이 자주 발생했다. 이러한 류의 사기는 인체에 들어온 후 일정한 잠복기간을 두었다가 발작을 일으키고 게다가 이리저리 전염되었지만, 일반적인 의사들은 여전히 상한의 요법으로 치료했기 때문에 많은 환자들이 죽어갔다. 명대의 오우가吳又可는 온역의 병인, 감염경로, 발병법칙 등에 대해서 연구를 진행할 결과 ≪온역론≫을 저술하여 온병학파의 탄생에 선구적인 역할을 했다. 그러나 온병학파가 진정으로 성립된 것은 청대에 들어오면서부

---

18. ≪중국의약학가사화(中國醫藥學家史話)≫ 明文書局(臺北).
19. 寒氣와 같은 邪氣 때문에 생긴 병.

터이고 섭천사는 창립자 가운데 한 사람으로 간주된다.[20]

중국의학은 전통적인 형태를 띠면서 청대에 이르기까지 발전을 계속해왔다고 말한다. 청말민초에 거친 바람을 받기 시작했으며 그 후 인민공화국에서 새롭게 전개된다. 노신의 시대는 발전의 고봉과 혼란이 공존했던 시대인지도 모르겠다. 도대체 무엇이 운기運氣며 무엇이 음양오행陰陽五行이냐고 중국의학을 비판했던 노신이 중국의학을 원리적으로 지지했다고 한다면 그것은 상상하기 어렵다. 중국의학이 갖고 있는 장점을 하나 둘 발견하고 좋아한 것은 노신답지 않은 느낌이 든다. 이 글을 읽는 독자 여러분들의 생각은 어떠신지. 오늘에 와서 노신에게서 공정하고도 중립적인 평가를 요구하는 말은 아니다.

어찌되었든 중국의 민중은 한 꾸러미의 돈을 받고도 문을 탁 닫아버리면서 돈을 도로 던져버리지 않는 상대(의사)와 사귀지 않으면 안 되었기 때문에 새로운 중국의학을 탄생시키기에는 '열 달' 정도의 시간 가지고는 아무래도 부족하다.

---

20. 여배민(余裵民) ≪중국고대저명의학가(中國古代著名醫學家)≫ 상해인민출판사.

04 한방의 효과

'3일 것이다' 일기日記

'사용했다, 치료되었다, 효과 있다'. 이 단순한 논법으로 약효, 혹은 치료법의 유효성을 의사나 의학자가 너무 간단하게 결론내렸다고 동경대 물료내과의 타카하시高橋晄正가 예리하게 비판을 가했던 것은 1960년대였다. 간을 보강하는 보건약, 비타민제의 약효 선전에 대한 이 비판은 후생성에서 약효를 과학적으로 재평가하게 만든 출발점이 되었다.

'사용했다, 치료되었다, 효과 있다'를 타카하시는 '3다주의'라고 이름붙였다.[1] 어떤 증상, 혹은 병이 있는 환자에게 어떤 약을 주었을 때 환자는 틀림없이 치료되었다. 따라서 이 증상이나 병에 이 약은 효과 있다. 이것이 3다주의의 논리지만 이 속에는 논리적 비약이 있다.

뉴스보도에도 '3다주의'라고 불려야 할 것이 있다. 이 말은 내가

---

1. 高橋晄正, ≪새로운 의학으로 가는 길(新しい醫學への道)≫, 紀伊國屋新書, 1964.

발명한 것이지만 새로운 것은 아니다. 케사르(줄리어스 시저)가 갈리아를 정복했을 때, 로마의 원로원에 간단한 세 마디의 보고를 보냈다. '왔다, 보았다, 이겼다.' 간결한 보도의 표본으로 일컬어지는 것이지만 너무 간결하여 실상황을 잘 알 수 없다는 불만이 있다. 그러나 세 마디 가운데 어떤 말도 보고자가 관찰한 사실을 설명한 것이어서 보고자의 추측은 들어 있지 않다. 주관성을 배제한 '3다주의' 보도다.

의학의 '3다주의'에서는 '효과 있다'가 '사용했다, 치료했다'처럼 관찰된 사실이 아니라, '사용했다, 치료했다'에서 추론한 것이라는 점을 간과하고 있다. '사용했다'는 것이 사실이고, '치료했다'는 것이 사실이어도 효과는 다른 요인에서 나온 것인지도 알 수 없는 일이다.

오늘날은 집단검진으로 환자에게 아무런 자각증상이 없는 초기에 결핵환자를 발견할 가능성이 있지만, 옛날에는 병이 어느 정도 진행되고 나서야 치료를 받을 수 있었다. 큰 이상이 없다고 무리하게 노동을 계속한 사람이 각혈을 하고서야 치료를 받게 되고 의사는 휴양하도록 시키는데, 그것만으로도 증상이 개선되는 경우가 적지 않다. 다른 가벼운 병이라면 자연치유는 더욱 자주 일어날 것이다. 많은 경우 휴양은 치료를 촉진시키는 효과가 크다.

만성병에서는 병이 조금 나으면 환자는 치료를 중단하는 경우가 종종 있고 의사는 그것을 효과 있었던 사례로 친다. '치료했다'를 언뜻 관찰사실이라고 생각하지만, 그것도 환자가 다시 찾아오지 않게 되었기 때문에 치료되었을 것이라는 추정이 작용한 경우가 있다. 그러한 추정에 근거한 치료기록은 '3다'에 '일 것이다'를 붙여서 '3일 것이다' 일기日記라고 부를 수 있다. 중국에는 옛부터 엄청난 양의 치료기록부가 남아 있지만 과학적으로 비판적인 재검토가 필요한 것도 적지 않을 것이다.

중국의학의 과학화라고 할 때, 첫째로 필요한 것은 이것이다. 과학화는 이 경우 '실사구시實事求是2'의 정신을 투철하게 갖는 것, 즉 사실을 확인하는 것이 급선무이다.

사실을 확인하는 것이 매우 어려운 경우가 의료효과의 판정을 둘러싸고 자주 일어난다. 의학에서는 피할 수 없는 문제이다. 유효성 판정을 위한 과학적 이론은 탄생할 틈도 없다.

의학사를 보면, 결핵환자에게 등산을 시키는 것이 가장 좋은 치료법이라고 믿었던 의사가 실제로 있었다고 하는데, 등산으로 심장을 단련시킨다는 것이다. 그것은 사체해부에 의하여 폐결핵으로 사망한 환자에게 종종 일어나는 심기능 저하가 과학적으로 밝혀진 것에 근거를 두고 있다. 등산으로 환자는 치료되지 않고 오히려 악화되는 경우가 많았던 것도 등산을 시키는 의사가 적지 않았다는 판단을 내릴 수 있는 근거가 된다고 할 수 있을 것이다. 이 경우는 치료된 몇 건의 사례가 의사에게 강한 인상을 주어 일단 그것이 신념이 되면, 다른 사실은 그것에 묻혀버리고 마는 것이다.

물론 효과에 대한 판단은 그렇게 귀찮은 것만은 아니다. 나는 다행인지 불행인지 머리숱이 많아 스스로 확실한 '체험'을 할 수는 없지만 만약 머리숱이 적어서 고민하면 머리털 나는 약으로 머리털이 생기는지 어떤지를 스스로 시험해보는 데는 이론이고 뭐고 없을 것이다. 대머리는 거의 자연치유의 가능성은 없을 듯하고, 세간에 돌았던 온갖 미신적 방법도 실패했으므로 심리효과도 기대할 수 없을 듯하기 때문이다.

2. 사실에 기초하여 올바른 것을 찾는다.

101 모발재생약

'101 모발재생정'이 한때 굉장히 인기를 떨쳤다고 한다. 사실인지 아닌지는 알 수 없지만, 인기있는 뮤지컬 '헤어'의 홍콩공연에 맞추어서 이것을 보는 관광을 계획한 여행사가 있었는데, 그 본래목적은 일본에서 입수하기 어려운 '101'을 거기에서 실컷 시험하는 것이었다고 한다.

견본을 보면 머리털 생기는 약은 종류가 매우 많고, 지금도 효과 있는 것이 거의 없는 상태이지만, 명치시대에도 이 정도나 있었을까 하고 놀랄 만큼 여러가지 특효약이 있었던 모양이다(小泉次郞, ≪명치시대의 대중약품≫). 결핵약도 스트렙토마이신이 발견되기까지 특효약이 잇따라 발명된 것으로 알려지고 있기 때문에 둘째가라면 서럽다고 할지도 모른다. 그런데 결핵약으로 크게 기대되면서 각광을 받은 것이 없었다. 그리고 분발奮發, 아니 분발奮髮로 대머리에 도전한 일본약학계에 세기의 대발견 사파란친이라는 약도 있었지만 큰 효과를 거두었다고는 듣지 못했다.

오가와(소천차랑)는 명치시대의 털나는 약에 대한 광고를 몇 가지 소개한다. "구미에서 호평받은 신재료로 만든 유력한 액"(베크니스) "독일 대학병원 발명"(털나는 약) "독일에서 새로 나온 약"(게로스)이란 떠들썩한 선전은 놀랄 만한 것이 못되고, "아아, 신통방통! 이 대머리에서 돋아나는 머리털. 선천적 탈모나 머리털 적은 사람도 곧바로 무수한 머리털이 난다. 틀림없이……"(미인의 가발)라고 한 참말인지 농담인지 구별되지 않는 것도 있었던 것 같다.

근대의학이 털나는 약에 도전할 수 없는 것은 머리털이 나고 자라고 뽑히는 과정의 메커니즘이 완전히 파악되지 않았기 때문이다. 물론 실제로는 많은 약이 우연히, 그것도 종종 의료사고를 통하여 발견되었다. 예를 들면 항균제의 일종으로 개발된 셀파 요소제尿素劑가 저혈당이라는 부작용을 낳은 것이, 경구 혈당강하제를 만들어내는 계기가 되었던 것은 그 일례다.

그러나 메커니즘이 이해되면 원리적으로 그것을 다룰 수단을 찾아낼 수 있다. 적어도 그 수단을 어떤 방향으로 구하면 좋은가는 확실히 알 것이다. 약물요법의 입장에서 말하면 머리털에 관계된 과정의 관건이 되는 부분이 화학반응 수준에서 충분히 해명되면 어떠한 화학물질을 투입함으로써 이 과정을 어떻게 변화시킬까를 생각하는 단계에 도달한다. 이 앞에도 여러가지 기술상의 문제는 있지만 방향은 정해진 것이다.

중국의학은 모발의 생리적 과정을 세포, 분자수준에서 추구할 수 없었지만, 물론 그것에 대해서는 다른 이론적 이해를 그 개념틀 속에 가지고 있다. 《황제내경》에 "신腎의 합合3은 뼈고, 신腎의 영榮4이 머리털……"(《소문》〈오장생성편〉, 제10)이라고 하고, 대개 신은 신기를 통하여 정精, 진津(체액), 혈血, 기氣의 변환을 촉진시키고, 그 때문에 머리털과 이가 자라고 발육될 것이다. 머리카락이 빠지는 것은 신허腎虛, 혹은 혈허血虛에 의하여 머리털을 기르는 일이 불가능하게 되기 때문이다. 따라서 치료는 원칙적으로 신을 강화하고, 혈을 길러야만 한다고 말하게 된다. 사물탕四物湯과 기타 몇 가지의 처방이 그 목적으로 연구되고 있다.

중국의학의 머리카락 빠지는 것에 관한 접근방법은 이미 몇 가지 변형태가 있고, 그에 대응한 약이 있다고 한다. 아무튼 하나의 목적을 달성하기 위해서도 약물배합의 여러가지 연구의 여지가 있지만 '101'도 그러한 시도일 것이라고 추측된다.

이 약물이 대성공을 거두지 못했다고 한다면 '만능약'을 넘보았기

---

3. 신과 긴밀한 관계가 있는 조직.
4. 몸 밖으로 드러난 것.

때문일 것이다. 대대적 선전 뒤에는 반동이 온다. 의학분야에서 이론은 유일무이한 대책을 주는 것이 아니기 때문이다.

'원인'의 탐구

여기서 서술했던 것은 근대 서양의학과 중국의학의 병의 상태, 병의 원인 파악 방법에 커다란 차이가 있다는 것을 보여준다. 병의 상태, 병의 원인은 생체의 어떤 쪽을 어떻게 포착하는가와 상대적인 것이다. 임상의학의 체계가 의료실천에 대응하여 진단학 → 치료학이라는 형태로 짜여진 것은 중·서 양쪽에 공통이다. 진단에 의하여 질병을 알지만 질병을 어떻게 아는가를 따지면 이미 그것에는 각각의 이론적인 틀이 작용하고 있다. 그 이론적인 틀이 각각 기초의학이고, 병리학이다. 더욱이 그 배경에 인체에 대한 체계적인 이해가 있는 것은 말할 것도 없다.

서양 근대의학은 생체구조를 3가지 양상으로 파악한다. 그것은 대사, 기능, 형태이다. 병인, 생체내의 병변[5]은 각각의 양상에서 발견되고, 치료도 그것에 대응하여 다른 형태를 취한다.

병의 결정적 원인이 되는 인자를 확정할 수 있다고 생각되는 때에는 그 인자를 제거하는 것, 그것이 '원인'요법이라고 불리는 것이다. "원인요법이라고 하는 관점에서 병인론을 조망해보면 거기에는 어떤 물질의 결손, 혹은 과잉에 관계된 것과 생체에 대해서 이질적인 것의 존재에 관계되는 것 등이 있다."[6]

서양 근대의학이 근대의학이 된 것은 이들 원인을 실험실에서 실

---

[5]. 병으로 생기는 신체의 변화.
[6]. 高橋晄正, ≪現代醫學槪論≫, 東大出版會, 1967.

험과학의 방법으로 인식할 수 있는 것이라고 파악한 때이다. 근대의학에서 병인은 그렇게 이해되지 않으면 안된다.

타카하시씨는 치료수단의 계층성을 지적하고 그것에 대응하여 치료학의 4원칙 및 형식을 세우고 있다. 1. 자연치유력의 이용 2. 원인요법 3. 대증요법 4. 정상회복법이다.

근대의학은 원인에 대한 '과학적'인 파악기법으로 크게 비약하고, 지금도 그 전개과정에 있는 것으로서, 치료학을 이처럼 넷으로 구별해도 그 중심이 되는 것은 원인요법이고, 그 독자성이 바로 근대의학의 독자성이다.

특이한 원인에 의하여 특이한 증상(군)이 있고, 특이한 경과를 거치는 질병에는 각각 병명을 붙인다. 이것을 판별하는 것이 진단의 역할이다. 원인을 꼬집어서 확정할 수 없어도 특이한 질병으로서 개괄하기에 충분하면 일반원칙에 따라 병명을 붙인다. 따라서 병명이 붙어도 치료법이 없다는 경우가 이 의학체계에서는 정상이다.

원인요법에서 주의해야 할 것은 원인을 한 가지 의미로 확정할 수 있는 것이 아니라 과학과 기술의 진보에 따라 원인으로서 특정할 수 있는 요인이 변하는 것이다. 당뇨병의 원인이 인슐린의 결핍이라고 하여 인슐린의 보급이 원인요법이라고 하는 것도 가능하지만, 인슐린을 분비하는 췌장조직인 랑겔한스섬의 기능저하 원인이 밝혀지면 원인요법은 새로운 단계로 옮겨갈 것이다.

근대의학에서는 발모약을 신장과의 연관 측면에서 문제삼지 않는다면, 그것은 신장의 기능과 머리카락이 나고 빠지는 생리 사이에 실험실 과학의 입장에서 실증할 수 있는 관계가 확립되지 않았기 때문이다. 그러나 한걸음 더 나아가 생각하면, 체내의 조직이나 기관 사이의 관련성은 각 조직, 기관을 독립적으로 연구함으로써 자동적으로 추론할 수 있는 것은 아니다. 경험사실로서 현상적으로 알려지고,

뒤에 실험적으로 그 관련성이 구체적인 물질적 메커니즘으로서 확정되는 경우가 오히려 많다. 예상 없는 곳에 실험은 없다.

중서의학의 대비 도식

현대의학과 중국의학의 치료체계 비교에 관하여 몇몇 연구자가 말하고 있지만, 간단한 도식으로 보인 예를 한두 가지 보자.

료영일廖英一이 보인 도식(그림 4-1)은 중국의학의 '변증-논치'와 서양의학의 '진단-치료'를 대비시켰다. 어느 경우에도 그것에 의하여 증상에 어떤 변화가 생기는가를 보고, 필요하면 이 과정을 반복하는 것인데, 서양의학에서는 그때 병리검사 소견이 첨가되는 점이 특징이다.

일반적 증상이 개선되어도, 예를 들면 가래 속에 결핵균이 검출되면 결핵은 완치되지 않았다고 진단한다.

앞절에서 말한 실험실 과학의 인식이 여기에서는 커다란 의의를 차지하고 있는 것을 이 도식은 분명하게 보여주고 있다.

오오자와大澤仲昭가 보여준 도식(그림 4-2)은 현대의학에서 진찰에 검사를 곁들이는 것이 통상임을 보이면서 병명을 정하는 현대의학의 진단에 대응하여 한방의학에서는 증세를 가린다는 것을 보여준다. 료영일의 도식은 이것을 중국의학 용어로 '변증논치辨證論治'라고 한 것이다.

독립된 '실험과학'적인 〈병리소견〉과 중국의학의 '변증논치'에 양자의 의학체계의 커다란 차이가 있다고 한다. '실험과학'적이라고 하는 점이 중요하고, 중국의학에 병리론이 존재하지 않는다는 의미는 아니다. 독자적인 병리병인론이라고 하는 기초의학 이론 없이는 의학은 이론체계로서 성립할 수 없을 것이다.

중국의학 체계의 구조를 더욱 명시적으로 도식화한 것이 있어 그

그림 4-1 중국의학

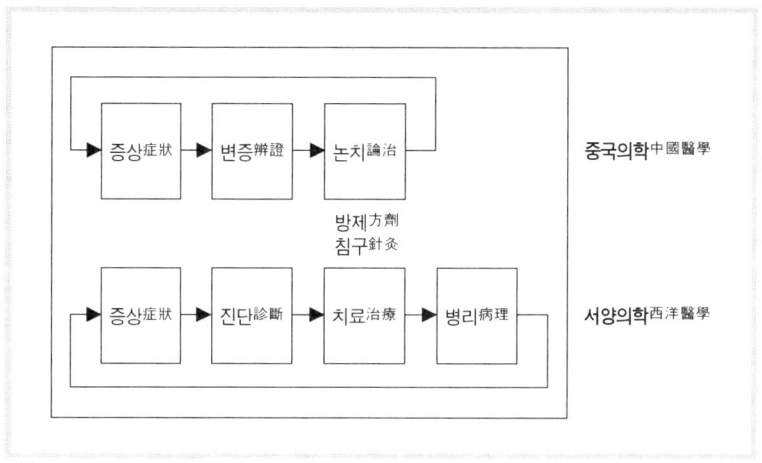

그림 4-2 서양의학

- 현대의학

환자 → { 진료 / 검사 } → 진단(병명) → 대응하는 약제

- 한방의학

환자 → 진료 → 진단 → 대응하는 약제

것을 제시해둔다(그림 4-3). 많은 중국의학서가 서술한 것을 고베神戶 중국의학연구회 쪽에서 정리한 것으로, 현대에 있어서 중국의학의 표준적인 사고방식으로 불린다고 생각한다(≪중의학 입문≫, 醫齒藥出版, 1981).

여기에 간단한 주석을 이노코시猪越恭也의 저서를 참조하여 붙이면, 4진 가운데 '중국의학에서는 특히 진맥이 발달하고, 병사病邪가

그림 4-3 기초이론

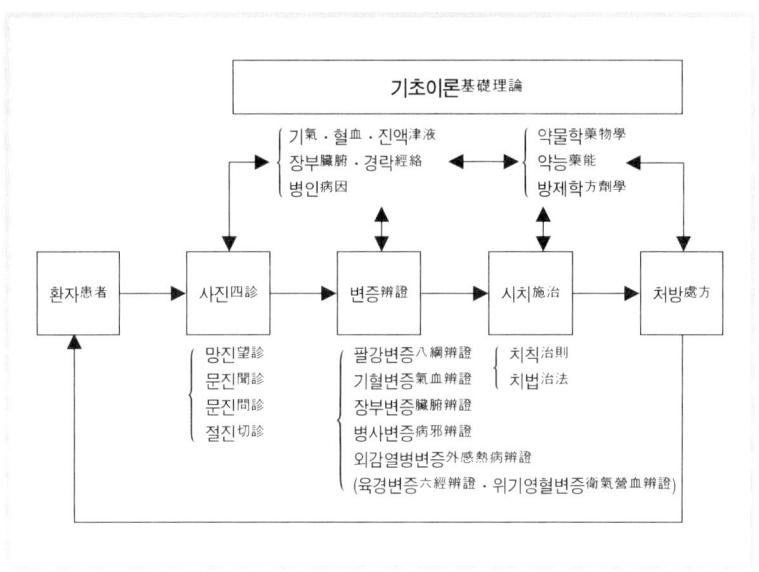

침입한 위치의 심천深淺, 열냉熱冷, 저항력과 병사의 강약, 체내 수분의 과부족, 내장의 상태, 임신, 어혈(혈행의 울체) 등[7]을 살핀다. 진찰은 환자의 상태를 알기 위하여 행해지는 것이지만, 중국의학의 인체관이 정보범위를 강력히 규정하고 있는 것은 명백하다. '수분'이란 무엇인가. 그것도 이미 중국의학의 독특한 개념으로 체내의 H_2O 의 절대량은 아닐 것이다.

"진찰은 이 네 가지 방법에서 얻은 정보를 종합하고, 다음의 '변증'이라 불리는 진단의 단계로 가며…… 변증에는 정리를 위한 절차나 기준이 준비되고…… 가장 먼저 사용하는 기준이 '팔강변증八綱辨證'이다. 팔강이란 표리表裏・한열寒熱・허실虛實・음양陰陽의 여덟 기

---

[7]. 猪越恭也, ≪현대중국의 한방(新中國の漢方)≫, 讀賣新聞社, 1984. 중국류의 漢方(이런 표현도 낮게 보는 것이지만)에 대한 명쾌하고 실제적인 책.

준…… 오한발열, 두통, 재채기 등은 병사가 몸의 얕은 부분에 침입한 때에 일어나는 증상으로 표증表證이라고 불리고, 강한 한기…… 등은 악증惡證…… 열이 나도 땀이 나지 않는 것은…… 일종의 기능이 원활하지 않은 상태로 실증實證, 식욕 등이 (보통이기 때문에) 뚜렷한 양증陽證……"[8]과 같은 방식으로 증상이 가려진다.

중국의학에서는 다시 오장육부에 대해서도 질병이 어떤 부위에 있는가를 '장부변증'으로 행하는 등, 몇 가지 각도에서 병자의 증상을 밝힌다. 증상이 분명해지면 그에 따라 치료법을 결정한다. 여덟 가지 기본이 되는 치료법, 한汗·토吐·하下·화和·온溫·청淸·소消·보補가 있고, 또 몇 가지 치료원칙, 곧 치칙治則이 있다. 예를 들면 질병을 뿌리本와 외면적인 증상으로 나눌 때, 뿌리를 치료하는 근본치료가 원칙이지만, 어떤 조건 아래서는 이것을 따르지 않는 것 등이 법칙으로 제시되어 있다.

중국의학에서 쓰이는 약물은 모두 어떤 장부·경락에 주로 작용하는 것인가(약물의 귀경歸經), 몸을 차게冷 하는가 따뜻하게溫 하는가(한열寒熱의 약성) 등인 약의 효능이 알려져 있는 것으로 증세에 따라 치료법을 결정하면 처방을 내릴 수 있다.

중국의학은 이렇게 증세를 판별하고, 그것에 기초하여 치료법을 결론짓고, 치료를 실시한다고 하는 수미일관된 체계를 가진다. 일관된 임상의학이란 것은 이 측면을 가리킨다. 수미일관된 것은 그 기초에 독자적인 인체관과 방법이 지켜지고 있기 때문이다. 중국의학에 대한 이론상의 의문도 역으로, 당연히 그 점에 향해지게 된다.

증證의 개념은 질병의 어떤 단계에서 병인病因, 병성病性, 병세病勢 등 병리변화의 본질을 개괄한 것이다. 증이 밖으로 표현된 것이 증후이고, 증을 가리는 과정에서 판단의 근거가 되는 것은 증거이고, 변

---

[8]. 大塚恭男, ≪東洋醫學入門≫, 日本評論社, 1983.

증결과 얻어진 결론이 증명證名이다. 나의 견해로는 증은 병리와 그것에 대응하는 인체의 반응유형을 종합한 개념이다. 자연치유력에 의존하고 그것을 돕는 것을 의료의 근본방침으로 삼는 중국의학의 특징은 이 증의 개념에 집약되어 있다. 현대의학의 입장에서 보아 이상한 질병이어도 같은 증으로 판별되면 같게 처리하는 것도 근본적으로 인체의 회복력을 돕는다고 하는 전략이 서 있기 때문이다.

사변인가 경험인가

앞에서 서술한 중국의학의 기본적 성격은 멀리 고전에 근원을 둔 것이라고 하고, 그 체계는 시대와 함께 장기적으로 발전해온 것이고, 현대 중국의학의 골격은 청대에 그 형태를 정비한 것이라고 한다. 계통적인 학습, 광범한 실천과 연구에 의하여 중국의학은 현대중국에서 그 내용이 급속하게 풍부해졌지만, 그 골격은 당연하게 흔들림 없이 계승되어 온 것이다.

중국의학의 역사를 중국의 중의연구자는 대개 위와 같이 알고 있다고 생각하지만, 앞장에서도 말한 것처럼 일본의 한방연구자는 반드시 모두가 그것에 동의하는 것은 아니다.

대표적인 한방연구자인 오오츠카大塚恭男는 예를 들면 다음과 같이 말한다.

"의학혁신은 (1127년 북송이 멸망한 뒤를 이은) 송 왕실의 남하 전후에 일어나고, 금金·원元 두 왕조를 거쳐서 풍미한 것으로, 이것을 금원의학이라고 부르고 있다. …… 중국의학의 커다란 두 기둥인 약물요법과 침구요법을 일원화한 점에서 획기적인 의의를 가진 것이다. 그러나 동시에 이론이 선행한 나머지 사변의 유희로 빠진 느낌이 있고, 이 점이 뒤에 일본의 강호시대 고방파古方派의 가차없는 비판을 받게 되었다. 예를 들면 어떤 약(지금 감초를 예로 들면)이 어떤 특정의 경락(족궐음 간경, 태음 비경, 소음 신경)에 선택적인 효과를 가진다고 하는 생각이 금원의학에서 통했지만, 그 대부분은 근거를 결핍한 것이었다. …… 금원시대의 의학개혁은 충분한 성과를 얻기에 이르지 못하고…… 금·원에 이어 명·청의 의학에는 그다지 큰 특징은 없다. 이 경향은 중화민국에도 이어졌다."

중국의학에서는 약의 효능의 하나로 앞에서 서술한 것처럼 귀경歸經, 즉 장부경락에 선택적으로 작용한다는 개념이 있었는데, 중국의학은 오늘날에도 이 설을 유지하고 있다. "오랜 기간의 의료실천을 통하여 다른 약물이 다른 경락에 대하여 특별한 친화성을 갖는 것을 인식함에 이르렀다"고 하는 것이 중국의학의 인식이고, 그러므로 양명경 두통(앞이마)에는 백지白芷를, 방광경 두통(후두부)에는 강활羌活(두릅의 어린 뿌리)를, 소양경 두통(머리 양측)에는 만형자蔓荊子(하마고 열매)를 사용한다는 방식이 된다. 장부에 대해서도 유사한 방식으로 가려 쓴다.

귀경은 원칙이고, 임기응변으로 대처하지 않으면 안된다고 한다. 그러나 황색에 단맛의 약물은 토土에 속하고, 족태음비경, 족양명위경으로 들어간다고 말한 원칙에는 분명히 오행설이 짙게 깔려 있다. 근본을 의심하면, 도무지 믿을 수 없게 되는 것은 당연하다.

그리하여 중국의학의 체계가 실천적으로 구성되는 것은 도리어 그 기초이론을 버리기 쉽게 한다는 엉뚱한 결과를 가져온다. 증상과 처방이 대응한다는 생각을 가지면 음양오행설의 허황한 이론을 생략하고, 극히 실용적인 경험법칙으로서 받아들이는 것도 가능하다. 일본의 고방파가 금원의학을 버리는 것이 가능했던 근거는 주로 여기에 있다고 생각한다.

검증

'101' 하면 '머리카락은 위胃의 영榮'이라는 고전의 주장이 떠오르지만, ≪황제내경≫의 그 부분은 분명히 오장의 상관관계를 전체적으로, 또 순환적으로 다루는 것이고, 그 이론은 순환이 지닌 대칭성의 아름다움을 갖추고 있다. 현대생물학은 대칭성이 승리한 역사다. 시간과 공간을 대칭적으로 다루면서 상대성 이론이 나오고, 위치와 속도를 대칭적으로 다루면서 불확정성 원리가 전개되고, 전자와 대칭을 이루는 것이 반드시 있다고 믿으면 양전자가 보인다는 식이다. 오행설에 표현된 아름다운 대칭적 설명이 그대로 인체에 감추어진 연관성을 낙하산식으로 가르쳐왔던 것인가.

감초의 귀경, 신기腎氣와 모발의 관계 등은 실험과학에서 그대로 입증되지 않는다. 경락도 신기도 실험실에 그것을 분리해놓고 판정할 대상은 아니기 때문이다. 음양을 어떤 물질의 소장消長과 결부시키는 사고는 자주 나타나지만 그러한 상관관계가 거짓으로 알려지더라도, 중국의학에서 사용되고 있는 음양개념에 대신할 것이 무엇인가 하는 문제가 먼저 해결되어야 한다.

실험과학과 다른 입장에서 세워진 중국의학의 여러 카테고리는 그 탄생지에서 평가해야 할 것이다. 실험과학의 대상은 실험을 통하여, 기술학의 대상은 기술실천을 통하여 검증되어야 한다. 물론 그 경우에도 검증에는 첫머리에서 서술한 '3다논법'과 같이 보이지 않는 것을 "나는 이 눈으로 보았다"고 외쳐서 검증에 대신하려고 해서는 안되고, 무엇보다도 무엇을 확인하면 무엇이 검증되었다고 할 수 있는가 하는 이론적 마무리를 빼놓을 수 없을 것이다.

05
고금동서 古今東西

근대의 떠돌이 의사 遍歷醫

하렴신何廉臣(1861~1929)은 절강성 소흥 사람으로, 대대로 의업을 해온 집안 출신이다. 이른바 '소흥상한紹興傷寒'학파의 중견이고, 의업에 종사한 기간이 대략 50년인데, 죽은 뒤에는 절강 '의림 3걸'의 우두머리로 꼽혔다고 하므로 이 시기 소흥 제일의 명의였다고 말해도 좋다.[1]

이 시기란 청말에서 민국 초기에 걸치는 기간이고, 중국의학도 시련의 시기였다. 중의로 입신한 하렴신은 중년이 되어서 중국의학과 서양의학의 절충에 힘을 쏟았지만 만년에는 '기황岐黃의 조도祖道', 즉 기백·황제 이래 전통의학의 계승·발전에 전념했다고 한다.

노신이 고향 소흥에서 부친을 잃은 것은 1896년으로, 하렴신의 명망은 날로 높아갔다. 앞에서 말했지만, 노신의 〈아버지의 죽음〉

---

1. 柴中元, 陳天祥, 李鈞烈, 董漢良, 陳亮. 〈何廉信生平及其對祖國醫學之貢獻〉, ≪中華醫史雜誌≫ 14~2, 1984년.

(≪아침꽃을 저녁에 줍다朝花夕拾≫에 실림)에는 아버지를 진찰했던 의사가 "내가 이렇게 정성들여 달인 약도 아직 효험이 보이지 않으니 어떻게 할까요? 확실히 전생에 무슨 업이 있는가 싶은데, 누구에게 한번 보이는 것이 어떨지…… 의사는 병을 치료할 수 있으나, 명을 다스릴 수는 없는 것 아닙니까? 이건 반드시 전생의 일인지도 알 수 없어요……"(마쯔에다松枝茂夫 역)라고 썼다. 의사의 이름은 소설에서는 진연하陳蓮河이지만, 확실히 하렴신이라고 알게 되어 있다.

약과 치료가 효과 없다고 하지만 치료 못하는 병이 있는 것은 의사도 어쩔 수 없는 일로서, 전생의 일을 끌어다 붙이지만 않았더라면 진선생의 발언에는 크게 잘못이 없다. 물론 진선생이 수준 이하의 오진이나 잘못된 치료를 한 것이 아니라는 조건은 붙는다. "누구에게 한번 보이는 것이 어떨지" 하는 것은 매우 겸허하다고 할 수 있다. 어쨌든 노신이 문제로 삼았던 것은 중국의학의 의학으로서 수준 그 자체였다.

부친의 주치의로서의 관계를 끊은 뒤에 "길거리에서 때로 그가 3인이 메는 가마에 타고 날듯이 지나가는 것을 보고", "무엇보다 그는 지금도 노익장으로서 의사노릇을 하면서 '중의中醫 무슨 학보'라는 것을 내서, 외과에만 뛰어난 서양식 의사에 대항하여 힘차게 분투하고 있다고 한다"고 서술한 노신의 저의底意는 명백하다. 이 소설을 읽고 진선생에 대하여 갖는 이미지는 껍데기 이름만 가지고 제멋대로 행세하는 의사의 모습일 것이다.

한편 ≪아침꽃을 저녁에 줍다≫에 센다이 의학전문학교仙臺醫專 시절의 은사인, 정직하며 성실미 넘치는 해부학자 후지노藤野 선생을 묘사한 한 편이 실려 있기 때문에 대조적인 인상이 더욱 강하게 새겨진다. 인간상만이 아니라 실증적 의학과 말뿐인 유사의학이란 대비도 거기에서 부각되고 있다.

소설의 진선생은 어떻게 묘사되었든간에, 하렴신도 노신이 품었던 문제의식과 전혀 동떨어진 것은 아니다. 동서 의학의 상호비교는 그냥 지나갈 수 없는 시대조류였다. 노신처럼 깨끗이 잘라버리는 것도 하나의 커다란 흐름이었다. 손문을 비롯하여 서양의학에 몸을 담고 중국 사회문화를 비판하는 진영에 가담한 사람은 많다. 또 하나의 흐름은 중국의학의 가치를 기본적으로 부인하지 않고 새로운 길을 찾으려는 방향으로 나아갔다.

대충 나누어 죄송하지만 하렴신은 이 제2의 흐름에 속한다. 시중원柴中元 등의 논문에 따라 하렴신의 행적을 들어보자. 당연히 전통의학 이론의 학습으로 시작하여, 3년에 상한·내경의 줄거리에 통하고, 아울러 금원 4대가의 한 사람인 주단계朱丹溪도 배워서 터득한 바가 있었다. 이어 명의에게 나아가 임상에 종사하기 3년, 스승으로부터 절강 땅은 온기가 강하여 앞 사람이 발명한 습조온서濕燥溫署의 치료법을 무시해서는 안된다고 듣고, 섭천사葉天士, 왕맹영王孟英 등의 저작도 마음을 쏟아 연구하였다. 그러나 독립하여 개업하고 보니 효과가 있는 경우도 많았지만 효과가 없는 경우도 있는 것을 깨달았다.

그리하여 1886년에는 의업을 중단하고 각 지방을 찾아다니면서 명의를 만나 토론하였지만, 정확한 치료법, 정밀한 이론은 좀처럼 만나기 어려웠다. 떠돌이 공부는 4년 이상에 이르렀던 것으로 보이는데, 지금 서술한 것처럼 하렴신은 서양의학의 번역본을 여러 권 구입하여 마음을 쏟아 연구하였다. 그리하여 새로운 지식을 실컷 섭취하고, 옛 학문과 절충하고, 더욱이 실제로 그것을 시험한 결과, 서양의학도 반드시 전부 받아들일 것이 아니고, 중국의학도 반드시 모두 버릴 필요가 없다는 것을 느끼고, '숭실출화崇實黜華[2]'를 원칙으로 하며,

2. 실질부분을 존중하고, 허식의 부분을 버린다.

새 것과 옛 것의 융합으로 의학을 개량할 것을 주장하기에 이르렀다.

소흥에 돌아가서 그 지방의 명의로 이름이 높았던 조청趙晴의 인정을 받아 함께 절강 일대에 유행했던 계절병 연구를 했는데, 토론은 자주 깊은 밤까지 계속되었다고 한다. 노신의 아버지의 진료를 맡은 것은 시기적으로 보아 이때일까? 소설에서는 독실한 학자의 면모는 부각되지 않았지만 3인교에 탔던 것이 진료의 짬을 틈타서 조청과 토론하러 달려가는 하렴신이라고 상상하면 이미지가 완전히 바뀐다. 어쨌든 노신의 '아버지의 병환'이 계절병이 아니었던 것은 서로에게 불행이었다.

중서회통中西匯通

하렴신에게는 수많은 저작이 있었다고 한다. 그래서 지금은 없어지고 말았지만, 중년기에는 '중서회통'에 관한 저작도 꽤 있었던 모양이다. 노신 때문에 꺼낸 하렴신의 일은 여기에서 접어두고 좀더 일반론으로 옮겨갈까 한다. '회통'의 회는 '돌다'는 의미이기 때문에 회통은 교류라고 이해할 수 있다. '중서회통'이란 말은 청말의 의학자 당용천唐容川(1862~1918)의 저작 ≪중서회통의경정의中西匯通醫經精義≫에서 유래하지만, 중국의학사에서는 19세기 말에 나타난 하나의 의학 유파를 '중서회통파'라고 부른다.

"19세기 중엽 이후 서방의학이 중국에 대량으로 전래됨에 따라 일부 중의는 개량이라는 방식으로 중서의학의 다리놓기를 시도하였다. 어떤 사람은 서양의학의 해부학·생리학의 지식으로 중의의 고전의학 이론을 설명하고, 혹은 거꾸로 중의의 이론으로 관련있는 서양의학의 지식을 설명하기도 했다. 이것은 중국의약학을 전면 부정하는 민족적 허무주의나 오직 경전만을 받들고 옛 것에 빠져서 새로운 것을 결코 받아들이지 않는 구태의연한 사상에 비하면 하나의 진보이다. 그러나 옛 중국에서 중서의 교류(회통)작업은 명확한 방향도 없고, 작업방법과 사고방식도 대개 일면적이고, 그 때문에 견강부회의 폐단이 많고 성과는 한정되었다."[3]

앞에 말한 당용천(이름 종해宗海) 외에 하렴신도 이 시기 이 일파로 볼 수 있지만, 회통파의 대표자는 장석순張錫純(1860~1933)이다. 강화명江華鳴은 이 일파가 생산한 학술저작을 (1) 서양의학을 참고하여 중의와 절충衷中參西 (2) 중서의학 비교 (3) 중국의학의 과학화라는 세 종류로 분류한다.[4] 강화명에 의하면 그의 아버지가 알고 있는 것만도 이 종류의 저작은 6백 종이 넘는다고 한다. 대부분 지금은 없어졌거나 남의 눈에 띄지 않게 묻혀진 것 같다. 지금까지 중국의학사 연구에서는 중서회통에 관한 학설의 보고가 너무 적다고 강화명은 말한다. 그렇지만 그는 지금의 중서의학 결합은 '중서회통'의 역사적 경험에 근거를 둔다는 점에서 이 경험이 중서의학 결합에 장족의 발전을 촉진시킨다는 결론을 내린다.

'충중참서'설은 "중국의 학문을 바탕으로 서양학술을 응용한다"는 영향 아래 "전통문화의 알맹이를 보존한다保存國粹"를 슬로건으로 하여 중국의학을 중심으로 하고(충중衷中은 중의를 가운데 두고), 적당히 서양의학설을 참고로 한다參西. 이것은 장석순의 ≪충중참서록≫ (1909년에 완성)에서 유래하였지만, 여기에서는 특별히 하렴신의 말

---

3. ≪중의대사전·醫史文獻分冊≫, 인민위생출판사, 1981.
4. 江華鳴, 〈중서의회통저술쇄담〉 ≪중화의사잡지≫ 15~4, 1985.

을 인용해본다. "근대의학은 모두 실험을 중시한다. 그러므로 실험하는 방법은 서양이 더 발달하였다. 이 책에서 논의하는 의학은 중서의학을 아울러서 많이 참고하였지만, 절충함에 있어서는 중국의학을 기본골격으로 삼았다. 전통의 정수를 보존하고 싶은 것이다."(하렴신, ≪新醫宗必讀·例言≫, 1909)

이것에 대하여 '중서대조'설은 충중참서설보다 조금 뒤에 나타났다. 예를 들면 화실부華實孚는 "중서의약에는 각각 장점이 있다. 서양의학은 과학을 근거로 하는 것으로 병의 원인, 증후에 대해서는 아무래도 중국의학보다는 상세하고 확실하다. 그러나 중의에는 2천여 년의 경험이 있고, 따라서 의서에 기록되어 있는 여러 처방약은 모두 확실하게 효과가 있고, 게다가 약성도 서양약에 비하여 은근하다."(≪中西合參內科槪要·凡例≫)라고 썼다. 이처럼 많은 사람들이 '이론'은 서양의학설을 주로 하고 치료는 중의처방을 주로 했던 것이다.

강화명에 의하면 '중국의학 과학화' 학설의 시작은 육연뢰陸淵雷로, 해부·생리·병리 등 기초의학은 현대의학의 학설을 주로 하고, 진단에는 중서를 함께 중시하고, 치료에는 중의이론과 처방을 주로 해야 한다는 것을 주장했다고 한다. 이 인용에서 보이는 바로는 '중서대조설'과 명백한 차이가 나는 것은 아니지만, 고덕명高德明의 다음과 같은 말은 의도가 분명하다.

"과학의 방법으로 실용 국산약물을 소개하고, 아울러 현대의 연구 실험에 기초하여 그 실제의 효능을 다시 평가한다."(≪현대 실용 국산약물 제강提綱·범례≫, 1946)

위에서는 이른바 회통파의 저작을 3가지로 분류한 것이지만, 구분이 그렇게 명확하지 않은 것은 문제의 성질상 어쩔 수 없는 면이 있다. 서양의학에 대비하여 중국의학을 어떻게 이해하는가는 중의사 개개인으로서도 이론상의 문제만은 아니고 실천상의, 쉽게 말하면 사활을 건 문제였다. 서로 다른 입장, 다양한 반응이 매우 많은 저작 속에, 특히 뒤얽혀서 반영되어 있다.

이러한 논의가 하나의 흐름 속에 모여진 뒤에 더욱 커다란 줄기를 이룬 것은 중국의학을 보물창고로 본 국가적인 정책이었다. 1950년 이래, 특히 50년 초기의 논의가 어떻게 집약되었는가는 다시 살펴보기로 한다. 더구나 강화명의 논고에서 두세 가지 예를 마음대로 끌어온 것은 회통파를 소개하기 위해서라기보다 중서 비교에 대하여 아전인수하는 단서를 찾기 위한 것이었다. 이제 다른 제목으로 말을 돌리고자 한다.

의학의 고금동서

앞절에서는 "서양의학이 과학을 근거로 하고 있는 것에 대하여 중의는 2천 년의 경험이 있다"고 한 내용의 말을 인용했지만, 이것이 누구의 말인가에 구애될 필요는 없다. 오히려 일반적인 의견이다. 경험에 대하여 말하면 서양에서도 역시 의학은 우여곡절을 겪으면서도 면면히 이어져 왔다. 특히 이론을 가지고 노는 어떤 의학자가 나타나서 알맹이 없는 이론이 일세를 풍미했던 일이 있었는지 모르지만, 의료는 궁극적으로 실천이고, 경험 또한 끊임없이 쌓여왔음에 틀림없다. 장기간의 경험이 중국에만 있었다고 한 것은 아니다.

동서고금을 막론하고, 인류는 각각 민족, 혹은 지역의 역사적, 사회적 조건 속에서 의료실천을 해온 경험을 되풀이해왔다. 나는 경험을 되풀이해왔다고 말하고, 전해 내려왔다고 말하지는 않았다. 경험이 각각에게 잘 전해지고, 혹은 기록에 의하여 시대에서 시대로 전해 간 것도 있지만, 의료를 통하여 획득된 경험적 앎은 어떤 이론적 체계 속에 들어가는 것에 의하여 개별적, 단편적인 앎에 그치지 않게 된다. 한 체계의 부분적 요소로서 추상화된다. 더욱이 실천을 통해 이 체계를 매개로 생긴 지식으로서 재경험된다고 하는 구조를 가진 의학의 성립에 의하여 경험은 풍부하게 전해지는 것이다.

그러므로 2천 년의 경험은 우리식으로는 익숙하지 않은 표현이지만 '의학경험'이다. 실천에 의하여 기술학으로서 의학체계를 수정하고 재구축하고, 실천의 새로운 국면을 전개해간 그 모든 과정이 문제되어야 한다.

이렇게 생각해보면, 서양의학에 대해서도 같은 각도에서 이해될 수 있다고 하는 것이 가능하다. 원칙적으로 그러하다. 그러므로 양자의 차이는 기술학으로서의 체계의 차이에서 찾지 않으면 안된다. 그러나 말이 점점 추상적으로 되어서 예측할 수 없게 되었기 때문에 그러한 것으로 약간 논점을 좁혀두고 싶다.

동서의학의 비교는 일본에서도 여러 사람의 한방이론가가 행했지만, 하리자와 하루자와張澤元夫의 지적에는 참고할 바가 많다. 하루자와는 이렇게 쓰고 있다.[5]

"한방의학과 서양의학을 비교하여 서로 다른 점이 있다든가, 이것이 중국의 특히 뛰어난 점이라든가, 이것이 한방의 특질이라든가로 간단하게 말하고 만다. 이렇게 하여 전체성, 실용성, 형식주의 등이 한방의학의 특질로 지적된다. 오오츠카大塚敬節는 …… 중국의학의 성질을 다음 5개 항으로 정리하여 설명했다. (1) 공리성과 실용성

---

5. 張澤元夫, 《한방의 제문제(漢方の諸問題)》, 健友館, 1980.

(2) 형식주의 (3) 소요성과 정체성 (4) 정치적 성격 (5) 합일성·유기성이다. 타카하시高橋胱正씨는 (3)의 소요성과 정체성을 더욱 강조시켜 폐쇄성, 자폐성으로 하지만…… 나는 중국의학사 속에서 정체적, 자폐적인 사례를 드는 것이 가능하면서 동시에 발전적, 개방적인 사례도 그만큼 많이 들 수 있다."

이 견해는 이미 수긍해야 할 것이지만 여기에서 인용한 목적에서 말하면, 이른바 짧은 서두에 해당하는 부분이다. 하리자와는 계속하여 이렇게 지적한다.

"다른 논자도 모두 비슷한 의론을 전개하지만, 한방의학과 서양의학을 비교한다고 하는 것이 다음과 같은 형태로 되는 것은 어째서 깨닫지 못하는 것일까?
한방의학 : 중국 – 고대
서양의학 : 유럽 – 근대"

들어보면 당연한 것 같지만, 중서의학을 비교할 때 자주 지나치는 부분이다. '양자를 비교하여 서로 다른 점이 있었을 때, 그것이 지역적인 것인가 시대적인 것인가를 생각하지 않고, 중국의 특징이라든가 한방의학의 특징이라든가를 말하는 것은 이상하다'고 하는 뜻이다. 이 의미에서는 고대의 중국의학에 대비시킬 것은 유럽의 근대의학이 아니라 그리스의 히포크라테스 의학일 것이다.

중국의학에 대한 전형적인 총평의 일례를 보자. 황건평黃建平은 말한다.

"중국의학은 고대의 역사조건 아래서 생성되었다. 당시의 사회생산과 분업은 아직 발달하지 않았고, 문화·과학의 발전도 자연계에 대하여 그것을 각각의 부분으로 분해하여 분석연구를 할 수 있는 단계에 아직 도달하지 않았던 것으로, 사람들은 비교적 쉽게 자연의 총체 속에서 그 사이의 상호 연관관계와 과정을 직관적으로 간파하는 것이 가능했다. 중국의학은 이 때문에 자연과 인체의 생리와 병리에 대하여도 직관적 방법으로 그 전체를 간파하고, 그 상호연관, 모순·대립·통일과 발전변화의 전체상을 읽어내는 것이 비교적 쉬울 수 있었다."[6]

이 주장 자체에 특별히 문제는 없다. 그러나 지금 서술된 정도의 논의는 고대 그리스의 의학이 놓여 있었던 조건도 중국의 그것과 같았다고 말하지 않으면 안되기 때문에, 더욱이 근대의학과 대비할 때, 그 원류인 히포크라테스 의학(혹은 그것을 포함하는 고대 그리스 의학)과도 아울러 비교함으로써 중국의학의 특징이 선명하게 묘사될 것이다.

중국의학의 연속성

하리자와長澤의 귀중한 지적에도 불구하고, 툭하면 중국의학과 서양의학의 대비만으로 눈이 향해지는 것은, 그 방법상의 일면성에서는 하리자와가 서술한 대로 현실적인 근거가 있는 것이다. 그것은 중국의학이 현대중국에서 지금 쓰이는 의학이란 사실이다. 중국의학은 전통의학이지만 고대의학은 아니다.

---

6. 黃建平, 《祖國醫學方法論》 제3판, 호남인민출판사, 1985.

동서의학사를 볼 때(인도의학은 이때 논외로 하지만) 누구에게도 명백한 것은 근대과학의 발전과 함께 서양의학은 커다란 변모를 시작으로 히포크라테스 의학 전통과의 사이에 결국 커다란 단절이 생겼다는 점이다. 하나의 선을 상정하여 모든 것을 발전에서 다음 발전으로 묘사하는 것이 서양의학사의 개요인데, 방법상의 단절 및 전환이 생겼다고 하지 않으면 안된다. 이것을 반증하는 것이 히포크라테스를 거쳐 근세에 이르는 시기까지의 유럽의학과 중국의학의 친근성이다.

한편 중국의학은 대조적으로 이론상이나 방법상의 커다란 단절 없이 발전해왔다. 앞에 중국의학과 근대의학의 체계를 도식적으로 보였지만(이 책 그림 4-2), 중국의학의 팔강변증八綱辨證은 그 기본방법이었다. '변증'은 중국의학이 질병을 인식하고 진단하는 방법이다. 육안에 의한 망진望診, 음성과 냄새의 문진聞診, 환자의 호소와 병의 내력을 살피는 문진問診, 맥을 보는 절진切診, 이 4진에서 모인 병상자료에 기초하여 변증치료가 이루어지는 것이지만, 무엇보다 기준이 되는 변증의 방법에 '팔강변증'이 있다. 그것은 훨씬 앞에서도 설명한 것과 같이 4가지 대립의 총계로서 여덟 개념인 '8강', 즉 음양 · 표리 · 한열 · 허실로 질병을 파악하는 독자적인 방법이다.

'팔강', 혹은 '팔강변증'은 현대 중국의학의 모든 교과서에 그 표준적인 해설이 서술된다. 지금 보이는 것처럼 명백한 형태로 제기된 것은 근대 이후이지만, 2천 년간의 역사를 통하여 형성되어 온 것이다.

≪황제내경≫에는 이미 '상한허실'의 개념이 사용되고 있지만, 한대에는 장중경이 이 이론을 계승하고, 병세의 진전을 6단계로 파악한 '육경변증'을 창시하고, 그 중에서 실제로는 이 8가지 유형에 의하여 개괄하였다. 그리하여 명대에는 이것이 더욱 명확해진다. 예를 들면 왕집중王執中은 이 8가지를 '치병팔자治病八字7'라고 부르고(1477년),

1584년에는 방우方隅가 "상한을 치료하는 것에 397법, 113의 처방이 있지만, 끝까지 파고들면 여덟으로 귀결된다"고 하고, 1624년에는 장경악이 "천하의 병은 이 여덟에서 벗어나는 것이 없다"고 갈파하고, 마지막으로 1732년에 정국팽程國彭이 앞 사람들의 이론을 종합하여 "병의 변화에 나타나는 온갖 실마리는 여덟 글자로 이것을 다하면, 변하되 변하지 않는다"고 총정리하여, 이것을 중국의학 변증의 중추적 지위로 삼았다고 한다.[8]

이처럼 장황하게 소개한 것은 "표리에 의하여 병 부위의 깊고 옅음을 가리고, 한열에 의하여 병증의 성질을 가리고, 허실에 의하여 사기邪氣나 정기正氣의 성쇠를 가리고, 음양은 다른 육강을 통괄하는 강령이다"[9]고 하는 원칙에 기초하여 병증을 분석·귀납하고, 치료를 시행하는 중요한 근거로 삼는 중국의학적 방법의 전개가 일관된 흐름 속에서 진행되어 왔던 것을 확인할 수 있기 때문이다. 확인이라고까지 말할 수 없다고 하더라도 대체적인 방향은 만들어진 것이 아닌가 싶다.

중국의학에는 이처럼 일관된 이론체계를 가진 의학으로서 존재하는 특징이 있다. 현대 서양의학과 좋은 대조를 이루고 있는 것은 장황하게 늘어놓을 필요도 없다고 생각하지만, 중국의학이 이 정도 체계적인 형태로 정리되지 않은 원초적인 형태, 예를 들면 《내경》 체계 그대로가 보여주는 경우와 예를 들어 《히포크라테스 전집》에 나타나는 고대 그리스 의학과 대비하는 것은 여러가지 의미에서 흥미가 깊다.

중국 고대의학과 현대의 중국의학 사이에는 혁명이라고 부를 만

---

7. 병을 다스리는 여덟 글자.
8. 趙英魁, 肖敏才, 何傳毅, 〈팔강의 유래 및 계시(八綱的由來及啓示)〉, 《상해의학잡지》, 1979년 제1기.
9. 《중의대사전·내과분책》, 인민위생출판사, 1987.

한 단층은 없을 것이지만, 어쩌면 중국의학사의 단층은 문헌으로는 밝힐 수 없는 먼 과거에 생겨난 것인지도 모른다. 이 단층이라고 하기보다도 '혁명'에 의하여 생긴 것이 다분히 '내경의학'일 것이다. 주술적인 무당(주술사) 의료에서 합리적인 의술로 전환, 이른바 의사와 무당의 투쟁은 예를 들면 전국시대의 명의인 편작의 시대에 생겼던 것이겠지만, 같은 혁명, 혹은 투쟁은 고대 그리스에서도 일어났던 것이라고 생각한다.

역사의 절대연대는 어쨌든 의학의 발달사에 남은 족적에서 보아 히포크라테스는 편작과 ≪내경≫의 원저자들 사이에 해당하는 사람이라고 생각한다. '황제'의 발자취는 불분명한 것이고(용을 타고 있기 때문에 발자취란 말이 우스꽝스런지도 모른다), 황제를 제외하면 편작도 히포크라테스도 실제로 매우 광대한 지역에 발자취를 남겼다고 전해 내려 온다. 편작에게 가마가 없었다면 삼리=里(족삼리, 혈자리 이름)에 침을 놓고 터벅터벅 걸어갔거나 말을 이용했을 것이다. 소아시아에 가까이 있는 코스섬에서 태어난 히포크라테스는 물론 배를 타고 다녔을 것이 틀림없다.

마찬가지로 어떤 의사집단의 의학논문집으로 편집된 ≪내경≫과 ≪히포크라테스 전집≫은 동서를 뛰어넘어서 많은 공통적 발상을 보여주면서, 고금을 비교할 때 나타나는 커다란 차이의 원천을 이미 감추고 있다. 그러므로 다음 장에서는 서양은 배로, 동양은 말로西船東馬에 대하여 이야기할 것이다.

06 서양은 배, 동양은 말西船東馬

나는 병자가 아니오!

길 모퉁이에 몇 명의 남자들이 모여 있다. 그다지 퉁퉁하지는 않은 풍체들이다. 그곳으로 혈색이 나쁘고 가난에 찌들어 보이는 남자가 지나가다가 남자들을 보자 외면을 한 채 빠른 걸음으로 지나치려고 한다. 남자들이 이구동성으로 외친다.

"이봐요, 지나가는 양반, 어디 몸이 안 좋아 보이는데 잠깐 진찰해 드릴까요?"

남자는 못 들은 체하며 발걸음만 재촉한다. 소리친 무리 중의 한 사람이 "시간은 뺏지 않겠어요"라고 하면서 뒤쫓아오려고 하자 혈색이 나쁜 남자는 달아난다. 그 뒤를 끈질기게 쫓아간다. 붙잡힌 남자는 숨을 헐떡거리며 뒤를 돌아보고 외쳤다.

"나는 병자가 아니오. 당신들과 똑같은 의사요!"

장소는 고대 그리스에 있는 어느 도시의 번화가이다. 의학사가醫學史家가 마치 현장을 목격한 것처럼 이야기한 것[1]이 구전된 것으로, 그 근거는 알 수 없다. 상상의 산물일지도 모르며, 그리스 희극의 한 장면이라고 해도 전혀 이상하지 않지만 어쨌든 정말 있을 법한 정경이다.

그리스 문화의 최성기, 즉 일반적으로 고전시대라고 부르는 기원전 5세기 전후에는 그리스 본토를 비롯하여 소아시아, 에게해 연안과 많은 섬들, 아프리카 북쪽 해안, 시실리섬, 남부 이탈리아에 걸쳐 그리스인이 개척한 많은 도시가 있었고, 오리엔트와 이집트 문명을 받아들이면서 그리스인의 창의로 인류사에 빛나는 한 페이지를 장식한 생명력 넘치는 문화가 그곳에서 꽃을 피웠다.

기원전 5세기 아테네에는 소크라테스가 있었다. 소크라테스와 거의 동시대인으로 후세에 의성醫聖으로 추앙받는 히포크라테스가 있었다. 중국의 의성은 ≪상한론傷寒論≫의 저자 장중경張仲景으로 알려져 있지만, 그는 까마득히 6백 년이나 뒤의 한대 사람이다. 기원전 5세기라고 하면, 중국은 전국시대가 한창인 시기였으며 어떤 의사가 있었는지는 잘 알 수 없다. 다만 한 사람 신의神醫 편작扁鵲의 존재가 빛나고 있지만 후광이 지나치게 눈부셔서 ≪사기史記≫의 기술을 그대로 받아들이면 기원전 6세기부터 기원전 4세기에 걸쳐서 활약했던 것으로 되어 있다.

히포크라테스는 80세를 살았다고 하기도 하고 1백 세를 넘어서까지 장수를 했다고도 전해 내려오고 있지만 편작이 3백 세를 살았다는 것은 아무래도 지나치게 긴 것이기 때문에 전승에 혼란이 있다고 하는 것이 대부분의 견해이며, 중국의 의학사가들은 편작이 전국 말기의 사람이라고 주장하고 있다. 그렇다면 히포크라테스보다 반세기 정도는 늦지만 동시대인이라고 할 수 있다.

동·서양의 의학사를 대표적 인물에서 출발한다면, 동양은 조금

---

1. F. 마르티=이바네스 ≪새로운 의학사에의 초대(新らしい醫學史へ招待)≫, 岡村辰典 譯, 醫學研究社, 1969年.

문제가 있지만 편작이라고 할 수 있고, 서양은 히포크라테스를 꼽는 것이 타당할 것이다. 시대는 어차피 기원전 400년 전후이기 때문에 큰 차이는 없다. 그러나 오늘날 우리들이 얻을 수 있는 정보는 큰 차이가 있다. 히포크라테스에게는 ≪히포크라테스 전집≫이 전해 내려오고 있고 동시대인의 증언이 있지만, 편작의 경우에는 ≪난경難經≫을 편작의 이름만 빌어서 다른 사람이 썼다고 하며, ≪사기≫ 등에 단편적인 기록만이 있을 뿐이다.

데미우루고이

의학사를 앞절에서 서술한 무명의사들의 활동이 아니라 대표인물을 잡아서 시작하더라도 그것은 의학발전의 어떤 단계를 상징하며, 그 시대 의료활동에서 어떤 측면의 대표자를 의미하는 것이다. 전해진 자료의 질, 또는 남은 저작의 많고 적음은 그 놓인 환경조건과 의학이 어떠한 문화 속에서 전개되고 있었는지, 의사가 어떠한 사회 속에서 의료를 행하였는지 등등의 사항을 반영한다.

히포크라테스와 편작으로 의학사를 시작하는 것이 적절하다고 한다면 그 이유는 구체적으로 무엇인가? 먼저 근본적인 이유는 그들이 기술학으로서의 의학이념을 자각적으로 인식했다는 점을 확인할 수 있기 때문이다. 이러한 인식은 어떤 천재가 갑자기 생각해낸 것이 아니라 의료기술자 운동 속에서 형성된 것이고, 이 운동에 관여한 사람들 사이에 공감대가 형성되어, 모두에게 익숙한 사항이 되어가는 과정을 거쳤다고 생각한다. 유능한 대변인은 말이 지나쳐 사족이 되지 않으며, 역사 속에 이름을 남길 것이다.

이념은 그 운동에 종사하는 사람들이 실천활동을 함으로써 성립한다. 지금 서술한 의학의 이념은 구체적인 의료경험의 집적이 필요하고, 경험의 많고 적음에 관계없이 그것이 체계화되어야 한다. 현재의 사정으로는 아무래도 고대 그리스가 고대 중국에 비하여 구체적이며 직접적인 자료가 많은 것 같다.

글 첫머리의 에피소드에 등장하는 의사들은 '페리오데우테스', 즉 편력의遍歷醫로 불린 사람들이었다. 그들은 아주 오래전부터 있었던 것 같은데, 기원전 8세기경에 완성되었다는 호메로스의 ≪오딧세이≫에 다음과 같은 구절이 있다. 외국에서 일부러 걸식을 하러 오는 사람은 없다는 구절 뒤에 다음과 같은 내용이 계속된다.

"데미우루고이에 속하는 사람들이라면 이야기는 다릅니다. 즉 점술가라든지 병을 치료하는 의사, 또는 목재를 다루는 목수, 노래로 즐겁게 해주는 성스러운 가인들, 이들은 끝없는 대지의 곳곳에서 환영받았습니다."

이러한 직업인들을 총칭하는 '데미우루고이'라는 말은 '공동체를 위해서 일하는 사람들'을 가리킨다. 이 사람들은 확실히 편력하는 경향이 있었고, 동서고금을 통하여 볼 수 있는 '떠돌이 직업꾼', 혹은 '유랑하는 연예인'과 비슷한 사람들이었을 것이다. '공동체를 위해서 일한다'고 해도 공동체에서 급여를 지불했다는 뜻은 아니다. 그리고 이들은 단지 유랑만 하는 직업인이 아니고, 다른 사회나 다른 나라들에서는 볼 수 없는 특이한 성격을 띠고 있다는 것을 암시한다. 공동체와 맺어진 이 결속은 공동체에 의한 평가가 높았음을 의미한다고 후지나와藤繩謙三는 ≪그리스 문화의 창조ギリシァ 文化の創造≫(筑摩書房, 1985年)에서 서술하고 있다.

데미우루고이에 속하는 의사들은 모두 공무원은 아니었지만 그 중에 공무의公務醫도 있었다. 아리스토파네스의 희극 ≪행복의 신≫에 다음과 같은 대사가 나온다.

"누가 의사를 불러와야겠다."
"지금 이 도시에 어떤 의사가 있을까? 사례금을 지불하지 않으면 의술도 없으니 말이야."

이러한 대화가 나오는 것은 당시 아테네의 재정이 여의치 않았기 때문에 공무의를 둘 수 없었음을 가리킨다고 본다. 많은 도시들은 공적으로 선출된 의사에게 급여를 주면서 시민을 무료로 진찰하게 했다고 한다.

국고 궁핍 때문에 공무의를 고용할 수 없었다면, 공무의에게 꽤 많은 월급을 지불했다는 말일까. 이에 대해서는 그다지 자료가 없다. 다만 헤로도투스의 ≪역사≫에 예외적일지도 모르지만 상당히 많은 월급을 받았던 의사 이야기가 실려 있다. 헤로도투스의 책은 페르시아와 그리스의 전쟁중에 일어난 사건을 다루고 있다. 마라톤 평야에서 벌어진 이 전쟁은 그리스군의 승리(기원전 490년)를 보고하는 전령(이 직책도 데미우루고이)이 마라톤에서 아테네까지 약 40km를 문자 그대로 결사적으로 달렸다는 에피소드가 있는 전쟁이다.

페르시아의 다리우스왕이 말에서 내릴 때 발을 삔 사건이 있었다. 그리스인 의사 데모케데스는 당시에 의술이 뛰어난 사람으로 알려져 있었는데, 다리우스 왕이 다쳤을 때 우연히 페르시아에 잡혀 있었다. 당시 오리엔트 세계에서는 이집트 의학이 높이 평가되고 있었기 때문에 왕도 이집트인 주치의를 불러들여 치료를 받았으나 실패하자, 데모케데스가 이집트식의 거친 치료 대신 그리스식의 부드러운 치료로 다리우스 왕의 발을 낫게 하는 데 성공하였다고 한다. 물론 데모케데스는 큰 포상을 받았다.

"크로톤 사람들이 의사로서 명성을 얻게 된 일은 이 사람에게 힘입은 바 크다. 이 일이 있었던 것은 대개 그리스 안에서 의사로서는 크로톤인이 최고이며, 큐레네인이 그 다음이라고 했던 시기에 해당한다"고 헤로도투스는 쓰고 있다. 데모케데스의 출신지 크로톤은 남부 이탈리아에 있었던 그리스의 식민도시였으며, 큐레네도 지중해를 끼고 아프리카 북쪽 해안에 있었던 그리스의 식민도시였다.

데모케데스가 페르시아 왕의 후궁들로부터 아낌 없는 찬사를 받은 이야기는 너무 지나쳤기 때문에 여기서 일단락 짓기로 한다. 여기서는 동서를 불문하고 당시에 말을 타는 것은 즐거운 일이 아니었으며, 낙마를 하는 일이 많았다는 것과, 돈을 잘 버는 의사는 지금이나 옛날이나 돈을 잘 번다는 교훈을 얻었다고 하자.

의사의 보수

데모케데스는 앞에서 서술한 바와 같이 크로톤에서 태어났지만, 아버지와 사이가 나빠 집을 나와서 처음에는 아이기나에서 살았다. 아이기나는 그리스 반도의 에이나 만 입구에 있는 작은 섬이었다. 에이나 만의 동쪽 해안 그리스 본토에는 아테네가 있었으며, 아이기나와 아테네는 중간에 있는 살라미스 섬의 영토소유권을 둘러싸고 싸우기도 하였으니 말하자면 서로 라이벌 관계였다. 그리스 연합함대가 살라미스 섬 근처에서 페르시아 함대를 함락시켰던 것은 다음 해(기원전 480년)의 일이었다. 히포크라테스는 이보다 20년 뒤에 태어났다.

데모케데스는 의사로서 명성이 상당히 높았기 때문에 아이기나인이 즉시 연봉 1달란트로 그를 고용했다. 그러자 다음 해에는 아테네인이 1백 무나를 내고 그를 빼냈으며, 그 다음 해에는 에게해의 반대쪽에 소아시아 가까이 있는 사모스 섬에서 2달란트로 그를 맞아 들였다고 한다.

1달란트, 2달란트라는 것은 결코 부족하다고 할 수 없는 금액이었던 것 같다. 기원전 5세기 초의 경우 숙련공의 일당은 1드라크마였으며, 1백 드라크마가 1무나였다. 말이 나온 김에 잠깐 무나에 대해 설명을 하면, 60무나가 1달란트, 따라서 1달란트는 6천 드라크마, 3백 일로 나누면 일당 20드라크마, 고용인 1인의 20배이다.

일본 샐러리맨의 연평균 수입을 5백만 엔으로 가정한다면, 데모케데스의 연수입은 대략 1억 엔이다. 오늘날에도 이 정도의 돈을 버는 의사가 있기 때문에 오늘날이나 옛날이나 의사의 수입이 많다고 하는 것인가. 아리스토파네스의 ≪행복의 신≫에는 이처럼 부의 분배가 불공평한 것은 행복의 신이 장님이기 때문이라고 생각하는 주인공이 행복의 신의 눈을 치료하기 위해 신전으로 간다는 이야기가 있다.

고대 그리스에는 각지에 아스크레비오스 신전이 있었으며, 그곳에서 독자적으로 의료가 실시되었다. 아스크레비오스는 아폴로의 아들이며 반은 사람 반은 말인 켄타우로스 케이온에게 양육되어 수렵과 의술을 배워 나중에 의신醫神으로 숭배받는다. 뱀은 그의 심부름꾼이었다.

이 신전의료는 어떻게 행하는 것이었을까? 행복의 신을 신전에 데리고 가면 우선 제단에 제물을 바친 다음, 늘 하는 대로 환자들이 눕는 바닥에 눕다. 신전의 관리가 어떤 소리를 내더라도 잠자코 있도록 함께 주의를 하고 빨리 자도록 재촉한다. 다음 인용문은 행복의 신에게 제물을 바치러 간 노예가 극중에서 말하는 내용이다.

"그런데 나는 도대체 잘 수가 없습니다. 할머니 환자 머리맡에 놓여 있는 죽그릇이 신경에 거슬리고…… 갑자기 눈을 떴을 때 신관이 과자나 마른 무화과를 신성한 제단에서 가지고 가는 것을 보지 않을 수 있겠습니까? 신관선생이 제단에 있는 것을 하나도 남기지 않고 조사하여, 발견한 것을 자신의 주머니에 넣어버렸습니다. 그래서 나도 그 동안 할머니의 죽을 모조리 먹어치웠습니다."(村川堅太郎 역)

밤중이 되자 신이 나타나 환자들 사이를 돌아다녔다.

"신이 가까이 왔을 때 어이없게도 방귀를 뀌었습니다. 당사자는 전혀 신경을 쓰지 않았지만 뒤를 따르던 여자수행원 이아소는 얼굴을 붉히고, 파나케이아는 코를 잡은 채 몸을 돌렸습니다."(村川堅太郎 역)

신은 행복의 신 옆에 앉아서 먼저 얼굴을 살핀 다음 깨끗한 타올로 눈꺼풀 주위를 닦은 뒤 얼굴을 붉은색 천으로 덮었다. 신이 혀를 차서 신호를 하였다. 그러자 신전 구석에서 뱀이 나타나고 천 아래로 기어 들어가 눈꺼풀을 핥자마자 행복의 신은 금방 눈이 밝아졌다. 노예가 기뻐하며 박수를 쳐서 사람들을 깨우자 신도 뱀도 신전 구석으로 모습을 감추었다.

아리스토파네스의 풍자적인 이야기에서, 당시에도 지식인들이 신전의료를 거의 속임수라고 생각하고 있었다는 것을 엿볼 수 있다. 그러나 신전의 유적에서 치료받은 감사의 표시로 환자가 그 경위를 새겨서 봉납한 명판이 적지 않게 발굴되고 있다. 며칠 동안 신전 안에서 숙박하는 사이에 꿈속에서 신이 나타나 치료를 해주었으며, 잠에서 깨어나자마자 병이 나았다고 하는 것이 기록되어 있다. 신전은 대체로 전망이 좋고 광천이 솟아오르는 곳에 있었으며, 휴양소로서도 상당히 번성하였기 때문에 신도 그런대로 수입이 있었을 것으로 생각된다.

그러나 고대 그리스에서 이러한 신전의료와 별도로 새로운 의학이 흥행하였다. 그 담당자는 도시국가의 시민들이었다. 시민 중에서 의료를 직업으로 하는 사람들이 생겨나고 있었다. 데모케데스는 명문출신이었던 것 같지만, 의료종사자의 출신은 다양했다고 생각한다. 데모케데스가 행한 의술에 대해서 거의 아무것도 알 수 없지만, 그의 출생지 크로톤이 있는 남부 이탈리아나 시실리는 신흥의학의 중심지 중 하나였다.

편작이 살았던 것으로 전해 내려오는 제나라, 즉 현재 산동성 일대도 의학의 중심지 중 하나였던 것으로 생각되는데, 이러한 점에서 동서양을 비교하는 것은 나중에 다루기로 하고, 편작이 데모케데스도 깜짝 놀랄 만한 고액의 사례를 받았던 것에 대해서 말하려고 한다.

≪사기≫에 따르면 진晉나라를 좌지우지하였던 실력자 조간자趙簡子(기원전 500년 전후의 인물)가 5일간이나 인사불성이 되었는데 편작은 바로 나을 수 있다고 진단했고, 그것이 완전히 적중했기 때문에[2] 4만 무의 땅을 받았다고 한다. 4만 무는 어느 정도의 재산인지 정확히 알 수 없지만 ≪사기≫의 〈화식열전貨殖列傳〉 중 재산축적 성공자를 논한 글 안에서 1천 무의 토지를 가진 사람이 부자로 취급된 것을 보면 4만 무는 상당한 재산이라고 할 수 있다.

---

2. 인사불성이 되어 있는 동안 조간자는 자기 자손이 국왕이 되는 꿈을 꾸었다. 그 꿈 때문에 그는 완전히 정신을 차리게 되었던 것이다.

서선西船

하루아침에 호족의 반열에 오른 편작은 그 뒤에도 계속 중국 전역을 돌아다녔을 것이다. 어쨌든 불확실하지만 그 발자취는 출신지 산동에서 시작하여 하북·산서·하남·섬서에 걸쳐 남아 있다. 편력한 거리는 1천km를 훨씬 넘을 것이다. 되돌아가기도 하고 도시 사이를 왕래하기도 했다면 1천km 정도가 아닐 것이다. 마지막으로 진나라 수도 함양에서 죽은 점에 대해서는 그다지 이론이 없지만 그의 묘가 위에서 말한 여행로 곳곳에 있는 것을 보면 죽은 뒤에도 편력하지 않으면 안되었던 모양이니 그 집념에 머리가 숙여진다.

일정한 사회발전을 전제로 하는 편력 계층의 발생, 이것이야말로 의학성립의 중요한 계기이다. 편력으로 분산된 개인적 치료체험을 넘어서, 의료지식의 집적·도태·재편성이 가능하게 된다. 이것을 빼놓고 의료기술학의 성립은 있을 수 없다. 황제의 명령이라면 나라 안의 도자기공을 한 장소로 불러모아서 실험공장을 건설하여 시행착오를 반복시킬 수 있겠지만, 의료는 그렇게 할 수 없다.

그리스인들도 자주 여행을 하였다. 예를 들면 아테네는 토지가 비옥하지 않았기 때문에 곡물을 수입해야만 하였다. 지중해를 둘러싼 그리스 세계는 활발한 교역을 통하여 번영을 누렸다. 교통수단은 당연히 배였다. 전쟁이라도 일어나면 반년 정도에 수백 척의 군선軍船을 만들었지만, 그래도 교역물자의 운반은 상선商船으로 하였다. 군선을 만드는 곳으로 대량의 목재를 들여오지 않으면 그것을 실행할 수 없기 때문이다.

히포크라테스는 소아시아 연안의 작은 섬 코스에서 태어났다. 태어난 해는 기원전 460년이라는 주장이 가장 유력하다. 히포크라테스도 사실 자주 여행을 하였다. 에게해의 섬들, 연안의 도시들을 방문한 것은 틀림없는 사실이지만, 이집트·리비아·시실리에도 그의 발길이 닿았으리라는 주장도 있다.

코스 섬과 여기에서 가까운 소아시아의 크니도스에도 각각 유력한 의학학파들이 서로 경쟁하고 있었다. 그러나 제각기 자기 세력권 안에 버티고 서서 서로 적대하고 있었던 것이 아니라 각지로 나가서 솜씨를 경쟁하고 아울러 수입도 경쟁하였다. 바다를 사이에 둔 2개의 작은 도시에서 많은 의사들이 서로 적대해서는 밥벌이를 할 수가 없다. 이가伊賀나 고가甲賀가 왜 인자忍者의 마을이 되었는지 설명을 들은 적이 있지만 코스와 크니도스가 왜 의사의 마을이 되었는지 그 이유를 들은 적은 없다. 코스에도 아스크레비오스 신전이 있었던 것 같지만, 이가에 닌자의 집이 있었기 때문에 닌자마을이 되었는지는 닭이냐 달걀이냐처럼 무엇이 먼저인지 확실하지 않다.

히포크라테스의 발자취, 아니 항해흔적은 편작에 못지 않다. 코스 섬과 시실리 섬은 직선거리로도 1천km 정도다. 히포크라테스가 활동한 기원전 5세기에서 4세기에 걸쳐 그리스 상선이 지중해를 종횡으로 다녔고, 상품과 함께 여행객도 실었기 때문에 배삯은 의외로 쌌을 것이다. JR(일본 철도여행권)로 일본을 종단여행하는 것과는 아주 다르다. 플라톤의 편지에 배삯에 관한 언급이 있다. 아마 직인職人의 일당으로 3인 가족이 아테네에서 이집트까지 갈 수 있었던 모양이다. 필자는 바나나 보트에 편승하여 고베와 기륭基隆을 왕복했던 경험이 있다. 선미와 가까운 갑판 위에 마련된 작은 방이 객실이었는데, 바나나 한 바구니를 대만에서 가져와 고베에서 팔면 대충 여행비용과 비슷했던 것으로 기억하고 있다. 2천5백 년 전이 아니라 25년 전의 일이었다.

이렇게 배삯이 싼 덕택에 편력의는 안심하고 여행할 수 있었다. 각 학파는 각지에서 서로 경쟁하며 자극을 주었다. ≪히포크라테스 전집≫에는 이것이 분명하게 반영되어 있다.

동마東馬

편작이 오로지 두발로만 걸었는지 말을 탔는지 마차로 움직였는지에 대해서 역사책들은 거의 아무것도 가르쳐주지 않는다. 춘추전국시대에는 도로도 상당히 정비되고 파발제도도 있었으며, 관용 숙박시설, 민간여인숙(여관)도 있었던 것 같다.

간단히 요약해서 말하자면 편작은 젊었을 때 여관지배인과 같은 일을 하고 있었다(여관장이라고 할 수 있다)고 사마천은 전하고 있다. 가끔 숙박을 하러 오던 장상군長桑君이라는 정체불명의 인물의 눈에 들어 '명의가 되는 약'을 받고, 그것을 먹자 여관지배인이 '신의'로 바뀌게 되었다는 이야기는 달리 이해해야 한다고 생각하지만, 편작이 '여행'과 밀접한 관련을 맺고 있었다는 것은 인정해도 괜찮을 것 같다.

그래서 교통수단에 관한 이야기인데, 공자가 여러 나라를 순회할 때 수레를 이용했다는 것은 확실하지만, 마차인지 우차인지는 확실하지 않다. 명대 그림에는 쌍두마차를 탄 공자의 만유도漫遊圖가 있는가 하면, 꼭 맞지는 않지만 원산응거圓山應擧의 그림에서 노자가 소를 비껴타고 있는 것도 (아무런 근거도 없지만) 노자다워서 좋다.

'남쪽은 배, 북쪽은 말南船北馬'이라는 속담이 언제 생겼는지 알 수 없지만 이이츠카飯塚朗는 ≪회남자淮南子≫前漢의 '(북방의) 오랑캐는 말을 사용하고, (남방의) 월인越人은 배를 이용한다'가 그 출전일 것이라고 서술하고 있다. 그래서 편작은 적당히 말을 타거나, 또는 마차를 이용했던 것으로 생각한다. 어느 쪽도 중국기술사의 자랑 섞인

이야기가 되어서 필자는 싫을 것이 없다.

말은 서양과 오리엔트에서 고대부터 전차 등을 끌 때 사용하였으나, 끄는 띠를 말의 목에 감는 방식의 불합리한 것이었다. 생각만 해도 말이 고통스러웠을 것임을 알 수 있다. 이에 비하여 가슴에 두르는 흉대식이 중국에서는 고대부터 사용되어 왔고, 중세에 이것이 서양으로 전해졌다. 말의 목을 매지 않게 된 서양이 얼마 안 있어 은혜에 대한 보답으로 중국의 목을 매게 되었던 것은 이 새로운 기술로 생산력을 높인 뒤의 일이다.

과학기술사에서 말에 연관된 더 중요한 대발명은 등자[3]이다. 그리스로 쳐들어간 페르시아 기병은 등자없이 말 위에서 창을 휘둘렀기 때문에 자주 낙마하였고, 그리스 보병에게 쉽게 찔려 죽었다. 가죽으로 된 등자를 발명한 것은 스텝 유목 민족이었고 중국인은 북방 오랑캐와 교섭함으로써 그것을 알게 되었으며, 나중에 청동기술로 금속제 등자를 발명하였다. 고고학적인 증거는 부족하지만 등자가 중국에서 사용되었던 것은 편작의 진찰을 받았던 조간자趙簡子의 자손인 조영왕趙靈王의 기마민족 패션과 기술 도입, 이른바 '호복기사胡服騎射'의 시대일 것이다. 중국의 이러한 기술 개량이 페르시아·그리스 전쟁 시기에 맞아 떨어졌더라면 기병이 강한 페르시아가 이겨서 그리스 고전시대는 생기지 않고 ≪히포크라테스 전집≫도 없었을지도 모른다.

그러나 ≪히포크라테스 전집≫은 씌어졌고, 거기에는 말을 항상 타기 때문에 일어나는 스키타이인 특유의 질환에 대한 서술이 남아 있다. 그것과 유사한 서술이 중국에는 없는 것 같다. ≪황제내경≫ 중에 말에 대한 기록이 한 군데 있는데, 오행설에서 금金에 해당하는 가축으로 들고 있는 이외에 고약으로서 말기름을 한 번 말하고 있을

---

3. 말을 탈 때나 탔을 때, 발을 디디는 제구.

뿐이다. 히포크라테스의 정확한 관찰, 특히 그 임상기록은 언제나 극찬의 대상이 되어 있지만, 이미 하나의 체계로 된 ≪황제내경≫에서는 그와 같은 모습을 볼 수 없다.

편작에게도 말에 관한 이야기는 없다. 오늘날의 자료는 편작의 증언이 아니라 후세의 역사가 사마천의 여과를 거친 것이기 때문에 중시하지 않기로 한다. 말이 관계되지 않았을 리가 없다. 지나친 추측일까? ≪사기≫에도 말에 대해서 중요한 의학적 견해가 기록에 남아 있다. 말이 의학과 관련이 있다는 것을 나타내는 중요한 서술이다.

진秦나라 왕 무공繆公은 부하들이 준마를 잡아먹었을 때, 말고기를 먹은 다음 술을 마시지 않으면 병에 걸린다고 하여 부하에게 벌을 주는 대신 술을 하사했다고 한다(〈진본기秦本記〉). 이 부하들이 나중에 전장에서 무공의 목숨을 구했다는 이야기는 그렇다 치고, 이 말고기와 술의 관계가 히포크라테스학파의 자랑할 만한 식이요법에도 나오지 않는 것은 중국의학 쪽에서는 반가운 이야기이다. 그래서 필자는 말고기 회에도 말고기 전골에도 반드시 술을 한병 마신다.

07 에로스의 향연

공자가 말하지 않은 것

"공자께서 말씀하셨다. 남방인의 말에 '사람이 꾸준한 마음이 없으면 무당이나 의사도 되기 어려우리라不可使作巫醫'고 하였다."

≪논어≫ 〈자로子路〉편 제13장에서 볼 수 있는 공자말씀이다. 어떻게 이해해야 할 것인가? 학자들의 주장은 여러가지다. 공자가 남쪽 사람의 말을 인용하고 있는 10자 정도가 문제인데, 그 후반부를 옛 주석은 '무의巫醫도 어찌할 수 없다'고 해석하고 있으며, 새 주석은 '무의巫醫도 될 수 없다'고 해석하고 있다. 옛 주석에 따르면, '꾸준한 마음恒心이 없는 사람은 무당(기도사)도 의사도 손을 댈 수 없다'는 의미이고, 새 주석에 따르면, '그러한 인간은 무당(기도사)이나 의사조차 될 수 없다'는 의미이다.[1]

---

1. 吉川幸次郎, ≪論語(中)≫, 朝日新聞社.

공자는 남쪽 사람의 말을 시인한 것이지만, 이 말의 핵심내용은 명확하지 않다. 옛 학설은 이리 저리 의사를 바꾸는 환자는 결과가 나쁘다는 뜻으로 확대 해석해도 괜찮고, 주위의 두세 주석서는 그 주장을 따르고 있다. 그러나 새 주석도 버리기 어렵다. 생활을 할 수 있는 재산이 없으면 사립의학부에 들어가서 의사가 되지 못하며, 가령 들어가더라도 큰 부자의 아들은 그 많은 돈을 들여서 학교를 무사히 졸업하지만 18번이나 국가시험에 도전하여 결국 단념했다는 경우가 있다. 이렇게 항상심이 부족해서는 안된다는 뜻으로 공자가 말했던 것일까?

　여기서 솔직하게 잘 모른다고 하는 편이 좋을 것 같다. '무의巫醫'라는 두 글자만 보더라도 한 단어로서 이해해야 하는지, 아니면 무巫와 의醫인지 등등 여러가지 문제가 있다. 요시카와 키츠가와吉川幸次郞는 "무巫나 의醫는 적어도 송대 이후 중국에서 일종의 천한 직업이었으며, 보통 선비들이 종사하는 일이 아니었고 그렇게 될 수조차 없었다" 고 새로운 주석에 설명을 보충하고 있다. 의사도 여러 계층이 있었기 때문에 요시카와처럼 단정하는 것은 마음에 들지 않는다. 그러나 공자에게 의사, 의학이 그다지 학문적 관심의 대상이 되지 못했다는 것은 ≪논어≫의 이 구절에서 알 수 있다.

　글의 뜻을 이해하지 못하면서 공자의 마음을 알 수 있다는 것은 이상하게 들릴지도 모르지만 그것은 이렇게 설명할 수 있을 것 같다. ≪논어≫ 전체에 공자가 의醫를 언급하고 있는 것은 이 애매모호한 한 구절밖에 없기 때문이다. ≪논어≫라는 책의 성격상, 의학을 언급할 기회가 없었던 것이라고 말할지도 모른다. 그러나 맹자는 공자보다 더 의학에 대하여 말한 적이 없다. 맹자는 교묘한 비유 중에서 한두 가지는 의학에서 소재를 찾아도 괜찮을 듯한데 그렇지 않았다. 선진시대 제자백가 모두에게 이러한 경향이 보인다.

정신혁명과 의학

이러한 점이 시대적으로 공자와 맹자의 중간에 해당하는 소크라테스, 플라톤, 아리스토텔레스 등과 크게 다르다. 그 이전의 그리스 자연철학의 방향을 인간 자신에게로 전환시켰다고 평가되는 소크라테스의 도덕철학에서 의학은 가장 친근한 것으로 인식되고 있었다. "가령 그리스 의학의 초기 문헌이 모두 소실되었다 해도 플라톤이 의사나 의학에 관해 새로 높이 평가한 것을 통해 기원전 5~4세기 그리스에서는 전문직업으로서의 의술이 사회적으로도 지적으로도 높은 위신을 지니고 있었다는 것을 기타 다른 증거가 더 필요없이 추측할 수 있다"고 W. 예거는 말하고 있다.[2]

이것은 이토오伊東俊太郞가 말하는 '정신혁명'에서 그리스와 중국이 차이를 보이는 것과 관계있는 일일 것이다.[3] 그가 말하는 '정신혁명'이라고 하는 것은 '도시혁명'에 이어 인류역사의 네번째 전환점이며, 기원전 8세기에서 기원전 3세기에 걸쳐, 선행한 '도시혁명'을 성공리에 발전시키고, 고도의 도시문명을 구축하였던 그리스, 이스라엘, 인도, 중국의 4개 지역에서 발생한 인간정신의 거대한 변혁을 의미한다.

필자는 이스라엘과 인도에 대해서도 쓰고 싶지만 여기에서는 제외할 수밖에 없다. 그리스와 중국에 대해서만 이토오의 견해를 옮겨 보면 시원→다양화→스승→계승전파자→세계국가의 과정을 거치는 이 정신혁명이, 서양에서는 호메로스→자연철학자→소크라테스→플라톤→헬레니즘 왕조, 그리고 중국에서는 상서尙書→제자백가→공자→맹자→진한제국이라는 역사적 경과를 거쳤다. 그리고 정신혁명의

---

2. W. Jaeger, *PAIDEIA-the ideals of Greek culture*, vol.Ⅲ, Oxford, 1944(paper back 1986).
3. 伊東俊太郞 편, 《도시와 고대문명의 성립(都市と古代文明の成立)》, 講談社, 1974년.

내용에서 추구하게 되는 대상은 각각 '이데아'와 '도道'이고, 그 목적은 각각 '관조적 인식'과 '윤리적 실천'이며, 그 방법은 각각 '윤리적'인 것과 '직관적'인 것으로서 도식적으로 대비시킬 수 있다고 한다.

그리스 고대의학과 중국 고대의학이 이토오가 말하는 정신혁명 안에서 형성되었다고 한다면 위와 같은 대국적인 구도를 파악해두는 것은 양자를 대비할 때 유익할 것이라고 생각한다. 무엇보다도 중국의학의 성격이 직관적이라는 것은 자주 지적되고 있는 것이다. 그러나 과연 그렇다고만 말할 수 있는 것인가? 그 직관적이라는 면이 이론적이라는 다른 한 측면과 서로 공존하고 있는 것이 중국의학의 성격을 특징짓고 있다고도 생각할 수 있다.

향연, 또는 에로스에 관하여

고대 그리스에서 관조적 인식은 이론 수학을 탄생시켰으며, 우리의 주제인 의학에 관해서는 근대과학이라는 우회로를 거쳐 근대의학을 형성하였다. 이에 비하여, 고대 중국은 실천과 이론의 통일을 중국의학의 체계로서 성립시켰으며, 이 성취는 이론의 원래 뜻인 '관조'적인 태도에서 나온 것은 아니라고 할 수 있을 것이다. 그러나 도식적인 대비는 이제 일단락지으려고 한다. 그리스 의학이라고 해도 의학인 이상 관조·이론만을 목표로 했을 리는 없다.

그러면 이제 그리스 고전철학자의 눈으로 그리스 정신혁명 안에서 의학의 모습을 보자.

플라톤의 작품 가운데 특히 그의 시적 재능이 유감없이 발휘된 명저 ≪향연≫이 있다. '술잔치酒宴'를 의미하는 그리스어 '심포시온'이 오늘날 '심포지엄'이라는 말의 어원임은 누구나 아는데, 그런 의미에서 ≪향연≫은 요즈음 말로 하면 '에로스에 관한 심포지엄'의 기록이다. 그러나 당연히 그리스풍으로 긴 의자에 누워 마시고 먹으면서 담론한 것이고, 소크라테스가 상당한 술고래였던 것을 참가자의 대화에서 엿볼 수 있다.

주제인 에로스는 이 글의 관심 밖이지만, ≪향연≫을 여기에서 채택한 것은 에로스라는 매력적인 주제만이 아니라 소크라테스 등 고전 시대 최고 지성의 지적 향연에 의사가 참석하여 대등하게 논의에 참여하고 있는 것을 이 작품은 보여주고 있기 때문이다. ≪향연≫은 술자리이기 때문에 미리 주제를 결정하고 있지 않다. 참석자 중의 한 사람으로 의사인 에뤼크시마코스가 말을 꺼내자 그자리에서 모두 찬성하고 있다.

이와 다른 곳에서도 소크라테스는 무언가와 관련하여 '코스의 의사 히포크라테스'를 끌어들여 히포크라테스의 이름이 널리 떨치고 있었던 것을 알려주지만, 여기서는 일단 향연에만 초점을 맞추기로 하자.

≪향연≫은 ≪소크라테스의 변명≫과 나란히 플라톤의 작품 가운데 가장 대중적인 것이기 때문에 군더더기지만 좀더 소개를 하면, 극작가 아가톤이 희곡 콩쿠르에서 우승한 것을 축하하여 그의 집에서 잔치를 열었던 것이며, 때는 기원전 416년으로 되어 있다. 중요한 참석자는 소크라테스(당시 54세), 아가톤 자신, 소크라테스의 제자 아리스토데모스, 변론애호자 파이드로스, 이후에 알려진 바가 없는 파우사니아스, 앞에서 기술한 의사 에뤼크시마코스, 그리스 최대 희극작가로 앞에서 기술한 ≪행복의 신≫의 저자 아리스토파네스, 아테네의 명문출신 군인이며 정치가인 알키비아데스 등등이다.

이야기하는 순서가 아리스토파네스에게 돌아갔을 때, 그는 잠시 딸꾹질이 멈추지 않아 이야기를 할 수 없었기 때문에 에뤼크시마코스가 다음과 같이 말한다.

"내가 자네 대신에 이야기할 테니 자네는 딸꾹질이 멈추면 나 대신 해주게. 장시간 숨을 쉬지 말게. 만약 소용없다면 물로 양치질을 하게. 그러나 그래도 역시 딸꾹질이 멈추질 않는다면 무언가 적당한 것을 가지고 코를 간질여서 재채기를 해보게. 그렇게 한두 번 하면 아무리 끈질긴 딸꾹질이라도 치료될 걸세."

이러한 요법은 새삼스럽게 의사에게 배울 것도 아니지만, 어쨌든 에뤼크시마코스는 이렇게 하여 세번째 연설자가 되고 에로스에 관해 이야기하기 시작한다. "앞의 두 토론자는 에로스(애愛, 애욕愛欲)의 활동을 단순히 인간세계로 한정하였다. 즉 윤리적 정치적으로만 바라본 데 대하여 의사로서 자연과학적으로 생각한 에뤼크시마코스는 더욱 그 범위를 확장하여, 그것을 전체 자연과 예술 안에서도 활동하는 한 원리라고 인식하였다. 즉 그가 다루는 방법은 우주적이다"라고 쿠보久保勉는 지적한다.[4]

그의 발언을 가지고 우리들이 관심 있는 부분을 좀더 다루어보자.

에로스적 우주

에뤼크시마코스는 다음과 같이 이야기한다.

"에로스는 단순히 아름다운 소년에 대한 사랑으로서 인간의 영혼 속에만 존재하는 것이 아니라 다른 많은 것에 대한 사랑으로서 동시에 다른 사물 안에도 있으며, 모든 동물의 몸속, 그리고 대지에서 산

---

4. 久保勉 역, ≪饗宴≫, 岩波文庫, 序說, 岩波書店, 1952년.

출되는 식물 속에도, 아니 말하자면 존재하는 모든 물체 안에 존재한다."

그는 이렇게 말하고 다음과 같이 단호하게 말하였다.

"이것은 우리들 전문의학에서 얻어낸 인식이다."

"의술이란 한마디로 말하면, 충족과 배설을 둘러싸고 체내에서 일어나는 에로스 현상에 관한 지식이다…… 이 현상들에서 좋은 에로스愛와 나쁜 에로스愛를 잘 식별할 수 있는 사람, 그러한 사람이야말로 의술에도 아주 밝은 사람이다. 그리고 체내에서 변화를 일으킨 결과 사람에게 한쪽의 에로스애(욕구) 대신 다른쪽의 에로스애(욕구)를 얻도록 한다든지…… 이러한 소양이 있는 사람을 명의라고 할 수 있을 것이다. 말할 필요도 없이 의사는 체내에서 서로 우열을 다투는 여러 요소들을 친화시켜 서로 사랑하게 하도록 할 수 있는 사람이어야 한다. 그런데 서로 우열을 다투는 것이란 가장 상반되는 것, 즉 더운 것과 찬 것, 쓴 것과 단 것, 마른 것과 젖은 것, 모든 그러한 종류의 것을 가리킨다. 이러한 것들에 사랑과 화합을 가져다주는 지식을 획득함으로써 우리 의사들의 선조 아스클레피오스는 우리들 전문기술의 창시자가 되었던 것이다."[5]

이런 한 구절은 ≪황제내경≫ 안에 두어도 그다지 위화감을 느끼지 않을 것이다. 사계절 안에서 에로스의 교체와 질병에 대하여 언급하고 있는 것도 매우 흥미롭다. 에뤼크시마코스는 에로스를 삼라만상에서 발견하고, 의학·음악·체육·종교 전부를 일관하여 이오니아풍의 자연철학을 전개하고 있는데, 에뤼크시마코스의 연설을 소개한 것은 그 내용 때문이라기보다 그리스의 지적 세계 안에서 의사(물

---

[5]. 久保勉と鈴木照雄(≪フラトン1≫, 筑摩書房, 두 사람의 번역문을 적당하게 이용하였다.

론 교양있는 의사만이겠지만)가 대등한 지위를 부여받고 있는 하나의 예로 안성맞춤이기 때문이다. 그의 장광설은 위의 긴 인용문으로 작별하고자 한다.

플라톤은 의사를 고도로 전문화되고 세련된 지식의 한 분야의 대표자로 보았으며, 의학은 그리스인에게 일반교양의 공식적인 한 부분이었다. 플라톤의 ≪파이드로스≫에서 소크라테스는 청년 파이드로스를 상대로 기술에 관하여 논하고 있다. 그 당시에 의술은 음악이나 극의 창작, 변론술 등과 나란히 취급되고 있었다.

소크라테스 : 대체로 기술 안에서도 중요하다고 할 수 있는 것은, 물체의 본성에 관해서 공론에 가까울 정도의 상세한 이론과 현실에 동떨어졌다고 할 수 있을 정도의 높은 사색을 특히 필요로 한다네.… 기술의 존재방식으로서는 의술과 변론술은 뭔가 같은 내용이 있는 것 같네.

파이드로스 : 어떻게 같습니까?

소크라테스 : 어느 쪽의 경우라도 취급대상의 본성, 즉 의사의 경우는 신체의 본성을, 변론술의 경우는 영혼의 본성을 분석해야만 하네. 요컨대 의술이라는 것은 신체에 약과 영양을 주어 건강과 체력을 만드는 일이니까. 혹시 자네가 이러한 일에 직면했을 때, 단지 숙련이나 경험에만 의존하지 말고 하나의 기술에 의해서 일을 처리해야 한다는 것일세.

파이드로스 : 정말 그럴지도 모르겠습니다.

소크라테스 : 그런데 영혼의 본성을 이해하는데 그 전체의 본성을 떠나서 만족스럽게 이해할 수 있다고 생각하나?

파이드로스 : 적어도 아스클레피오스학파의 의학자 히포크라테스의

말을 다소라도 믿는다면, 신체에 대해서도 선생님께서 말씀하신 방법을 취하지 않고서는 그 본성을 이해하는 것이 불가능합니다.

소크라테스 : 그렇고 말고. 이보게! 히포크라테스가 말한 것은 옳다네.[6]

또 길게 인용하고 말았지만 물론 소크라테스가 말하려고 하는 것이 요령있게 전달되었다고는 생각하지 않는다. 그러나 '기술'의 개념을 이론적으로 포착하려는 시도의 하나로서 이해할 수는 있을 것이다. 여기에서 장황하게 설명하는 것은 '기술', '기술학'의 개념을 중국 전통의학에 입각하여 해명할 수 있기를 바라기 때문이다. 이를 위해서 그리스 고대 의학과 중국 고대 의학을 좀더 깊이 파고 들어가야 한다는 것은 당연하다. 그것을 위한 준비작업도 사실은 손으로 더듬어가는 형편이지만 좀더 시간이 걸릴 것이다.

의학책의 수집과 소실

그리스 '정신혁명'의 스승, 계승전파자들의 의학에 대한 관심 정도를 나타내는 한두 가지 실례를 앞에서 들었다. 글 첫머리에서 서술한 바와 같이 이와 유사한 형태의 의학에 대한 관심을 중국 '정신혁명'의 스승, 계승전파자들에게서는 볼 수 없다.

소크라테스가 히포크라테스의 견해를 알았던 것은 무엇에 근거했던 것일까? 히포크라테스가 직접 아테네로 갔다는 것을 보여주는 증

---

6. 藤澤令夫의 번역문(《플라톤전집5(フラトン全集5)》(암파서점)을 생략하면서 인용하였다.

거는 없다. 문헌을 통해서일까? 혹은 히포크라테스의 이론을 수용하였던 의사들을 통해서 알게 되었던 것일까? 그 양자 모두였을지도 모른다.

히포크라테스를 비롯한 많은 의사들의 저작이 엄청나게 많이 존재하고 있었던 것은 확실하다. 그 일부분이 필시 후세에 알렉산드리아의 도서관에 소장되었을 것이다. 이 도서관은 왕립도서관이었지만 그 장서의 일부분에 히포크라테스의 이름을 붙여 ≪히포크라테스 전집≫으로 오늘날 전해 내려오는 책의 토대가 된 것이다. 그것이 어떤 내용인가를 중국 고대의학과 대비시키는 것은 뒤로 미룬다. 그런데 이 ≪전집≫이란 것은 몇몇 학파의 의론醫論·논고·기록·메모 등의 모음집이다. 그 중 어느 것이 히포크라테스 자신의 작품인지를 둘러싸고 옛날부터 논쟁이 끊이지 않는다. 그 판단을 좌우하는 결정적인 수단은 논자들이 제각기 품고 있는 히포크라테스에 대한 이미지라고 빈정거려질 정도이다.

이와 같은 시기에 중국에서도 엄청난 의학문헌이 있었던 것은 의심할 여지가 없다. 시대는 훨씬 뒤이지만 한대의 학술을 기록한 ≪한서漢書·예문지藝文志≫에 의경醫經(의학 기초이론서) 7개 학파 216권, 경방經方(치료서) 11개 학파 274권의 책을 들 수 있다. 이것은 한나라 왕조의 궁중도서관 목록에 따른 것이며, 몇배 몇십 배에 달하는 크고 작은 각각의 의학책들이 그 배후에 틀림없이 존재하고 있었다.

의학책이라고 해도 수미일관된 체제를 갖춘 것만이 아니었던 것은 말할 필요도 없다. 그러나 여기서 들 수 있는 책으로 오늘날 남아 있는 것은 ≪황제내경≫뿐인데, ≪한서漢書≫ 집필 당시의 것과 동일한지에 대해서는 이론이 많다. 이러한 점에서 의학에 관한한 고대 중국은 그리스에 비하여 문헌적인 증거가 많이 결핍되어 있다. 그 대신에 ≪황제내경≫은 오늘날에 이르기까지 중국의학의 기본문헌으로서 생명력을 갖추고 있는데, 이런 기묘한 현상을 해명하는 것이 중국 의학의 진수를 명백하게 하는 것과 일맥상통한다.

이와 같이 중국문헌이 소실된 것은 무엇 때문이었을까? 거듭된 전란에 의한 유실뿐이었을까? ≪황제내경≫도 또한 ≪히포크라테스 전집≫과 같이 의론집醫論集이지만 체계적인 완성도는 아주 높다. ≪히포크라테스 전집≫은 사실 근본적으로 일치하지 않는 몇몇 학파의 학설이 포함되어 있고, 공통된 하나의 이론이 존재한다고는 생각할 수 없다. 가까스로 ≪전집≫의 면목을 유지하고 있는 것은 그리스 자연철학과의 음양적 긴장관계이다. 이 긴장관계의 반증은 철학자들의 의학론에 대한 강한 관심이다. 그리고 더욱이 이것과 좋은 대조를 이루는 것이 중국 고대의 의사, 편작의 무리들이 그동안 의료기술학을 꾸준히 만들어가고 있었음에도 불구하고 중국 고대 철학자인 제자백가가 의학에 대해 적극적으로 말하지 않았다는 점이다.

고대 의사제도

고대 그리스의 의사 데모케데스가 아테네인에게 1백 무나의 연봉으로 고용된 것을 앞에서 말하였는데, 이것은 아테네 국가가 고용한 것은 아니었다. 혼동하기 쉽지만 사실 아테네, 혹은 스파르타라는 이름의 국가는 존재하지 않았다. 이들은 도시국가라고 말할 수 있고, 각각 국제공법상 하나의 주권국가였던 것은 사실이지만 정식으로는 '아테네의 사람들', 즉 아테네 시민단이라고 자칭하고 있었다. 스파르타는 스파르타인이라고 자칭하지 않고 '라케다이몬 사람들'이라고 자칭하였으나 사정은 마찬가지다.[7]

편작에게 4만 무의 땅을 하사한 것은 진晉나라의 대부 조간자였다. 그 진나라를 비롯하여 춘추전국의 여러 나라들은 성곽으로 둘러싸인 중심 읍, 즉 도시가 있었으며, 이것은 그리스 도시국가와 유사한 것이었지만, 봉건제후의 봉건적 지배에 속하였고 정치체제가 근본적으로 달랐던 것은 말할 것도 없다.

그리스의 의사는 가옥 평수, 재산, 그리고 교양 등의 차이가 있을지언정 시민의 한 구성원이었다. 이것에 비하여 중국의 의사는 신민臣民의 한 사람이었다. 신민에도 당연히 신분의 차이가 있었다. 어떤 사람은 신하, 곧 관료였으며, 어떤 사람은 민民, 즉 시정市井의 무리였다. 관료이거나 시정의 무리였거나 이들은 주권을 가진 시민단의 한 구성원과는 많은 차이가 있었다.

춘추시대의 주周왕실, 노나라와 송나라의 관직 제도를 전해주는 ≪주례周禮≫에 "의사는 의醫의 정령政令을 취급하고, 약을 모아서 의료사업에 제공한다"고 실려 있으며, 이 의사 아래에 '식의食醫' '질의疾醫' '양의瘍醫' '수의獸醫'가 있었다고 적고 있다. '의사'는 대개 나라에 병자가 생기면 그를 어떤 의醫가 진단하게 할 것인가를 결정하였으며, 연말에는 각각 의醫들의 치료성적을 심사하여 봉급을 결정했기 때문에 오늘날 말하는 의사는 아니다. 일본후생성, 중앙약사심의회 등의 업무를 통솔하고 국립병원의 인사권을 포함하여 의약사 행정을 총괄하는 고급행정관이다. 이 직위만 '상사上士'에 해당되었고, 식의食醫와 질의疾醫가 '중사中士', 양의瘍醫와 수의獸醫는 '하사下士'였던 것은 후생성 행정수석이 '법대 졸업자'로 채워지고, 의사인 기술관은 국장 직도 한정되어 있어 절대로 차관이 될 수 없는 상황과 비슷하다.

이러한 관제는 아주 이상화된 것이겠지만 현실도 어느 정도 반영하고 있음에 틀림없다. 춘추시대 여러 나라에 관의官醫가 있었던

---

7. 太田秀通, ≪스파르타와 아테네(スパルタとアテネ)≫, 岩波書店.

것은 분명하다. '대개 나라에 병자가 발생하면'이라고 해도 거기에 상정되어 있는 대상은 국정에 영향력을 가지는 소위 '국인國人'뿐이었을 것이다. 이 사람들은 중심 읍(나라라는 말은 원래 이것을 가리키고 있었다)에 살고 있었던 상층부의 사람들이었다. 식의食醫, 양의瘍醫의 정원이 ≪주례周禮≫에 각각 두 사람, 여덟 사람에 지나지 않았던 것을 보더라도 그 대상이 좁았음을 알 수 있다(행정직인 의사 아래에 도합 30명이 배속된다).

의사제도는 ≪주례≫라는 책 이름에서 알 수 있듯이 '예禮'에 속해 있었고 공자의 전공분야에 해당된다고 생각하는데, 공자에게서 이러한 내용에 대한 언급이 없는 것은 유감이다. ≪논어≫에 약을 둘러싼 내용은 다음과 같은 한 구절만이 있을 뿐이다. 계강자季康子라는 사람이 공자에게 약을 바쳤다. 공자는 공손히 절을 하고 나서 받은 다음 이렇게 말하였다.

"구丘(공자)는 아직 달達하지 못해서 감히 맛보지 않는다."

음식물을 받았을 때에는 맛을 본 다음에 절을 하는 것이 예이지만 약이기 때문에 약의 내용을 잘 모르니까(아직 달하지 못했다) 맛보지 않았다고 변명한 것으로 해석된다.

의약업무도 포함한 행정학의 전문가로서 약효논쟁에 휩쓸리지 않고 몸을 지키는 본보기를 보여준 것인지, 혹은 제약업자와는 중도관계를 유지해야 한다는 교훈인지 확실히 알 수는 없다. ≪논어≫에서 의약을 언급하고 있는 것은 이상의 두 군데이고, 의학은 공자의 관심 밖이었다. 그러나 어쨌든 공자에 대해서는 남방인으로서 말하고 싶은 것이 있지만 더이상 언급하지 않기로 한다.

≪주례≫에 기술을 다룬 〈고공기考工記〉가 있는데 제나라 사람의

작품이라고 한다. 그 제나라에서 편작은 유명한 의사 편작이 되고, 곧 진秦의 관의官醫에게 살해당한다. 이처럼 중국 고대 의학의 발전과정은 공식적인 의사제도의 배후에서 진행된다.

08 세상 바로잡는 메기와 정신

메기남자는 싫다

몇 년 전, 도쿄東京 대학에서 메기를 대학에 넣는다 넣지 않는다를 둘러싸고, 매스컴까지 끼여든 진귀한 소동이 일어났다. 처음에는 조교수의 인사人事인 것 같아서 외부사람은 무엇이 문제인지 잘 알 수가 없었다. 하지만 이윽고 그 핵심이 메기에 있다는 사실이 판명되었다. 이것은 ≪아사히朝日 저널≫의 수훈이다. 〈도쿄대학 문제의 처방전〉이라는 제목으로 연재된 이 기사는 처음에 난해한 토론이 실린 것으로 나는 거의 읽을 수 없었다. 그러나 최종회에 뛰어난 물리학자이고 온후한 군자인 고데 쇼이치로小出昭一郎 전前 교양학부 부장이 등장해서, 문제는 메기라고 핵심을 찔러서 말해 나도 비로소 이해를 했다.

고데씨는 사회과학의 분야에 '패러다임 대변환(즉 과학혁명) 전야의 세기말 증후군'이 있다는 사실은 인정했지만, "'그렇기 때문에 나카자와中澤씨다'라고 하는 것은 너무나 단락적인 발상은 아닌가? 이러한 발상은 지진학자가 지진에 아무런 도움이 못되기 때문에 그 대

신에 '메기'를 이용하자고 하여 사람들을 놀라게 만든 것은 아닌가" 하고 평론했다.¹

텔레비전에서 나카자와씨를 본 바로는 메기와 별로 비슷하지 않았다. 오히려 진행자인 사이부 마이西部邁씨가 메기수염을 붙이기만 하면 메기와 똑같다고 생각했지만, 이것은 결코 실례적인 발상이 아니라 오히려 찬사이다. 고데씨는 비유라고는 하면서 나카자와씨를 메기에 비유한 무례함을 사죄하고 있지만 그럴 필요는 없다.

메기라는 말에서 메기공²이라든지 메기남자를 연상하면 좋은 이미지가 솟아나지 않을지도 모르지만, 메기남자를 싫어하는 것은 메기가 옛날부터 작은 고기라고 시세가 정해져 있기 때문이다. 18세기에 편찬된 근세 제국 민요집近世諸國民謠集인 ≪산가조충가山家鳥虫歌≫에도 실려 있지 않은가? 기억이 확실히 나지는 않지만 다음과 같았다.

나는 셋째, 연못의 잉어지만,
메기남자는 싫다.

메기에 대한 일본서민의 이미지는 단순하지 않다. 메기는 적敵도 되고, 세상을 바로잡는 역할도 한다. 소위 세상을 구하는 메기다.

한마디로 말하면 메기는 실로 추측할 수 없는 생물이다. 괴력난신 怪力亂神에 대해서 이야기하지 않았던 공자가 단 한 번 금기를 깨뜨렸다. 그것도 메기 탓이다. ≪논어≫의 편집자가 비밀로 간직하고 전하지 않았던 이 사건은 중국의학의 발전과 관계가 있지 않을까 하고 생각한다. 호리병으로 메기를 잡는 것과 같은 것으로 잉어나 붕어에는

1. ≪아사히 저널≫, 1988년 7월 1일호.
2. 수염을 기르고 거드름을 피우는 관리.

납득할 수 있을 것 같지도 않다.

메기에 대한 일본인의 생각은 '염鯰'이라는 일본한자國字를 일부러 연구한 것에서도 엿볼 수 있다. 사전에는 일본한자라고 되어 있지만 JIS(일본 표준규격) 제2수준 '한자漢字'표에 16진 코드 7250에 수록된 것처럼 이것은 어엿한 한자이다. 같은 일본한자인 '상鮏'과 비교하면 곧 알 수 있다. 훨씬 한자조어법에 가깝고, '덴', 또는 '넨'이라는 발음까지 비슷하다. 뿐만 아니라 중국사전인 ≪사해辭海≫의 구판에는 보이지 않지만, 현재 중국에서도 통용되는 것 같다. 그 경우에는 염鯰을 나타내는 점鮎의 다른 글자異体字로서, 점과 마찬가지로 '넨'으로 읽을 것이다. 점이 은어를 나타내기에 염이라는 글자를 새로 만들었기 때문에, 한자의 조어법에 맞는 이상, 한자로 보아도 아무런 지장이 없을 것이다.

대만에 있는 친구에게 메기요리를 문의하는 동안에, 친구의 고향이 대만의 중부인 포리埔里이기 때문에 포리산 소흥주紹興酒 이야기가 나왔다. 대만에는 다른 곳에도 소흥주의 생산지가 있지만, 친구의 말에 따르면 소흥주는 포리뿐이라고 한다. 나는 감칠맛이 있어서 소흥산 소흥주를 좋아하지만, 여기서 내 기호를 말해도 아무 소용이 없다. 소흥식 제조법으로 만든 술을 소흥주라고 부르는데 뭐가 잘못되었느냐는 말도 일리가 있지만, 그렇다면 차라리 포리를 소흥이라고 이름을 바꾸면 어떨까? 나는 이것을 대만 당국에게 건의하고 싶다. NIES[3]의 경제력이 있으면 스코틀랜드의 술이 전세계를 풍미하는 것처럼 이 '소흥주'가 7개의 바다를 거쳐, 이윽고 노신의 고향을 대만이라고 착각하는 사람도 많이 나올 것이다. 이 또한 즐거운 일이 아닌가?

이야기가 조금 벗어났지만, 대만에서도 메기를 구워먹는 것이 맛

---

3. NIES : 신흥경제공업국(한국, 대만, 홍콩, 싱가포르)

이 있다고 한다. ≪중국명채보中國名菜譜≫의 사천四川 장에도 몇 가지 요리법이 실려 있다. 구미에서도 진미라고 하고, 일본에도 옛날부터 아주 맛이 좋다고 알려져 있다. 미식가의 메기예찬은 전세계적이라고 해도 좋지만, 메기를 지진과 연결시키는 사람은 일본사람뿐이라고 한다. 이렇게 일본의 서민은 메기에게 보통이 아닌 관심을 가지고 있는데, 아카데미즘에서는 아무래도 메기를 싫어하는 것 같다.

메기와 중국학

학계에서는 메기를 싫어하는 것 같지만, 상대에게 편견을 가지게 하는 메기의 상황은 여러가지가 있다.

메이지明治(1868~1912)에서 다이쇼大正(1912~26)에 걸쳐서 도쿄 대학 의학부의 내과학 교수였던 아오야마靑山씨도 메기를 싫어했다. 1894년에 홍콩에서 페스트가 유행했을 때, 아오야마씨는 페스트균을 발견하려고 도쿄 대학에서 파견되었지만, 메기를 싫어하는 사람은 체질적으로 세균에 약한지, 페스트에 걸려서 허무하게 돌아오고 말았다. 19세기는 세균학의 확립에 의해 근대의학이 비약적으로 발전한 시대였다. 메기와 지진? 한때 메기는 곧 지진계라고 하는 시대가 있었다. 또한 세균이라는 말을 모르고, 사기邪氣라고 취급하던 한방이 메기 취급을 받은 것도 무리가 아닌 시대가 있었다.

아오야마 내과에 소속된 바바 신지馬場辰二는 전도가 촉망되던 청년의사였는데, 맹장염虫垂炎 환자에게 한방처방인 대황목 단피탕大黃牡丹皮湯을 사용한 바, 뜻밖에도 완전히 나았다. 그는 너무 기뻐서 아오야마 교수에게 그 사실을 보고했다.

"병이 나았다고 해서 그것이 어떻다는 건가? 왜 어째서 나았는지 모르는 것은 아무런 가치가 없다."

이것이 아오야마 교수의 대답으로, 병의 치료에 도움이 되는 것은 무엇이든지 사용한다고 하는 신념을 가진 바바 선생은 이것으로 대학과 인연을 끊게 되었다고 한다.[4]

대학이 메기에 대해서 항상 이렇게 냉담했던 것은 아니다. 1930년 무렵, 도호쿠東北 대학의 하다케이 신기지火田井新喜司 일행은 메기가 날뛰는 것은 지진의 전조라고 하는 세속의 미신을 정면으로 취급했다. 수조 안에 있는 메기가 수조에 올려놓은 판을 때리는 자극으로 활발하게 반응하는 일이 있었다. 또한 지진이 일어나기 6~8시간 전에 메기는 과민해진다. 하다케이 일행은 이윽고 메기의 관찰결과를 근거로 지진예측을 실험소 구내에 게시할 정도가 되었다. 예보의 적중확률은 80%에 이르렀다고 한다.[5]

현재는 잘 모르지만 최근까지 도쿄 수산시험장에도 메기가 사육되었다. 1978년 1월 14일 이즈伊豆 오시마大島의 근해에 지진이 있었을 때에는 그 이틀 전에 메기에게 이상한 현상이 있었던 것이 보고되었다. 이 메기들은 어떻게 되었을까?

얼마 전에 지진예지 연락회의의 활동이 텔레비전에서 소개된 적이 있었다. 출석자는 아무리 눈길을 고정시켜 보아도 사람이지 메기는 아니었다. 지진국인 일본의 지진관측소에서 메기가 여전히 보고에 힘을 쓰고, 그 메기를 사육하는 명목으로 보다 많은 지진연구자가 오히려 메기에게 사육된다는, 그런 낙원의 광경은 실현되지 않을까?

전문가의 의견으로는 메기를 포함해서 많은 동물이 지진 전에 반드시라고 해도 좋을 정도로 이상한 현상을 보인다고 한다. 팬더도 그

---

4. 오즈카 게이후시(大塚敬節) ≪한방 외줄기≫ 일본경제신문사, 1976년.
5. 트리푸치, ≪동물은 지진을 예지한다≫, 아사히신문사, 1985년.

가운데에 포함된다. 그런데도 불구하고 그 반대의 현상이 반드시 옳지는 않다. 즉 동물의 이상한 행동이 관측되었다고 해서 지진이 일어난다고 할 수는 없다. 따라서 보고의 가치는 훨씬 저하된다고 한다.[6]

하지만 이론상 메기가 도움이 된다면 메기를 지진연구소에 넣는 것을 주저할 필요는 없다. 물론 아오야마 교수의 발언을 그것만으로 취급하면 앞뒤가 안 맞는 이야기는 아니다. 이 발언은 바바씨나 중국 의학자가 반복해서 자문해온 질문이다. 어느 처방을 하여 그것이 유효했다면, 그것이 어떠한 조건하에서 유효했던가를 확인하는 것은 개별적인 경험을 초월하려고 하는 시도이다.

근대의학은 유효성의 조건을 확인하는 데 현미경으로 고정할 수 있는 부위, 시험관으로 재현할 수 있는 반응이라는 틀 이외의 것을 인정하지 않았다. 따라서 아오야마 교수의 발언은 결국 과학적인 포장에도 불구하고 메기가 지진을 예측할 리가 없다고 하는 비과학적인 단정으로 일단락된다.

세상을 바로잡는 메기의 딸꾹질

일본의 메기가 왜 지진을 일으키는가 하고 정면으로 물으면 도저히 대답할 수 없지만, 더 세밀하게 파고들면 지진만 일으키는 것은 아닌 것 같다. 안정대지진安政大地震(1855년) 후에 그려진 그림에 '세상을 바로잡는 메기의 정情'이라는 제목의 그림이 있다. 이때의 대지진은 매그니튜드(지진크기의 단위, 기호는 M) 6.9로 많은 집이 파괴되었는데, 그 집 아래에 깔린 서민들을 메기가 구출하는 광경이 그려져

---

6. 리키무 쓰네쓰기(力武常次), ≪동물은 지진을 예지하는가≫, 講談社, 1978.

있다. 메기는 양복은 아니지만 그냥 옷을 입고, 손을 뒤로 돌려서 부인을 등에 업고 있는 광경이 보인다.

메기의 이런 이미지가 지진의 원흉이라는 이미지에 비해서 보급되지 않은 것은 메기에게도, 또한 사람에게도 유감이다. 대학에서 쫓겨난 뜻 있는 메기는 필연적으로 세상을 바로잡는 메기가 되지 않을 수 없었다.

혼자서 독주하던 재상인 요시다 시게루吉田茂씨가 도사土佐에 돌아와서 선거운동을 했던 때니까, 바바씨가 아오야마 내과에서 쫓겨나고 나서 10여 년의 세월이 흘렀다. 그때 도쿄 아카사카赤坂에서 세상을 바로잡는 메기로서, 아는 사람은 다 아는 존재가 된 바바씨에게, 도사에서 왕진요청이 있었다. 요시다씨가 딸꾹질이 멈추지 않고, 도사의 잉어나 붕어로는 아무 소용이 없어서, 메기가 나올 차례를 기다리고 있다는 것이다.

1984년 기네스북에 실린 딸꾹질 세계기록 보유자는 미국 아이오와 주에 사는 찰즈 오즈본씨로, 1922년부터 당시까지 4억 3천만 번을 계속했다고 한다. 도서관에 문의해서 1988년을 확인해보니 오즈본씨는 여전히 건재하고 최장기록을 경신중이라고 한다. 그러면 약 1분에 10번 정도 하는 딸꾹질이 65년 이상 계속되고 있다는 계산이 나온다.

요시다씨의 '바보!'라고 하는 발언은 국회를 해산시켰지만, 진짜로 바보라고 외치고 싶었던 것은 이때가 아닐까? 물론 심한 딸꾹질 때문에 화를 내도 박력은 많이 줄겠지만. 어쨌든 바바메기는 도사까지 비행기로 날아가서 '감초사심탕가진피甘草瀉心湯加陣皮'로 완치를 시켰다고 한다.

딸꾹질은 현대식으로 말하면 호흡근, 특히 횡격막의 간대성間代性 경련에 의해서 발생하는 증상이다. 횡격막이 급성으로 수축하면, 횡격막의 궁륭부弓隆部가 평평하게 되어 하강하기 때문에 흉강 내압이 급격히 저하된다. 그 때문에 순간적으로 흡기吸氣가 일어나고, 호기呼氣가 성문聲門을 통과할 때에 성문이 경련되어 반사적으로 폐색기전閉塞機轉을 일으켜서, 딸꾹질이라고 불리는 특유의 음성을 발하게 된다고 한다. 현대생리학에서는 딸꾹질 발생의 메커니즘이 직접·간접적으로 관측할 수 있는, 기계적인 작은 과정의 연쇄로서 그려져 있다는 것을 알 수 있다.

딸꾹질의 분류는 발생기로 보아 크게 중추성·말초성 및 반사성으로 구분되지만, 심인성과 기질성이라는 구분도 있다. 치료는 우선 원인규명이 선결되고, 약물요법이나 기계적 조작법, 신경블록법 및 외과적 치료법 등이 있다.

딸꾹질은 일본에서는 흘역吃逆이라는 한자에 해당되지만, 이것은 중국의학 용어이다. 액역呃逆이라고도 하지만, 위기胃氣가 충역冲逆, 즉 역방향으로 올라가서, 악악이라는 소리를 내기 때문에 이렇게 불린다. 비교적 비위脾胃가 허한虛寒하기 때문에 생기는 일이 많고, 병의 원인에 의해 한액寒呃, 열액熱呃, 기액氣呃, 어액瘀呃, 담액痰呃, 허액虛呃의 여섯 종류로 구분한다.

예를 들면 한액은 감기가 위를 침범하거나 비위가 허하기 때문에 생긴다. 증상으로서는 악악 하는 소리가 아침에는 천천히 저녁에는 급속하게 나온다는 것, 손발이 차갑고 맥은 느리며 힘이 약하다는 것을 들 수 있다. 치료방법은 안을 따뜻하게 해서 추위를 쫓는 것으로 그것에 적합한 처방이 선택된다. 비위가 허한 사람은 비위를 따뜻하게 한다. 이하 일일이 들 필요는 없지만, 모두 비위활동의 정체停滯를 잘 처리하고, 기氣가 거꾸로 올라오는 것을 방해하는 것에 의해 고치려고 한다.

요시다씨가 그 중 어디에 해당되고, 바바씨가 왜 앞에서 말한 처방을 사용했는지, 이 이야기를 전해준 오즈카 게이후시大塚敬節 씨가 자세하게 말해주지 않았기 때문에 잘 모르지만, 근대의학이 근대과학의 실험적 수단으로 실체로서 똑같이 규정할 수 있었던 것을 근거로 '원인'을 추구하고, 이런 의미에서의 '원인'해소를 과학적 치료의 이념으로 삼고 있다는 것과는 현저하게 다른 방법에, 즉 중국의학, 또는 한방에 기초하고 있다는 것이다.

위胃에서 거꾸로 올라오는 것은 압력차에 의해서 운동하는 공기가 아니라, 위의 동작과 일체로 포착된 위기胃氣이다. 따라서 그것은 생체의 동작에 대해서 중립적인, 생명과는 공空한 관계를 갖는 기체氣體가 아니다. 즉 인체를 출입하는, 생명과 연결되는 숨을 생각하는 것과 마찬가지로 위기로써 포착해야 한다.

근대과학이 객관적 세계를 있는 그대로 포착하려고 한다면 중국의 학은 실천적 세계를 있는 그대로 포착하려고 한다. 객관적 세계의 인식은 사실 인간의 기술적 실천을 통해서 개시된 것이다. 또한 한편으로 실천적 세계도 인간실천의 객관적인 파악에 의해 인식된 것이다.

근대적 측정기구가 과학적이지 못한 메기에게 질 수야 있느냐 하는 자부심이 지진연구소에서 메기를 쫓아낸 근거지만, 메기에게 손이 없다고 결론을 내리기에는 너무 이르다. 물 속에서는 필요가 없기 때문에 팔짱을 끼고 있을 뿐이고, 물론 손도 있고 옷을 입을 수도 있다는 것을 '세상을 바로잡는 메기'의 작가는 간파하고 있었다.

또 이야기가 다른 곳으로 흘렀지만 도호쿠東北 대학이 메기에게 문호를 개방한 것은 어쩌면 도호쿠 대학이 제2차 세계대전 전에 여성에게 문호를 개방한 유일한 제국帝國 대학이라는 사실과 관련이 있을지도 모른다.

정기학설精氣學說

기氣라는 것은 무엇인가? 이것은 중국의학의 진단과 치료의 이론체계 중에서 그것이 어떠한 작용을 하고 있는가 하는 각도에서 포착할 수밖에 없다. 적어도 중국의학에 있어서 기는 그러하다. 물론 기의 개념을 중국의학이 독점하고 있는 것은 아니다.

"기는 고대에 있어서는 사람들의 자연현상에 대한 소박한 인식이었다. 춘추전국시대의 유물론 철학자는 일찌감치 '기'는 세계를 구성하는 가장 근본적인 물질이고, 우주의 모든 사물은 기의 운동과 변화에서 생긴다고 생각했다…… 정은 기에서 생기며, '기'의 아들이며 기를 쌓으면 정이 되기' 때문에 정기는 자주 병칭된다"[7]

대개 이런 식으로 말하지만 만물을 구성하는 본원인 기에 대해서 가장 많이 논하는 대부분의 경우는 선진先秦시대의 철학자들이 아니라 《황제내경》이다. 그 중에는 80종류의 기가 나타난다. 만물 가운데에는 당연히 인간을 비롯해 모든 생물과 그 생명활동이 포함된다. 인체의 생리・병리를 해석하고, 임상진단과 치료의 지침에 기를 사용할 때, 정기학설과 중국의학의 밀접한 관계는 독무대라고 불려야 할 것이다.

"진단의 면에서는 중국의학의 사진四診은 하나로서 기와 밀접하게 관계를 가지고 있는 것은 아니다…… 정기正氣의 성쇠는 얼굴색, 형태, 음성, 신지神志(심신의 활력), 맥상 등으로 표현된다. 따라서 기색을 관찰하는 것에 의해 내장의 성쇠를, 기색의 허실, 사기邪氣의 얕고 깊음을 알 수 있다."

이것은 구체적으로 각종의 변증이 되어 수행된다.

---

7. 이덕신(李德新) 편, 《실용중의학기초》 요령(遼寧)과학기술출판사, 1985, 제1장, 제3절, 精氣學說. 최근 중국에서 이루어지고 있는 현대적인 해석에도 언급하는 일이 많아서 흥미로운 저작이다.

"치료의 면에서 중국의학은 질병의 발생이 사기와 정기의 모순 투쟁에 의해서 결정되지만, 발병에 관해서 주도적인 지위를 차지하는 것은 어디까지 정기이다…… 치료의 원칙은 정을 도와주고 사를 물리치는 것이다."

근대의학이 확인한 병원체가 중국의학에서는 그 기능면에서 포착되고 외사外邪의 하나가 된다. 중국의학이 소박하면서도 병원체의 인식을 가지고 있다는 것은 오히려 나쁜 영향을 끼친다. 중국의학은 기능의 배후에 있는 실체를 실체로서 독립해 논하지 않고, 소위 칸트가 말하는 '물자체'로서 인식의 외부에 두었다. 이 '방법적 금욕'에 따라 의료이론을 현실에서 '기의 의학'으로 성립시킨 것이다. '물자체'를 '우리로서의 사물'로 전화해가는 과정의 피안에, 의醫의 과학을 세운 근대의학과는 대조적인 기술학의 방법이 바로 여기에 있다.

그건 그렇다고 치고 '물자체'를 그냥 내버려둘 수 없는 것은 인간 지성의 숙명적인 충동이다. '최근 과학의 발전과 연구수단의 현대화에 따라서 내외의 학자는 많은 첨단 과학, 예를 들면 분자생물학, 양자생물학, 생물물리학, 양자역학의 입장에서 중국의학의 기의 실체에 대한 연구에 착수하게 된' 것은 불가피한 상황이다. 메기의 입장에서라는 것도 있겠지만, 우선 메기 이외의 연구를 한번 보자.

중국의 연구자 중에는 기가 체외로 방출되는 일이 있다고 주장하는 사람들이 있다. 이같은 기를 '외기'라고 부르는데, 기공의 수련을 쌓으면 강하게 외기를 발한다고 한다. 기공에서 말하는 외기의 물질적 기초에 대한 연구로부터 기공을 하는 사람은 미립자의 흐름형태로 정보를 받고 있다는 것을 보여주는 실험이 있었다는 보고가 있었다. 이 미립자는 60±2미크론의 직경으로, 정부正負의 전기를 띤 것도 있다고 한다.

또한 체내에 있는 기는 생명의 장場이 아닐까라고 말해지고 있다.

고주파의 고압전장하에서는 인체의 주변에 헤일로우HALO[8] 같은 발광현상이 보인다. 이것이 내기 존재의 표현이지 않은가 하고 생각하는 사람이 있는 것 같다.

원기의 본질은 세포생명에 있다고 하는 생각도 있다. 이것에 따르면 기는 세포생명의 다른 호칭이다.

또한 기가 단백질, 당, 지방, 비타민 등 생명의 기본물질과 관련되어 있다고 생각하는 사람도 있다. 하지만 만약에 기가 어떤 물질이라고 하면 이것들과 관련되어 있지 않다고 생각하는 쪽이 무리일 것이다.

이런 식으로 기라는 것을 물질로서 포착하려고 한다면 호리병에 메기를 잡아가두려는 꼴이 되어버릴 것이다. 이 광경을 그린 '표점도瓢鮎圖'가 교토京都의 묘심사妙心寺에 있는데 국보로 지정되어 있다(예전에 일본인은 점鮎이라는 자를 써서 메기를 나타냈다). 기의 이해에는 메기의 입장에 설 필요가 있는 까닭이다.

메기의 역습

공자가 제자들을 데리고 여러 나라를 편력할 무렵, 진국陣國과 채국蔡國 사이에서 재난을 당한 것은 '진채의 액'으로 잘 알려진 사실이다. 진과 채는 모두 하남성 주위에 있는 소국이다.

그때의 상황은 ≪논어≫에 다음과 같이 언급되어 있을 뿐이다.

"진나라에서 식량이 떨어져 따라간 사람은 지쳐서 일어설 수도 없었다. 제자인 자로子路는 화가 나서 공자에게 물었다. '군자라도 곤궁

---

[8]. 성인의 머리 위쪽에 나타나는 광륜.

한 일이 있습니까?' 그러자 공자가 말했다. '군자도 물론 곤궁하다. 하지만 그렇게 곤궁해도 소인처럼 함부로 행동하지는 않는다.'"(≪논어≫〈위령공〉)

다른 책에도 공자는 태연자약했다고 전해지지만, 이 굶주림과 병 때문에 수행원들이 쓰러지는 위기를 어떻게 탈피했는지? 그 사정을 전하는 것은 ≪수신기搜神記≫의 다음과 같은 이야기뿐이다.

공자는 그때에도 여관에서 거문고를 연주하면서 노래를 부르곤 하였는데, 어느 날 밤 키가 구 척이나 되는 검은 옷을 입은 남자가 갑자기 침입했다. 자로가 달려들었지만 그 사람을 쓰러뜨릴 수는 없었다. 공자는 남자의 턱뼈[9]가 이상하게 튀어나와서 덜거덕거리는 것을 보고, 그곳을 잡아 쓰러뜨리라고 했다. 자로가 그대로 하자 남자는 땅에 쓰러졌다. 그리고 쳐다보자 그것은 커다란 메기였다.

공자는 이때 오행설에 따라서 괴력난신학怪力亂神學을 한차례 설파했지만, 그것은 생략하기로 한다. 자로가 메기를 삶았더니 맛이 아주 좋았다. 그것을 먹자 환자도 힘을 되찾아 다음 날에는 출발할 수 있었다고 한다.

≪수신기≫는 육조시대六朝時代에 씌어진 설화집으로, 전설을 기록한 것에 불과하기 때문에 진위는 보증할 수 없다고 편집자 자신이 말하고 있지만 이 귀중한 메기 이야기는 믿지 않을 수가 없다.

메기가 유가의 영양營養이 되었다는 이야기는 의미심장하다. 유학은 고대 철학사상을 집약하는 과정에서 많은 것을 버렸다. 그 중 하

---

9. 원문은 '甲車'. 다케다 아키라(竹田晃) 역, ≪搜神記≫. 평범사, 1964년에는 이것을 장갑차라고 설명했지만, 메기는 차에 타지 않는다. 아라이 이로이시(新井白石), ≪鬼神論≫, ≪일본사상대계·71≫(岩波書店)에 따라 이렇게 이해한다. 이런 사람이 메기의 풍모에 꼭 알맞다. 나는 이러한 핍진한 묘사는 실지로 본 것을 말하는 것과 다름없다고 믿는다.

나가 의학이다. 이것이 메기를 빌린 이 우화적 전설의 참된 뜻이다. 메기가 쓰러지자 공자는 계속 거문고를 튕겼다고 한다. 기성 사회체제와 손을 잡은 아카데미즘 승리의 노래일 것이다.

≪논어≫를 다시 읽어보자.

"종자들의 병을 보자 흥이 나지 않았다. 자로가 화가 나서 말했다. '군자도 또한 궁한 일이 있습니까?⋯⋯ 군자의 학문은 메기만큼도 도움이 되지 않는 것이 아닙니까?' 공자가 말했다. '군자는 원래부터 궁하다. 소인은 궁하면 이에 흐트러진다⋯⋯ 군자도 병은 싫지만 소인처럼 흐트러지지는 않는다. 명의, 최고의 의료는 군자 주위에 자연히 모이는 법이다. 의술 같은 작은 일에 얽매이지 않고 가장 큰 학문을 해라.'"

자로는 납득한 것 같았지만 모두가 납득하지는 않았다. 나중에 공자는 이렇게 술회했다.

"나를 따라서 진과 채에 간 사람은 이제 완전히 문하에서 없어졌다."(≪논어≫ 〈선진〉)

≪논어≫와 ≪황제내경≫에 대해 미래에는 어떠한 평가를 내릴까? 메기의 역습, 물고기魚의 일념—念에 대한 결론은 아직 내려져 있지 않다.

09 질식하지 않는 방법

목을 조이는 병

"이 역병이 최초로 엄습한 것은 우리집에서 10마일 정도 떨어진 곳에 사는 일가였다. 그 일가는 그 때문에 2주일 만에 아이 8명을 잃었다. 완전히 녹초가 된 이 집 사람들이 나를 불러서 찾아갔을 때 마침 아이 하나가 숨을 거두었기 때문에 나는 해부할 수 있는 좋은 기회를 잡을 수 있었다. 그 덕분에 이 병의 본성에 대해서 다른 곳에서는 얻을 수 없는 지식을 얻을 수 있었다."

비탄에 젖어 있는 양친에게 사랑하는 아이의 해부를 제안한 것은 지금도 좀처럼 할 수 없는 일이다. 더구나 위의 글을 쓴 사람은 목사이고 장소는 미국 동부, 아직 신앙심이 깊은 18세기 전반의 일이었다. 여기에서 말하는 해부는 병리해부에 속한다. 근대에 서양의학의 발전을 준비하고 지탱해온 소박하고 오랜 전통을 가진 노력이 바로 병리해부의 누적이었다. 얼마 전에 이루어진 현미경의 발명은 병리

해부에 의한 식견을 육안이라는 한계를 초월해서 심화시킬 준비를 정비하고 있었다.

예를 들면(이것은 다음 세기의 일이지만) 당뇨로 수척해서 죽어가는 환자의 췌장에 현미경적인 이상, 즉 란겔한스섬이라고 부르는 세포군의 유리화를 렌즈를 통해서 발견한 것이, 당뇨병을 체내의 국부적인 병변에 근거해서 질병이라고 간주하는 실증적인 근거를 부여했다.

다시 본래의 이야기로 돌아가보자. 이 경우에는 병리해부가 그렇게 극적인 전환점이 되지 않았을 것이라고 생각되지만, 병리해부를 향한 강한 의지를 의사醫師라고 할 수 있을지 어떨지 잘 몰라도 의료에 종사하던 목사牧師마저도 인정할 수 있는 것에 감명을 받지 않을 수 없다.

이 목사는 조나센 디킨슨으로, 1706년에 예일대학을 졸업했다. 그해 졸업생은 세 사람, 전원 성직으로 나아갔다. 성직자 양성은 당시 대학의 커다란 역할로, 디킨슨은 즉시 뉴저지로 부임했다. 그러나 임지의 엘리자베스 타운에는 한 사람의 의사도 없었다. 따라서 목사는 의사를 겸임하지 않을 수 없었다. 18세기의 중반까지 미국은 아직 미국이라고 하기보다 식민지 뉴잉글랜드에 더 가까웠는데 당시는 충분한 훈련을 받은 변변한 의사가 없었다.

예일대학은 지금 미국의학의 커다란 중심지이지만, 당시는 디킨슨이 신학을 전공하면서 동시에 어떤 의학을 배울 기회가 있었는지 나는 잘 모른다. 하지만 그가 과학적 의학을 지향, 그 진수를 정확히 파악하고 있었던 것은 앞의 일화에서도 충분히 엿볼 수 있다.

이것은 물론 디킨슨의 자질일 것이다. 그는 종교적 소책자 몇 가지를 간행한 일로 종교계에서도 명성을 높였지만, 얼마 안 있어 논문 한 편을 저술했다. 이것은 의학에서도 제1급 저작물이다.

디킨슨이 취급한 역병은 옛날부터 잘 알려져 있던 것으로, 전세기에 스페인에서 대유행을 한 적이 있었다. 스페인의 역사에서 1613년은 '가로치로의 해'라고 불린다. 이 해에 많은 아이가 '가로치로'로 죽었기 때문이다. 가로치로는 '목을 조이는 병'이라고 번역할 수 있을 것이다. 가로치로는 스페인에서 몽둥이나 막대기를 나타내는 가로테에서 유래했다. 몽둥이에 대한 글자의 용법은 어느 나라에서도 오해하기가 쉽다. 몽둥이라는 글자의 잘못이 아니라, 몽둥이 그 자체가 가지는 물리적·사회적 기능 탓일 것이다.

막대기는 우선 때리는 데에 사용된다. 봉봉계棒棒鷄는 결코 닭이 몽둥이를 휘두르는 것이 아니라 맛을 좋게 하기 위해서 닭을 때리는 것이다. 하지만 몽둥이의 기능에서 크게 벗어나지 않는다. '봉자棒子'가 옥수수를 가리키는 말로도 쓰이는 것은 모양에서 연유한 것이지만, '봉자공창棒子工廠'은 옥수수를 가공하는 것이 아니라, 대량으로 사람을 모함에 빠뜨리는 4인방 시대의 풍조를 풍자한 말이다. 4인방 시대에는 그 외에도 '모자공창帽子工廠'이라는 말이 유행했었다. 머리에 쓰면 반동이라는 오명으로 밤에도 잠들 수 없는 모자를 생산했다는 말인데, 지금은 어떤 모자를 만들고 있을까?

이야기가 몽둥이로 벗어났지만 가로테를 사전에서 찾으면 몽둥이로 밧줄을 비틀어 목을 조이는 처형법이라는 의미도 있다. 매다는 것보다도 더 천천히 조일 수 있는 것은 분명하다. 따라서 가로치로는 천천히 질식하는 병을 가리킨다. 같은 병을 고대 중국인은 후비喉痺라고 불렀다. 오늘날에는 디프테리아라는 명칭이 일반적이다.

디프테리아와 백후白喉

디킨슨이 저술한 의학논문의 표제는 "흔히 목의 디스템퍼라고 부르는 가공할 만한 역병에 관한 고찰 및 그 치료법에 대한 제언"이다.

디스템퍼는 개나 고양이 등에 일어나는 발열, 둔미鈍麻, 식욕부진, 그리고 코와 눈에서 나오는 분비물을 동반한 병이지만, 디프테리아의 인식이 명확하지 않았던 당시에는 이처럼 애매하게 사용했다. 또한 디스템퍼는 전염병이지만, 디킨슨시대에 전염이라는 개념이 명확히 확립되지 않았던 것은 나중에 설명하는 것과 같다. 이 논문에서 그는 다음과 같이 말했다.

"이 디스템퍼는 1735년 2월에 이 지방을 엄습했다. 오래 계속되었고 광범위하게 퍼졌기 때문에, 이 역병의 갖가지 형태를 숙지할 기회가 주어졌다."

앞에서도 말한 것처럼 디킨슨은 처음에 만난 기회에 해부를 시도했다. 나중에 뉴저지 대학(프린스턴 대학의 전신)의 초대학장이 된 그는 꼼꼼하고 예리한 역병연구자였다. 목의 디스템퍼에 대해서 그는 이렇게 기술했다.

"대부분의 경우 처음에는 약간 불쾌하고, 보통의 감기와 비슷하다. 조금 나른해지고, 있는 듯 없는 듯 열이 천천히 난다. 목이 조금 아프고 편도선이 약간 붓는다. 경우에 따라서는 콧물이 나오고, 안색이 나빠지며, 눈이 흐리멍덩해진다. 환자는 며칠간이나 거뜬하게 일어나고, 위험을 전혀 느끼지 못한다. 하지만 이윽고 점차로 열이 올라가서 목 전체, 때로는 구강 윗부분이나 비공까지 궤양성 외피로 덮인다…… 폐가 침범당하면 환자는 개가 낮게 짓는 것처럼 헛기침(공핵 空咳 : 犬吠樣咳嗽)을 하지만, 이윽고 목이 이상하게 마르다가 결국 목소리가 나오지 않게 된다. 대단히 괴로운 천식증상과 호흡곤란이 따르고, 불쌍한 환자는 완전한 질식, 또는 호흡정지에 의해 해방될 때까지 그 고통 속에서 발버둥친다."

디킨슨은 폐가 침범당한 사람 중에 살아난 사람은 없었으며, 심한 기침 때문에 길이 몇 인치, 폭 1인치 정도의 피막단편이 폐에서 잘려나온 것을 보았다고 한다. 이와 같은 자세한 임상적 묘사는 이 병에 걸린 환자를 상당히 오랜 기간 보아온 사람이 아니면 쓸 수 없을 것이라고 미국의 의학자인 우드는 말했다.[1]

디프테리아는 오늘날의 의학에 따르면 디프테리아균의 전염에 의해서 발생하는 급성전염병의 한 종류이다. 디프테리아균을 규정한 것은 이로부터 1세기 반도 더 지난 1884년으로, 코호 문하의 레프렐이었다. 레프렐은 디프테리아균이 외독外毒을 낳고, 그것이 혈액과 함께 전신으로 퍼져나가 장애를 일으키는 것도 발견했다. 이윽고 베링그와 기타자토 시사부로北里柴三郞는 면역이 된 동물의 혈청에 디프테리아 독소를 없애는 작용이 있다는 것을 규명하고, 디프테리아의 항독소 혈청에 의한 치료의 길을 개척했다. 디프테리아는 혈청요법이 개발되기까지 사망률이 아주 높은 병이었다.

균이 인두나 후두 등에 침입해서 병소病巢를 만들면 그 표면에 노랗게 낀 하얀 막 같은 것이 형성된다. 이것이 병의 특징이다. 이 막 같은 것은 위막僞膜이라고 부른다. 브레트노가 이 병을 디프테리아라고 명명한 것은 19세기에 접어들고부터이다. 중국에서 왕청임王清任이 횡경막의 올바른 형상을 모색했던 시대와 그렇게 멀지 않은 시기였다. 디프테리아는 막을 의미하는 그리스어에서 유래했다. 중국에서는 청대에 들어서고 나서 백후白喉라고 불렀는데, 그것도 이러한

---

[1]. W. B. Wood, *From Miasmas to Molecules*, Columbia University Press, 1961.

특징에 초점을 맞춘 이름이었다.

불로 변하는 사독邪毒

디프테리아에 대한 기술記述은 유럽에서 히포크라테스로 거슬러 올라간다는 설이 있지만, 확인하기 어렵다. 로마시대의 알레타이오스가 2세기에 적은 훌륭한 기술은 의심할 여지도 없이 오늘날에 말하는 디프테리아이다. 그는 이 병이 이집트, 또는 시리아에서 전해졌다고 믿었다. 그래서 이집트(또는 시리아) 궤양이라고 불렀다. 6세기 무렵 동로마제국 유리아누스 황제의 시의侍醫였던 아에티오스에 와서는 묘사가 한층 더 뛰어나다.

"어린애가 가장 자주 걸린다…… 통상 아프터라고 불리는 증상이 나타난다. 이것은 하얀색 반점 모양으로 회색이거나 불에 데인 상처와 비슷한 것도 있다. 환자는 목이 마르고, 계속 숨이 막힐 듯이 된다…… 환부에 통증이 번진다…… 어떤 경우에는 구개수口蓋垂가 완전히 병에 걸려 통증이 오래 계속되어 격심해지면 환부 위에 반흔이 생기고, 환자의 목소리는 말라버린다. 액체를 마시려고 해도 콧구멍으로 역류한다. 나는 회복 도중이었던 소녀가 40일째에 죽는 것도 보았다……"

이 병에 대한 언급이 중세에는 적지만, 16세기에서 17세기에 걸쳐서 이 병이 이베리아 반도를 석권한 것은 앞에서도 말했다. 이렇게 역사상으로는 뉴잉글랜드에서 이 병이 만연했던 시기가 있었다. 관찰과 기록이 자세해졌지만, 손쓸 방법은 여전히 없었다.

그러면 중국에서는 이 병을 어떻게 인식해왔는가?[2]

≪황제내경≫에 나오는 '후비喉痺'는 디프테리아(또한 편도선염을 포함할지도 모른다)를 가리키는 것이라고 이해되고 있다. 명칭을 통해 목의 작용이 마비되는 것을 말한다는 것을 알 수 있지만, ≪황제내경≫의 기록은 너무나도 간단하다. 하지만 이 말과 관련된 제가諸家의 기록에서 다음과 같이 생각할 수 있다.

증상으로서 예를 들면 "목구멍이 부어서 막히고 아프다. 액체가 통과하지 못하고 7,8일 만에 죽는다"(≪주후방肘後方≫ 3세기 무렵), 또는 "후비는 인후가 부어서 막히는 것이다. 죽을 먹어도 들어가지 않고, 이윽고 농혈이 생긴다. 독이 심心에 들어가면 견디기 어려워서 괴로워하고, 심한 열이 나서 오한을 느낀다. 7,8일 만에 낫지 않으면 사망한다"(≪제병원후론諸病源候論≫ 7세기 초) 등이라고 한 것은 상당히 자세한 관찰이다.

'독이 심에 들어가면'이라는 것은 오늘날에 보아도 극히 뛰어난 관찰이다. 디프테리아는 단지 기도가 막혀서 질식하는 경우도 많았지만, 균의 독소가 호흡근을 마비시키는 이외에 순환기 계통을 침범해서 중독이 심하면, 발병 1주일 이내에 심장마비로 사망하는 일도 적지 않고, 경과가 좋은데도 몇 주일 후에 급사하는 일도 있다. 앞에서 나온 기록은 이러한 근대적 소견을 앞서간 것처럼 생각된다.

16세기의 두한경竇漢卿은 아주 명쾌하게 표현했다.

"만약 목구멍이 부어 있고, 그 색이 하얗고 주름처럼 보이면 이 풍독風毒은 후비이다. 색이 보라색을 띠는 경우도 있고, 혀가 부어서 움직이지 않거나 입 안에 냄새가 생기기도 한다…… 몸은 한열寒熱이

---

2. 高境明 ≪古代兒科疾病新論≫ 상해과학기술출판사, 1983년.

나고, 이를 강하게 악물어 소리를 낼 수가 없고, 목 안에서 신음소리가 난다."(≪창양전서瘡瘍全書≫)

그러나 가장 특징적인 것은 중국의학이 후비에 대해서 일관되게 병리이론을 가지고 있었다는 것이다. ≪내경≫은 "(12경락 중의) 궐음경厥陰經과 소음경少陰經(一陰一陽)에 울결鬱結(기의 막힘)이 생겨 병사病邪가 침범한 것을 후비라고 한다"고 기술하고 있다. 궐음은 풍화風火(상승하는 불)이고, 소양少陽은 상화相火(내정內攻하는 불)이기 때문에 후비는 주로 풍화에 의해서 일어나게 된다. 또 수소음심맥手少陰心脈이 마음에서 일어나고, 그 지맥이 목을 통과하기 때문에 마음의 병에도 관계된다고 한다.

이런 이유로 이정李梴은 "인후의 병은 종류가 복잡하지만 모두 다 불에 귀착한다…… 불의 기운이 안정되면 열이 맺혀 통증이 일어나며 붓는다. 불의 기운이 빠르면 심하게 붓고, 감각을 잃으면서 비痺가 된다. 비가 심하면 숨이 통하지 않게 되고, 염증이 막혀서 죽는다"(≪의학입문醫學入門≫ 16세기)고 갈파했다.

요컨대 이 병은 역독의 기에 감응하여, 폐위肺胃의 열이 폐위의 문인 인후부에 모여서 발생한 것이다. 사독이 폐에 머물러 두껍게 쌓여서 불로 변하고, 음陰인 체액을 태워서 말려 독사毒邪가 번창한다. 역독이 안에서 심포에 떨어지면 심기부족心氣不足이 되고 죽음에 이르는 일도 있다.

결국 독이 폐를 침범하여 폐음(폐를 돌보는 체액)을 손상하기 쉽기 때문에 음을 기르고 폐를 맑게 해서 해독하는 것을 치료의 방침으로 삼아야 한다. 만에 하나라도 독을 발산시켜서 음을 다치게 하는 일이 있어서는 안된다고 하였다. 양증陽證이냐 허증虛證이냐에 따라서 토우슬가상갈탕土牛膝加桑葛湯이나 양음청폐탕養陰淸肺湯 등이 사용

된다.³

　조금 오래된 자료이긴 하지만 천진시市 전염병원은 1960년부터 양음청폐탕에 신선활명탕神仙活命湯을 섞어 1008명의 인두 디프테리아를 치료하는데 사용하여 좋은 결과를 거두었다. 1963년에는 처방을 간단히 해서 지황地黃, 현삼玄參, 황금黃芩, 연교連翹, 맥동麥冬만으로 했다. 그리고 1963년부터 1968년에 걸쳐서 248명의 치료성적을 검토한 결과, 대부분은 4일 이내에 퇴원할 수 있었고, 위막도 없어지고 목의 통증도 사라졌다고 한다. 항독혈청을 사용한 대조군對照群과 비교해서 거의 차이가 없었다.⁴(이에 대해서 다른 사람이 다시 시험하여 재확인했는지, 또한 그 이후의 진전에 대해서 유감스럽게도 알 수 없었다)

나쁜 공기 미아즈마

다시 식민지인 뉴잉글랜드로 이야기를 돌리자. 디킨슨이 뉴저지에서 최초의 환자를 만난 그해, 북쪽으로 400km나 떨어진 뉴햄프셔의 킹스톤에도 같은 병이 나타났다. 10년 전에 목사인 워드 클라크가 킹스톤에 부임했을 때는 마을에 81가家밖에 없었다. 그러나 그 사이에 인구는 2배가 되었다. 대단한 병은 없었기 때문에 의사 없이 클라크씨 혼자서 충분히 처치할 수 있었다.

　그해 1735년은 봄이 늦게 찾아왔고 기후는 이상하게도 습도가 높고 추웠다. 5월 20일 모르건 가家의 아들 존이 며칠 동안 앓더니 죽었

---

3. 李超 主編 ≪簡明中醫學≫ 호북과학기술출판사, 1986년.
4. ≪中華醫學雜誌≫ 1947년 제3기.

09_질식하지 않는 방법　157

다. 1주일 후 4마일 떨어진 마을 반대쪽에 있는 웹스터 가의 세 아이가 3일 동안에 잇따라 죽었다. 모르건 가의 경우와 같은 병인 것 같았지만, 이 두 가족은 몇 달 동안이나 접촉이 없었다. 그 이후의 비극을 클라크씨가 극명하게 기록하고 있다. 6월의 사망자는 13명, 7월은 19명이었다. 그 안에는 클라크씨의 아내와 막내아이가 포함되어 있었다. 8월에는 클라크씨의 아이가 다시 2명 죽고, 12월까지 사망자는 102명에 달했다. 역병은 다음 해에도, 또 그 다음 해에도 계속되었다. 결국 네 아이를 모두 잃어버린 클라크씨는 1737년에 마을을 떠났고 얼마 안 있어 사망했다. 1738년까지 마을 어린아이의 3분의 1이 목숨을 빼앗겼다.

킹스톤에서 시작된 역병은 뉴햄프셔 마을들로 번지고, 동쪽의 메인 지방, 남쪽의 메사추세츠 지방으로 악마의 손길을 뻗어서, 남북으로부터 보스톤에 번졌다. 보스톤의 의원들은 시市 내외의 명의를 소집해서 상황을 검토했다. 시몬 다프트 박사 등 의사진은 이 역병의 전염경로를 신중하게 검토하고 나서 이렇게 결론을 내렸다.

"이 디스템퍼는 접촉에 의해서가 아니라 나쁜 공기에 의해서 전염된다."

'1735~40년의 후두 디스템퍼'의 경로에 대해서는 이것으로 그치기로 하자. 다만 한 가지 덧붙여서 말하면 보스톤의 손실은 비교적 가벼워서, 그곳 의사들은 다른 마을의 돌팔이의사와는 솜씨가 다르다고 예전보다 더욱 거드름을 피웠다고 한다. 그 자부심에 찬물을 끼얹는 것 같지만 역병의 유행에는 사실 경중輕重의 두 종류가 있어서 사망률이 상당히 다르다. 그리고 보스톤을 습격한 것은 가벼운 쪽이라서 이미 종식을 향해 가고 있었던 것이다.

경건한 식민지 사람들에게 이 역병은 신의 행위이고 자신들의 '죄의 과실'이었다. 그러나 접촉감염을 전혀 몰랐던 것은 아니다. 예를 들면 천연두에 대해서는 잘 알려져 있고, 각 지방에는 전염병의 만연을 방지하기 위한 엄중한 법률도 있었다.

하지만 역병이 나쁜 공기, 또는 '미아즈마'에 의해서 생긴다고 하는 생각은 멀리 히포크라테스에게서 비롯되었고 갈레노스에 의해서 상세하게 설파되어 중세에 이르기까지 거의 지배적이었다. 그리고 이윽고 접촉에 의한 감염이라는 생각이 점차로 나타났다. 뉴잉글랜드의 의사들은 우연히 오래된 학설밖에 몰랐지만, 어쨌든 감염설이 승리를 거두기 위해서는 접촉에 의해서 무엇이 수수授受되는지 수수되는 병원체를 실증적으로 제시할 필요가 있었다. 반복해서 말하지만 레벤후크는 이미 17세기 말에 현미경을 발명해서 미생물을 발견했다. 하지만 그것이 병원체로서 확인되고 감염설의 지주가 되기까지는 아직 많은 세월을 필요로 했다.

여기癘氣도 기氣이다

콜레라균이 발견되었을 때에도 그것에 반대하는 사람이 이론보다 증거를 대기 위해서 콜레라균을 먹었다는 이야기가 있다. 사실 여부를 잘 모르기 모르기 때문에 그 사람이 콜레라에 걸렸는지 어떤지는 더욱 알 수가 없다.

이것과 반대되는 의론도 있다. 전염병이 정설이 된 오늘날, 중국의학을 되돌아볼 때 그곳에도 감염의 개념, 병원체의 개념이 있었다고 지적하는 것과 같은 의론이다. 이 같은 의견에도 물론 일리는 있다. 감염설·비감염설의 대립을 예상하지 않고 섞여 있는 이론을 후세의 눈으로 읽을 때, 그곳에서 갖가지 측면을 더듬는 것은 결코 불가능하지 않다. 예를 들면 현재와 같은 사회주의의 분열상태를 예상하지 않았던 마르크스의 말에서 각 진영이 자기 기호에 맞는 것을 얼마든지 인용할 수 있는 것이다.

≪황제내경≫에는 후비가 민간의 유행병이라고 되어 있고, 누영樓英의 ≪의학강목醫學綱目≫에는 이것이 "향촌의 병이고, 천행운기의 사邪에 속한다…… 홍무 무진洪武 戊辰(1389년) 봄, 향촌에는 후비를 앓는 사람이 몹시 많았다" 등으로 씌어 있는 것처럼, 이 병이 유행했다고 하는 사실은 의심할 여지가 없다.

하지만 한 사람으로부터 다른 사람에게 전염되는 것에 대해 명확한 인식이 있었는지는 확실하지 않다.

또한 1625년 시실리 섬에서 일어난 일이지만, 교회의 어느 임원이 목에 염증을 일으키고, 더구나 입에서 악취가 나오는 듯한 기분이 들었다(디프테리아에 걸렸을 때 구취가 나는 경우는 앞에서도 말한 것처럼, 16세기에 두한경이 지적했다). 기분 탓인지 확인하기 위해서 친구에게 숨을 내뿜었더니, 그 친구가 4일 후에 먼저 죽어버렸다. 이 사실을 목격한 콜테시우스가 디프테리아 감염설의 논거로서 전하는 이야기이다. 디프테리아가 아니더라도 훌륭한 사람에게 다가가서 숨을 마시거나 눈길을 받기 위해서 인생을 엉망으로 만들거나 '가로테がㅊて'되는 사람이 있다. 훌륭한 사람은 빨리 동상으로 만들어버리는 편이 좋다.

이야기가 벗어난 김에 디프테리아에서도 조금 벗어나 보자. 명대의 오우가吳又可가 1642년에 저술한 ≪온역론瘟疫論≫은 오로지 급성 전염병을 취급한 저작이라고 알려져 있다. 오우가는 그의 저술 속에서 기후의 정상과 비정상만으로는 대다수의 사람들이 역병을 일으키기에 충분하지 않다고 한다. 즉 역병을 일으키는 풍한서온風寒暑溫은 통상의 풍한서온과는 다르기 때문에 사람이 역을 앓는 것은 천지의 '여기癘氣'와 접촉했기 때문이라는 것이다. 따라서 오우가는 '여기'를 전염병의 병원으로서 인식했다고 하는 설이 있다. 그 외에도 중국의 학자의 학설에는 예를 들면 '역려疫癘'의 기운에 감염된 사람이 죽으면 남은 재앙이 사라지지 않고 남아서 자손·친족에게 전해지기 때문에 그들은 죽은 사람과 같은 증상을 얻는다고 ≪제병원후론諸病源候論≫ 에 씌어 있는 것을 비롯해서, 접촉감염의 인식을 나타내는 예를 많이 볼 수 있다고 한다.[5]

이와 같은 의론을 심화시키기 위해서는 내인, 외인, 병인 등의 개념을 명확히 할 필요가 있다고 생각되지만, 그보다도 나에게 흥미로운 것은 '여기癘氣' 등의 형태로 외인을 포착하는 것에 의해, 그것을 중국의학 속에서 기의 생리학 틀에 넣을 수가 있었다는 점이다. 외인이 내재화되어 버린다고 해도 좋을 것이다. 그래서 디프테리아의 '여기'가 무엇인가를 더이상 추구하지 않고 대처 방법을 생각할 수 있었다. 그것은 그렇다 치고 최근의 중국의학 발전은 중국의 정책에 힘입은 바 크다. '외인을 내재화해서 시스템을 활성화하는 이론'을 시사하는 것으로 정치에 보답을 할 수는 없을까?

---

5. 謝學安 〈中國古代對疫病傳染性的認識〉 ≪中華醫史雜誌≫ 1983년 제4기.

10 수의학의 권유

각하, 수의를 부르십시오

19세기에 빌헬름 1세를 보좌해서 독일제국 건설에 크게 공헌을 했던 '철혈재상' 비스마르크가 어느 날 병에 걸렸다. 그러나 그는 의사에게 보일 필요가 없다고 주장했다. 이를 걱정한 측근이 억지로 의사를 불러서 진찰을 시켰지만, 비스마르크는 불쾌한 표정으로 의사의 질문에 제대로 대답을 하지 않았다. 참고 참던 의사는 이렇게 외쳤다고 한다.

"각하! 대답을 하고 싶지 않으시다면, 환자에게 질문을 하지 않아도 되는 수의사를 부르십시오!"

언제 어디에서 이 일화를 읽었는지 기억이 없기 때문에 그 전후의 사정을 확인해볼 수가 없다. 그러나 비스마르크가 프러시아 수상에 이어서 제국수상을 역임한 동안의 사건이기 때문에, 1862년부터 1890년까지의 기간이라고 단정할 수 있다.

수상에 취임하면서 "시대의 대문제는 언론이나 다수결에 의해서가 아니라…… 그것이 바로 1848년과 1849년의 대실패였다…… 철과 피에 의해서 해결되는 것이다"라고 말해서 '철혈재상'의 이름을 얻은 것은 주지의 사실이다. 이 '철혈정책'에 의해서 비스마르크는 19세기 초 이후에 있었던 독일 통일운동의 고조를 1848년 혁명의 폭풍우를 타고 넘어서 프러시아의 주도하에 실현하고, 독일제국을 유럽열강의 하나로 끌어올렸던 것이다.

이 시기는 독일 의학, 나아가서는 서양의학이 크게 약진해서, 확고한 방법으로 '과학적 의학'으로서의 지위를 보증받은 시기이기도 했다. 비스마르크가 왜 의사의 진찰을 거부했는지는 알 수 없다. 동부 프로이센의 보수적인 토지귀족이었던 그가 학자나 인텔리를 싫어한 김에 학문을 하는 자로 분류되기 시작한 의사까지도 싫어했던 것일까?

비스마르크가 '철과 피'가 아니라 '기와 피와 물'이라고 말했다고 하면, 나는 비스마르크가 어쩌면 중국의 오래된 속담을 알고 있었던 것은 아닐까 하고 생각했을 것이다. ≪한서≫〈예문지〉에는 "병이 있어도 치료하지 않는 것은 항상 보통수준의 의사를 얻는 것이다有病不治, 常得中醫"라고 되어 있다. 병에 걸려도 의사에게 진찰을 받지 않으면 중간 정도의 의사에게 진찰을 받는 것과 같은 효과가 있다는 뜻이다.

또한 의사를 상·중·하로 구분하는 생각은 중국에서는 오래전부터 있었다. 주대의 제도를 적은 ≪주례周禮≫의 의사제도醫事制度 속에 확실히 포함되어 있다. 현재의 중국에서는 어떠할까? '중'이 '중의中醫'라고 한다면 '상'은 대도시 대병원의 '서의西醫'가 아닐까? 몇 사람들로부터 얻어 들은 것이기 때문에 더이상 억측하는 것은 피하고 싶다. 그러나 학업성적이 우수한 젊은이가 의학을 지망할 때, 중서中西 두 가지 길 가운데 자유롭게 선택하라는 말을 들으면 과연 어느 쪽을 선택할까? 의사의 계급을 말하면 지금 서술하고 있는 시대의 독일은 상·중·하는커녕 심한 지방에서는 대학 나온 의사를 4계급, 대학을 나오지 않은 의사를 20계급으로 나눴다고 한다. 현재 중국의 의사도 메이지시대의 일본을 생각나게 하는 갖가지 계급이 있지만, 독일에 비하면 상당히 간소하다고 할 수 있을 것이다.

이야기를 되돌려 비스마르크가 '1848년의 실패'라고 하는 것도 주목할 만한 가치가 있다. 젊은 마르크스, 엥겔스, 하이네를 흥분시킨 1848년의 '3월혁명' 때 '중대 소속 군의'였던 젊은 의사 피르효(또는 위르효라고 함)는 반정부측의 바리게이트에 숨어 있었다. 하급 의사는 대우가 나빠서 혁명측에 동정적인 사람이 많았다고 한다. 이윽고 혁명을 떠나지 않을 수 없었던 피르효는 학문에 전념해서 10년 후인 1858년에 명저 ≪세포병리학≫을 저술해서 의학의 방향을 새롭게 지시하였다. 비스마르크를 불쾌하게 만든 의사는 이 전향한 사람이 저술한 저작의 영향하에 있었을 가능성이 크다. 이 책은 어쨌든 거대한 영향을 미쳤으니까.

그 영향하에서 근대의학은 '수의학'이 되어간다.[1]

수의학의 권유

"지금으로서는 의학사상 손으로 꼽을 수 있는 고전의 하나가 된 피르효의 ≪생리학 및 병리학적 조직학을 기초로 하는 세포병리학≫은 8절판의 4백 페이지 정도로 적당하다"라고 가와기타 아이로川喜田愛郎 선생님이 말한[2] 이 책은 지금은 일본어로도 중국어로도 읽을 수 있지만, '그 자신이 개척한 많은 새로운 사실을 넣은 밀도 높은 저술의 취

---

1. 이미 현대의학은 수의학이라고 갈파한 분이 있다. 누구인지 잊어버려 경의를 표할 수가 없기 때문에 적어도 여기에서 실례를 사과한다.
2. 가와기타 아이로 ≪근대의학의 사적기반·하≫ 이와나미 서점, 1977년.

지를 조금 난폭하게 재편성해서 짧게 소개'하는 것조차 가와기타 선생은 1만 3천 자를 소비하셨기 때문에, 여기에서는 난폭함을 뛰어넘어서 한두 마디만 소개하기로 한다. 사회주의인 중국에서도 ≪자본론≫이 전혀 읽히지 않아 인용으로 끝나는 것처럼, 이것은 '고전'의 숙명이다.

"피르효가 한 작업의 본질적인 공헌을 어떻게 생각하는가 하는 문제는 참으로 어려운 문제로…… 일단 형태학적 방법에 의한 조직병리학의 확립이라고 받아들이고 싶다. 피르효의 작업이 우리의 눈에는 조직의 요소로서 세포의 증감, 유래, 거조擧措, 변상變狀을 형태학적으로 정확하게 기술하는 것에 의해 조직수준의 병리를 연구하는 길을 개척했다고 보이기 때문이다…….

세포병리학은 의학사적으로 보면 병의 국재론局在論으로 강하게 기운다는 것은 새삼스럽게 지적할 것까지도 없을 것이다…… 세포병리관이 점차 굳어지는 것에 따라서 변상을 보인 세포 내지 세포집단을 병이라고 하는 인식이…… 움직이기 어려운 것이 되었다."

강조하기 위해서 이 다음 내용을 줄을 바꾸어서 인용한다.
'병은 생체에서 뭔가가 결여된 것이 아니라, 적극적인 어떤 것으로서 국소에 존재하는' 것이 되고, 반복해서 말하는 것이지만 '세포에 병의 실체 존재가 있다'는 것을 주장하는 것이다.

이와 같은 주장이 '조직학적 검색의 기법, 즉 현미경의 개량(렌즈, 조명법)에 이은 조직표본의 고정, 포매包埋, 박절법薄切法, 염색(소위 조직화학적 제반응을 포함해서) 등 기술의 급속한 진보'에 지탱되어 이루어진 다수의 구체적인 병리학 연구에 뒷받침된다는 점에서 그것은 바로 '근대과학적 의학'인 것이다.

피르효에 앞서서 18세기 후반에 프랑스의 비셔가 '조직'을 발견하여, 처음으로 진정한 의미에서 기관器官 수준의 병리학에 다가갈 수 있었던 것처럼, 피르효는 세포의 동향에 정확하게 주목해서 처음으로 조직의 병리를 과학으로 만든 것이었다. 하지만 세포의 병리에 대해서 과학적으로 말하기 위해서는 그 내부의 형태와 작용의 구조에 대해서 확인하는 방법을 갖게 된 현대를 기다려야만 한다.[3]

이제부터 비로소 본론으로 들어가지만, 이상과 같은 의학의 근대적 전개는 '수의학적 의학'으로 가는 길이기도 하다.

의학사를 복습하는 장소는 아니지만 비셔의 ≪일반해부학≫으로 막을 연 19세기에는 피르효보다 조금 뒤늦게 베르나르의 ≪실험의학 연구서설≫(1865년)이 나타났다. 이러한 의학은 병리학뿐만 아니라 전체로서 '실험실 의학'으로 기울어진다. 실험실에서의 실험 없이는 그 후의 병리세균학과 그 임상적 응용, 또한 화학요법학의 발전은 있을 수 없다. 그와 함께 근대의학은 수의학적 의학으로 더욱 기울어진다.

환자가 비스마르크도 아닌데 처음부터 제대로 질문을 하지 않는다. 어떤 병이 있는지 환자에게 묻지 않아도 기술의 틀을 끌어모은 이학적·생화학적 제검사로 진단이 내려진다는 것이 이상적이지만, 아직 거기까지 손길이 미치지 않기 때문에 문진問診은 이상에 도달할 때까지의 보조수단이라는 것이다.

의학이 아직 수의학의 영역에 도달하지 않았는데 의사가 앞서서 수의사가 되는 일이 자주 있는 것도, 이념이 그쪽 방향에 있으면 어쩔 수 없는 일이 아닌가?

인간이라고 하는 우주에서 가장 복잡한('가장'이라는 표현에는 약간 인간적인 편견이 있기는 하지만) 시스템에 대해서, 모든 입력에

---

[3]. 가와기타 아이로, ≪의학개론≫, 眞興交易醫書出版部, 1979년.

대해 당연히 있어야 할 출력을 예측할 수 있게 되는 그날까지 의학에서 동물실험은 불가결하다.

근대의학은 실험동물로 병태病態모델을 만든다. 췌장을 절개하고, 폭음·폭식한 것도 아닌데 당뇨병에 걸린 개, 암세포를 복강에 주입시켜 암에 걸린 쥐, 고혈압, 궤양 등 갖가지 질환을 갖고 있는 동물들, 이 동물들에게 최신의 치료가 행해진다. 효과가 있을지 없을지 아직 모르는 시험중인 약품을 위험하다고 생각되는 양까지 듬뿍 먹이는 점을 제외하면, 새로운 치료법, 새로운 특효약을 기다리는 인간인 환자에게 베풀 수 없는 최신식 치료가 한 나라의 뛰어난 수재를 모은 실험팀에 의해서 은밀하게 행해진다. 만일 치료가 되어도 언젠가는 부검을 하게 되지만, 이것은 치료비를 몸으로 지불하는 것이라고 볼 수밖에 없다.

신약개발의 어느 단계에서 전前 임상시험이라는 명칭으로 병에 걸린 동물에게 실험을 해야 하는 것을 법률로 정하고 있다. 한 종류의 동물로는 불안하기 때문에 몇 종류의 동물로 상당수의 실험을 필요로 하고, 그런 다음에 동물의 한 종류인 호모사피엔스에 대한 특수실험이 시작된다. 이것이 과학적인 순서이고, 이 각도에서 보면 인간의 근대의학은 수의학의 특수한 일부분이다.

중국 수의학

이 점에 대해서 중국에서는 임상 수의학이 인간의학의 특수한 응용분야가 아니었는가 하는 생각이 든다. 어쨌든 가축동물이라고 해도 병과의 만남이 오래된 것은 분명하다.[4]

말은 일찌감치 수레를 끌거나 타는 데 사용되었고, 은대殷代의 복사ㅏ辭에 나오는 '마악馬亞(아亞는 악惡으로 읽는다)'은 말의 질병이라고 해석된다. 이 무렵에는 이미 거세술도 존재했던 것 같다. 전국시대에 성립되었다고 추측되는 ≪주례≫에는 전문적인 수의가 이미 있어서 '수병獸病', 또는 '수양獸瘍'의 진찰이나 치료를 했다는 내용이 있다.

즉 내과병인 경우에는 구복口服이나 탕약을 사용해서 병세를 완화시키고, 행동을 절제해서 기운이 나면 그 행동과 증상을 보고 적당한 보양을 한다. 외과병인 경우에는 역시 약을 복용하지만, 이와 함께 수술 절개요법도 써서 농혈악액膿血惡液을 빼낸 후 다시 약으로 치료를 해서 휴식시킴과 동시에 보양에도 주의를 기울이는 식으로 당시 이미 수의학이 비교적 발달했다. 또한 내·외과의 구분이 있었을 뿐만 아니라 진료의 순서까지도 규칙에 정해져 있고, 간호에도 주의를 기울였다는 사실을 잘 알 수 있다.

말 편자의 발명이 인간의 정형외과의 응용인가 어떤가는 인간에게 말발굽이 없기 때문에 판단하기 어렵지만, 춘추전국시대에 이미 상당히 발달하였다. '상축학相畜學'은 '인상학人相學'의 확장 내지 응용이 아닐까? ≪사기≫〈일자열전〉(日者는 점을 치는 사람을 가리킨다)에는 '유장유留長孺는 돼지상을 잘 보는 것으로 세상에 이름을 알렸다'라고 되어 있고, 위국衛國의 영척寧戚은 ≪상우경相牛經≫을 저술했다고 한다.

또한 한풍寒風(인명)은 말의 구치口齒의 상을, 투벌갈投伐褐은 흉늑胸肋의 상을, 진비陳悲는 고각股脚의 상을 잘 보았다는 것으로 보아 분과分科마다 전문가가 있었다는 말이다. 이것은 대단한 것이다. 내용은 약간 분명하지 않지만 고각이 '발을 보는 것'이라면 진비는 경마를 해도, 또한 장사를 해도 크게 성공했을 것이다. 장사長沙의 마왕퇴 서한

---

4. 廬蔭慈 편, ≪中國古代科技之花≫, 山西人民出版社, 1983년. 于船, 張克家, 陸鋼), ≪中獸醫學基礎≫, 河北人民出版社, 1984년.

묘馬王堆西漢墓에서는 ≪상마경≫ 백서帛書가 출토되어, 다른 책들의 내용을 뒷받침해주고 있다.

말 감정자의 으뜸이라고 하면 뭐니뭐니해도 백락伯樂일 것이다. ≪상마경≫의 저자라고 하는 백락이 얼마나 위대했는지 알기 위해서는 그 제자인 구방고九方皐도 한몫을 하고 있는 일화를 보면 된다. ≪열자列子≫에 따르면 진목공秦穆公이 구방고에게 명마를 구한다는 의뢰를 해서, '수컷이며 황금색'의 명마를 발견했다고 왕에게 보고했다. 그런데 데리고 온 말을 보니 '암컷으로 검은색'이었다. 왕이 암수도 색깔도 모르는 녀석이라고 화를 내자 백락은 이렇게 변호했다.

"진짜 명인은 외부에 나타난 상을 잊어버릴 정도로 내면을 깊이 보는 법입니다."

데리고 돌아간 말은 과연 보기 드문 명마였다고 한다.

제자들조차 이 정도의 재주를 가지고 있기 때문에 백락이라면 사슴과 같은 자태의 명마를 발견할지도 모른다. 진의 2세 황제에게 승상 조고趙高가 사슴을 말이라고 속여 헌상했을 때, 황제가 "이것은 사슴이 아닌가?"라고 하자 어떤 신하는 사슴이라고 하고 어떤 신하는 조고에게 아부를 해서 말이라고 했다고 ≪사기≫에 적혀 있다. 이 이야기는 조고가 반란 전에 자신에 대한 신하들의 심복 정도를 측정했다는 것이지만, 어쩌면 그 사슴은 백락이 발견한 명마였을지도 모른다. 그렇다면 실은 사슴이냐 말이냐가 아니라, 사슴 같은 말, 말 같은 사슴인 것을 간파하지 못한 지도자는 나라를 잃어버린다고 하는 교훈일 것이다.

진한시대에 중국 수의학은 한걸음 더 발전했다. 예를 들면 ≪신농본초경神農本草經≫에는 365종의 약물이 기재되어 있는데, 그 중에는 "우편牛扁(약초의 이름)은 소병을 고친다", "오동나무 잎은 돼지병을 고친다"라는 수의학적인 효용도 씌어 있다.

한대漢代에 출토된 목간木簡에서는 말에 복용시키기 위해서 알약이 만들어져 있다는 사실을 알 수 있고, 진대秦代에 나온 '구원율廐苑律'은 이 시대에도 수정을 가해서 시행되고 있었다. 이것은 세계 최초의 축목畜牧・수의법규獸醫法規라고 한다.

3세기에 성립된 갈홍葛洪의 저서 ≪주후급비방肘後急備方≫은 약방서로, 주로 각종 급성병이나 몇 가지 만성병의 급성발작을 치료하기 위한 약방, 침구, 외치법 등을 설명하고 있다. 이 책은 3세기 이전의 민간요법 성과도 반영시키고 있다는 평가를 받았다. 그 중에는 '육축六畜'을 고치기 위한 '제병법諸病法'도 설명되어 있고, 또 '곡도입수谷道入手(곡도는 곡물이 통과하는 길)', 즉 항문에서 직장으로 손을 넣어 치료하는 기술도 적혀 있다.

현존하는 중국 최고의 농서農書이고, 세계 과학기술 문화사에서도 특출한 지위를 차지하는 가사협賈思勰의 ≪제민요술齊民要術≫은 6세기에 중국 북부의 농업생산과 농업과학 기술을 계통적으로 총괄한 명저이고, 축목수의에도 한 권이 할당되어, 140여 종에 이르는 가축 질병의 치료기술이 설명되어 있다.

6~7세기의 수대隋代 이후, 수의학 분야도 겨우 정비되어 진료・방약方藥・침구 등 각 분야의 전문서가 계속해서 간행되기에 이르렀다. 당대의 태부사太傅寺에는 수의 6백 명, 수의박사 4명, 학생 1백 명이 있고, 9세기에는 일본에서도 다이라나카구니平仲國 등의 유학생들이 수의학을 배우러 중국에 갔다.

중국 수의학이 점차로 체계를 정비한 무렵에서, 징검다리식으로 살펴본 중국 수의학사는 매듭을 짓고 싶다. 애초부터 현대의학이 수의학이라는 것에서부터 시작된 이야기여서 지금이 마무리를 지을 때라고 생각한다.

중국의학의 일부분으로서

중국 수의학의 방법과 체계가 중국의학과 밀착된 것이라는 것은 서양 근대 수의학의 방법과 체계가 서양 근대의학과 밀착되어 있는 것과 마찬가지다. 동물의 한 種으로서의 인간이라는 전제가 있다. 또는 생물로서 공통되는 측면의 인식이 있다. 수의학과 인간의학의 주요한 차이는 대상의 차이라기보다도 의료기술을 규정하고 있는 '목적'의 차이에 있다. 예를 들면 발이 부러진 말을 난폭한 안락사에 처하게 할 수가 있다. 그러나 얼마 안 있어 인간의학이 안락사에 직면하지 않을 수 없게 될지도 모른다.

중국 수의학은 중국의학과 마찬가지로 음양오행학설, 장부臟腑학설, 경락학설을 기초로 해서 구성되어 있다.[5] 우선 당대의 ≪사목안기집司牧安驥集≫에서 조금 인용해보자.[6]

"간은 혼을 저장할 수 있고, 폐는 넋魄을 숨기고, 심心은 안에 신神을 저장하고, 신腎은 정精을 숨기고, 비脾는 즉 장 안에서 혈기를 만들어 오신五神 모두 다 몸을 떠나지 못한다."

가축의 혼, 백, 신 등의 정신의식 활동은 오장과 밀접하게 관련이 있다는 것이다. ≪황제내경≫〈소문素問〉에는 "심은 신을 저장하고, 폐는 백을 저장한다"心藏神肺藏魄에 이어서 "비장은 의意를 저장하고, 신은 지志를 저장한다"고 되어 있지만 가축의 의와 지는 알 수가 없기 때문에, 신에 대해서는 정이 저장되어 있다는 것, 비에 대해서는 혈

---

5. 于船, 張克家, 陸鋼, ≪中獸醫學基礎≫, 河北人民出版社, 1984년.
6. 李克琛, 張余森 편주, ≪中獸醫古籍選釋≫, 農業出版社, 1987년. 이하 고전에서 인용하는 것은 이것에 따름.

기를 낳는 것만이 언급되고 있다.

계속해서 임상수의학의 진찰에 대해서는 ≪원향료마집元亨療馬集≫(1608년)에 "병을 진단하는 기교에 망望, 문聞, 문問, 절切(혹은 觸)이 있는데, 가축질병을 진단할 때는 우선 색을 바라보고 맥을 짚는 것을 주로 하고, 이어 행동을 관찰하고, 헐떡이는 숨소리를 듣고, 살찌고 마른 것을 보고 정사正邪의 허실을 고찰하고…… 그런 다음에 음양의 병을 판단한다"고 되어 있다. 중국의학의 사진四診 가운데 문진問診이 경시되고 있는 것은 어쩔 수 없다(소아의 경우와 마찬가지로 주위사람에게 묻게 된다).

마찬가지로 장부학설臟腑學說에 근거한다고 해도 소의 위는 주지하는 바와 마찬가지로 상당히 다르다. 근대가 되지만 ≪활수자단活獸慈丹≫(1873년)에는 소의 치료에 대해서 다음과 같이 말하고 있다.

"그 위는 풀과 곡물을 섭취해서 그것을 삭히지만, 그것에는 양기가 필요하기 때문에, 열증熱證 때문에 아무리 해도 양기를 억제하는 작용이 있는 음약陰藥을 사용해야 할 때에는 약의 양을 신중하게 조절한다."

이와 같은 고심은 "일반의사는 '음증陰證의 치료에는 양약陽藥을 사용하고, 양증陽證의 치료에는 음약陰藥을 사용해야 한다'고 한다. 사람의 병이라면 음에 속하는지 양에 속하는지 비교적 용이하게 판단할 수 있지만, 소의 질병으로 그 음양 허실을 증명하는 것은 어렵다"라고 간절하게 그 방법을 말하고 있는 점에서도 엿볼 수 있다.

중국 수의학의 기초이론과 임상이론은 기본적으로 의학과 공통된다. 따라서 당대의 ≪사목안기집≫에서 황제黃帝와 마사황馬師皇이 가축의 병리, 병태를 둘러싸고 문답을 나누는 것은 가탁假託한 것이 너무나도 확실하지만, 중국 수의학이 ≪황제내경≫의 입장에 선다는 것을 명확하게 인식하고 있음을 말해주고 있는 것이리라.

의학과 수의학

그러면 (인간)의학과 수의학의 관련이 중국의학과 서양 근대의학에서 어떻게 다를까? 그것을 조금 생각하기로 하자.
　서양 근대의학은 병리의 탐구를 19세기까지 '개체→기관→조직→세포'라는 단계까지 추진했다. 현재는 많은 질환에 대해서 이 화살표가 세포 내의 작은 기관, 나아가서는 분자 수준까지 도달했다.
　극히 복잡한 질환이 단일 유전자의 손상, 나아가서는 그와 관련된 단일 단백질의 결여에 의해 생긴다는 사실을 알아내어, 그 단백질을 외부에서 보급하는 것으로 병을 고치는 일도 있다.
　그러나 병을 고쳤다고 생각했는데 완전히 고친 것이 아닌 경우도 있다. 어느 물질이 과잉생산되어 있는 경우를 생각해보자. 가령 결여의 보충은 쉬워도 과잉의 제거는 원리적으로 문제가 있다. 뭔가 다른 물질을 투입하는 것에 의해서 과잉은 제거되지만, 이것은 원리상 새로운 과잉(경우에 따라서는 뜻밖의 침입자 범람)을 초래한다.
　앞에서 직선적으로 표시한 화살표의 연쇄는 실제로는 입체적인 망 형태의 복잡한 연쇄를 이루고 있다. 이 연쇄의 망을 모두 그려서 조사하는 날이 언젠가 찾아올지도 모르고 찾아오지 않을지도 모른다. 하지만 가령 그날 D데이가 왔다고 하자. 그 D데이를 계기로 근대의학은 환자에게 질문할 필요가 전혀 없다고 하는 제일의 의미로서 수의학이 된다. 환자의 체내에 있는 모든 생화학적 과정의 지도가 손에 들어와서, 환자에게 베풀어야 할 조치는 일의적으로 정해지기 때문이다.

하지만 이것은 별로 현실적인 것은 아니다. 의학은 그 이전에 몇 번인가 가상적인 D데이를 설정한다. 조금 전에 나온 직선적인 연쇄를 다시 적어보자.

$$X \to X \to X \to ● \to X$$

질병의 요인(X)을 어느 수준에서 그 아래 수준으로 요약적으로 쫓아가는 도중, 어느 단계에서 요인을 제거할 수 있는 가능성을 발견한다. X를 칠해서 ●로 표시해본다. 그 결과 ●는 위를 향해서 연쇄적으로 전달되고, 가장 위에 도착하면 치료법이 완성되는 것이다.

각기脚氣의 증상으로부터 비타민 B의 결핍이라는 요인에 도착해서, 비타민의 투여의 방법으로 이 요인을 제거하면 증상은 소멸된다. 결과가 거꾸로 거슬러 올라갈 수 있다면 궁극의 요인까지 갈 필요는 실용상 없다. 암세포를 선택적으로 죽이는 방사선이 있으면 암의 메커니즘 해명을 기다릴 필요는 없다.

하지만 이 과정이 잘 된다는 보증은 없다. 연쇄의 망 속에 하나 내지 몇 개의 분기를 따라서 요인을 더듬어가기 때문에, ●과 비슷한 것을 발견해서 D데이를 설정해도, 그곳을 출발점으로 효과가 거꾸로 거슬러 올라가 제대로 도달할지 어떨지는 시험해보지 않으면 알 수 없다. 때로는 당치도 않은 방향으로 갈 가능성도 있다.

따라서 이러한 시행은 치료가 잘될지 확인하는 시도지만, 윤리상 우선 인간 이외의 동물로 이루어진다. 이것은 제2의, 본래의미에서의 수의학이다. 이렇게 해서 근대 서양의학은 의학이 되기 전에 수의학이 되지 않을 수 없는 것이다.

중국의학은 요소의 연쇄를 쫓는 대신에 연쇄의 망 전체에 대해서 평가를 하고, 소위 상자를 잘라서 안을 보는 대신에 조금씩 흔들어보는 것이다. 친숙한 인간을 흔들어보기 위해서 단련된 방법을 가축에게도 사용해보았다는 것일 뿐이다. 이것이 중국의학과 중국 수의학의 관계이다. 인간을 만지작거리는(또는 괴롭히는) 데에는 한도가 있기 때문에 동물을 만지작거린다(또는 괴롭힌다). 이것이 서양 근대의학과 근대 수의학의 관계이다.

11

'상한론'의 수수께끼

등소평의 병

대장정에 참가한 등소평은 준의遵義에서 보안保安으로 가는 도중에 병에 걸렸는데 연안延安으로 옮겼을 때에는 아직 병이 낫지 않아서 얼마간의 요양을 필요로 했다. 병명은 '상한傷寒(열병이 심한 것, 티푸스류)'이라고 하였다.[1]

'상한'은 넓은 의미로는 급성 전염병을 포함한 갖가지 외감열병外感熱病(외부의 미신적인 나쁜 기운을 받아서 발생하는 열병)의 총칭이며, 좁은 의미로는 풍한風寒(찬바람)과 같은 나쁜 기운 때문에 생긴 급성 질병을 가리킨다. 이 병명은 한대漢代, 또는 그 이전으로 거슬러 올라간다.

연안에서 서쪽으로(지도책에서 보이는 곳으로는) 500km, 장정의 시점에서 대략 2천 년 전의 감숙성甘肅省 무위현武威縣의 한묘漢墓에서

---

[1] 寒山碧, ≪등소평전≫(伊藤潔 譯), 중앙공론사, 1988년.

출토된(1972년) 목간木簡, 다시 말하면 '무위한대의간武威漢代醫簡'에는 상한을 치료하는 처방이 기재돼 있다.

"상한을 치료하고 바람을 쫓아내는 처방이다. 부자附子 3분, 촉숙蜀木叔 3분, 택사澤瀉 5분, 오두烏頭 3분, 세신細辛 5분, 출朮 5분 등 모두 여섯 종류의 약재를 잘게 부수어 한데 섞어 작은 수저로 한가득 분량을 술에 타서 먹는데, 하루에 3번 복용한다."[2]

등소평이 대장정이 아니고 서역주둔군西域駐留軍에 참가하고 있었다면 아마도 이같은 종류의 치료를 받았을 것이라고 생각된다. 예전에 상한을 앓았을 때의 등소평은 홍군의 제1군단 선전부장이라는 '높지도 낮지도 않은 지위'寒山碧에 있었으나 나중에 오른 총참모장이나 중앙군사위원 주석의 지위는 '높은 것인지, 낮은 것인지' 나로서는 알 수 없지만 그저 아무리 낮게 봐도 '장군의 지위'에 있는 것은 틀림없을 것이다. '장군의 지위'라고 하는 것은 중국의 전통에서는 처방을 쓸 만한 지위임을 알 수 있다. 그 증거를 무위의간武威醫簡에서 보여주려고 한다.

"……오랫동안 앉아 있으면 일어서지 못하고…… 이러한 증상이 있으면 언제까지도 아이를 낳을 수 없다. 이를 치료하는 처방은 괄루근栝樓根(쥐참외의 뿌리) 10분, 천웅天雄 5분, 우슬牛膝 4분, 속단續斷 4분, □□ 5분, 창포菖蒲 2분 등 도합 여섯 종류의 약재를 모두 잘게 부수어 한데 섞어 작은 숟가락으로 하나를 식전에 복용하면 낫는다."

두 군데 보이는 '□□' 부분은 목간木簡이 파손돼 판독이 불가능한 곳인데 '오래 앉아 있으면 기동을 할 수 없다'든가 '아이를 낳을 수 없다'라고 한 것은 증상기재症狀記載로서는 기묘하게 박력이 있다.

이 처방은 상당한 효력을 갖는 것 같다. 목간에 다음과 같은 글이

---

2. 山田慶兒編, 新發見中國科學史資料의 研究, 경도대학인문연구소, 1985년.

있다.

"오래 병을 앓고 있는 사람은 30일 만에 회복하고 100일째에는 병고가 없어진다. 이것이 건위경장군建威耿將軍의 처방이다. 훌륭한 처방良方이면서 비밀처방이어서 천금千金의 가치가 있는 비전秘傳이다."

건위경장군은 후한 광무제의 창업을 도운 경엄耿弇이라고 한다. 훌륭한 장군은 이웃의 작은 나라를 공격하지 않아도 처방전 1매로 불후의 이름을 남긴 것을 이 예는 보여주고 있다.

현재의 대장군에게도 뛰어난 처방전을 쓰는 것이 요구되고 있다. '잘게 부수어 섞는다'는 방법이 지금도 통용되는지 어떤지 알 수 없지만 '식전'에 복용하는 것은 좋은 생각이다. '식후'에는 꼭 먹는 것을 잊어버린다. 그리고 무엇보다도 '비밀의 처방'이 공개되어 있는 것이 좋다.

이야기를 상한으로 돌리자면 같은 한대의 에치나하河 유역의 군사 유적에서 발견됐던, 말하자면 '거연한간居延漢簡'에도 상한에 대한 처방이 있다.

"상한에는 4가지, 즉 오두烏頭 10분, 세신細辛 6분, 출朮 10분, 계피肉桂 4분을 따뜻한 물로 한 숟가락을 마시는데, 낮에 3회, 밤에 2회 복용한다. 얼마 안 있어 좋아지고 땀을 흘리지 않는다."

양쪽 다 사용한 약이 서로 비슷하고 한대의 상한에 대한 용약用藥, 복용법, 땀의 유·무라고 하는 지표 등에서 상당히 표준적인 치료법으로 다가간 것을 엿볼 수 있다.

"그러나 치료법칙과 발열병의 병인病因, 병리病理의 변화에 대해서는 계통적인 인식과 논술이 없다. 이 두 가지 점에서 보면 이것으로는 발열성 전염병의 많은 변화에 대응하기에는 전면적인 배려가 두루 미치지 못하는 것은 분명하다."[3]

---

3. 趙璞珊, ≪중국고대의학≫, 중화서국, 1983년.

의경醫經과 경방經方

이 과제에 대답할 수 있는 저작의 출현을 기다렸던 것이지만, 이것은 중국의학사의 커다란 고비가 된 ≪상한론≫의 출현이다. 장소는 호남성湖南省 장사長沙 부근, 장정의 행로에서는 제외되었지만 등소평을 비호해주기도 하고 상스런 말을 건네기도 했던 창업자가 젊은 시절 활약했던 일대이다. 저자(라고 전해지는) 장중경張仲景은 태수太守였지, 장군은 아니었던 것 같으나 '조사 없이는 발언권 없다'(모택동의 말)를 슬로건으로 해서 이 위업을 이룩했던 것이다. 가장 근년에 '조사'가 진척됨에 따라서 장중경 저자설에 의문을 던지는 경향도 나타나고 있는 것 같지만……

의학에 ≪상한론≫이 있는 것은 유교에 ≪논어≫가 있는 것과 같은 일이라고 에도江戶 시대의 학자가 말했지만 그렇다면 ≪황제내경≫은 공자가 애독한 ≪역≫이나 ≪상서≫ 등이라고 하는 것일까. ≪내경≫이 인간과 자연의 끝나지 않은 상관관계의 깊고 오묘함을 해명하고 음양오행에 의거하여 생리·병리를 논해서 섭생방병攝生防病의 방도를 주창했다고 한다면 ≪상한론≫은 중국의학의 변증논치辯證論治의 기초를 확립하여 이론과 실천을 연계하는 모델이 되었으며 1천 년 이상에 걸쳐서 중의 임상실천을 유효하게 지도해왔다고 하는 것이 이 양대 고전에 대한 중국의학의 평가일 것이다.

약간 캐치 프래이즈 같은 말의 나열이라는 느낌도 있기 때문에 이제 구체적으로 보기로 한다.

≪상한론≫이 ≪내경≫의 의학사상을 받아들였다고 하는 것은 물론 틀린 말은 아니지만 ≪상한론≫이 계승·발전시킨 고대 의학은 ≪내경≫으로 대표되는 것에 그치지 않는다. ≪한서≫ 〈예문지〉의 분류법에 따르면 고대의학의 내용은 기초이론인 '의경醫經'과 임상의

학인 '경방經方'으로 대별된다. ≪상한론≫은 '경방'의 기초 위에서 '의경'의 장점을 흡수하고 임상경험을 결합시키는 것에 의해서 성립된 것이다.

≪한서≫4에는 "의경은 사람의 혈맥血脈, 경락經絡, 골수骨髓, 음양陰陽, 표리表裏의 근원을 탐색함을 통해 백 가지 질병의 근본, 생사의 갈라짐을 밝혀내어 잠석箴石이나 탕화湯火의 시술법을 가감하고 백병조합百藥調合의 정도를 조절한다……"라 하고, ≪황제내경≫ 18권을 비롯해서 칠가七家 216권의 서적을 들고 있다. 또한 "경방이란 초석草石의 한냉온열에 기초해서 질병의 얕고 깊고 가볍고 무거운 정도를 고찰하고…… 약의 오고육신五苦六辛을 변별해서…… 병 때문에 생긴 폐색을 뚫고 결체結滯를 풀어 정상으로 돌려놓는다"라고 하여 11가家 274권의 서적을 들고 있다.

하긴 반고班固가 이 기사를 썼을 무렵(1세기 후반)에는 앞에서 말한 책은 ≪내경≫을 제외하고 전부 궁중도서관에 목록은 있어도 실물은 존재하지 않았기 때문에 반고는 책의 이름만을 기록하고 '망亡(현존하지 않음)'이라고 첨언했던 것이다. 이는 중국에서 이들 서적이 전부 없어졌다는 것을 의미하는 것은 아니다. ≪한서≫〈예문지〉에서 말한 책은 아마도 모두 어떤 학파의 논집(論集)일 것이지만 이들 논집을 집대성하는 데 기본이 되었던 재료는 논집 등과 같은 화려한 형태를 취하지 않아도 민간 의사집단의 내부에 보존되어 있었던 것이다.

≪상한론≫은 경방파經方派의 저작이라고 하는 입장에서 그것의 성립, 특징을 명확하게 논하고 있는 사람은 조은검趙恩儉이다.5 ≪상

---

4. ≪漢書≫ 상(小竹武夫 譯), 筑摩書房, 1977년.
5. 趙恩儉, ≪상한론연구≫, 天津科學技術出版社, 1987년.

한론≫은 경방파의 저작이지만 일파一派의 입장만을 묵수하지 않았다. 서문에서 자파의 기술을 이어받아 그것만을 시종 따르는 것을 비판하고 있고 또한 의경파醫經派의 저작을 참조했다고 분명히 말하고 있는 점이 그 증거이다.

나중에 서술하게 될 ≪상한론≫의 '육경六經'이나 맥법脈法은 의경으로부터 도입했던 것이다. 예로부터 다섯가지 맛五味을 조화시키는 계지桂枝(계피나무의 가지의 껍질), 강薑(생강), 감초, 대추, 작약 등으로 탕액湯液을 만들어 맵고 쓴 맛이 진한 것은 '독약'이라고 일컫고 그것을 달인 약을 '화제火劑'라고 했다. 이 두 가지는 ≪내경≫에서는 성질이 다른 약물제형藥物劑型으로서 취급되고 있으나 ≪상한론≫에서는 계피에 독약인 대황大黃이나 부자附子 등을 더한 탕액이 사용되어 치료효과를 높이고 있다.

상한학의 계보

'상한병'으로 이야기를 돌리면 2세기 이후 상한병학에는 이미 두 가지의 계통이 있었다고 한다.[6] 하나는 화타가 편작에게서 이어받아 계승한 상한전변설傷寒傳變說인데 상한병변은 외표體表에서 내부體內로 전달된다는 것이 대충 인정되고 있다.

화타는 정사인 ≪삼국지≫에도 등장하는 명의로 '마불산痲沸散'을 이용한 마취수술을 행했다고 전해지고 조조의 시의도 했지만 죄를 얻어 죽임을 당했다. ≪삼국지연의≫에는 조조의 두통을 없애기 위해 뇌 외과수술을 제안해서 죽임을 당하게 되었다고 한다(두통거리 없는

---

6. 范行准, ≪中國醫學史略≫, 中醫古籍出版社, 1986년.

권력자가 존재할 리 없으므로 조조가 반역을 의심한 것도 당연하다).

화타에 의하면(좀더 정확히 말하면 7세기의 ≪천금요방千金要方≫이 화타의 말로서 전하는 바에 따르면) 다음과 같다.

"상한은 병을 앓은 첫날은 겉皮에 있다. 기름膏을 바르고 뜸질을 하면 치유된다. 치유되지 않으면 이튿째 병은 살갗膚에 있다. 침을 놓고 해기산解肌散을 복용해서 땀이 나면 낫는다. 낫지 않으면 사흘째는 살가죽肌에 있다…… 나흘째는 가슴胸에 있기 때문에…… 토하면 낫는다. 엿새째는 위胃에 들어가기 때문에 배설시키는 것이 좋다."

병의 위치는 대충 표表, 흉胸, 위胃 등으로 옮아가며 채택할 수 있는 치료법은 땀을 내고 토하고 배설하는 것이다.

그러나 ≪상한론≫은 유행하고 있던 편작扁鵲 → 화타로 이어지는 원시적인 상한전변설을 채택하지 않고 ≪소문素問≫의 육경분류법을 환골탈태했다. ≪소문≫에서는 첫째날은 태양太陽, 둘째날은 양명陽明…… 여섯째날은 궐음厥陰이라고 하는 식으로 병의 악한 기운은 대개 여섯 경락을 돌고 일곱째날에 병이 악화되어 어떤 결정적 사태에 이른다고 고정적으로 생각하고 있었다. 이것이 ≪상한론≫에서는 일정에 따라서 경락으로 전달되는 것이 아니라 환자의 맥의 증후(표리한열허실表裏寒熱虛實)에 의해서 6가지 병기病期가 구별됐다. 치료면에서도 편작, 화타와 같이 일시日時에 구애되었던 방법과 다르며 또한 ≪내경≫의 땀, 토하고 배설하는 것 같은 단순한 것이 아니라 400에 가까운 맥증에 대해서 110 정도를 넘는 방제方劑를 배치했던 것이다.

앞에서 말한 바와 같이 의경파는 해부학 등을 기초로 했고 치료도 침구鍼灸를 주로 했음에 대하여 경방파는 본초本草를 기초로 하고 치료에는 방약方藥을 중시했다. ≪상한론≫에 비교하면 ≪내경≫은 방약이 극히 적고 방제 중에는 완전한 경지에까지 성숙해 있지 않은 것을 알 수 있다.

의경파에 속하는 ≪내경≫ 등에서는 '오래도록 천명을 누린다'長有天命거나 '만 가지 일에 형통하다'萬擧萬全라고 했던 과장된 말을 함부로 쓰는 버릇이 있다. 불면증에 대한 반하탕半夏湯의 효능에 대해 '곧 잠잘 수 있음' '한 첩으로 잠들 수 있고 땀을 흘려서 완쾌한다'라고 말하기도 하고 흉복부의 '북처럼 부풀은 것鼓脹(크게 부푼 모양)'이 '계뇨백鷄尿白(닭의 백분白糞)'으로 '단번에 효과가 나타나고 2회에 치료된다'고 말하고 있는 것도 그런 류일 것이다.

　　≪상한론≫에는 이런 습관은 없고 객관적으로 실사구시의 정신이 일관되고 있다. 예를 들면 방제를 세 번 먹을 수 있도록 나누었더라도 치료되었으면 전부 복용할 필요는 없고 치료되지 않으면 한 제 더 지어서 복용하는 것이 좋다고 주의하기도 하고, 또 갈근탕葛根湯으로 '변이 부드럽게 된다'고 예측했더라도 그렇지 않으면 방약을 가감하는 것이라고 첨가하기도 하거나, 하나의 증상에 두세 가지 처방을 제시하여 임상의 장에 선택의 여지를 남기는 것 등이 바로 그것이다. 양명이실증陽明裏實證에 먼저 소승기탕小承氣湯을 복용시켜 보고 대승기탕大承氣湯을 사용할 건지 어떨지는 관찰을 통해서 결정한다고 하는 실제적인 배려를 보인다. 어떤 탕액에 대해서는 복용해서 효과가 없을 때는 다시 투여해서는 안되며 맥증을 보고 어디가 어떻게 잘못됐는가를 알아서 정확한 증상에 따라서 그것을 치료하라고 깨우쳐주고 있다.

육경변증六經辨證

　　≪상한론≫에서 전개되어 있는 수증치료隨證治療(증상변화에 따른 치료)의 체계는 감기의 경우에 '감기에 무엇무엇'이라 하는 근대의학을 훨씬 뛰어넘고 있는 것이다. 앞에서는 중국의학의 발전이라고 하는

각도에서 ≪소문≫의 상한학과 상한론의 그것과를 비교했던 것이지만 ≪상한론≫은 단순히 고전으로서 역사적 의의를 가지는 것에 그치지 않는다. 여기에서 말하고 있는 치료체계는 중국의학이 그 후 근세로 들어와 온병학溫病學을 전개해가는 기초가 되었다. ≪상한론≫에서 기술되고 있는 치료체계 자체는 오늘날 여전히 현실에서 치료의 지침이 되어 있다. 이것은 실로 놀랄 만한 일이라고 말할 수 있다.

근대의학이 감기라고 한꺼번에 몰아서 처방전을 부여해버린 경우에도 초기의 증상은 "열이 많고 목이 빨갛게 부어서 아프며 찬물을 마시고 싶고 소변색이 진하다" 등의 '표열증表熱證'과 "한기가 들고 머리나 관절이 아프며 수분을 원하지 않고 소변은 물처럼 양이 많다" 등의 '표한증表寒證'으로 나눈다. 이것들은 외부의 나쁜 기운에 침범당했던 초기의 단계에서는 어느 것이나 '표表'라고 하지만 이것은 다시 거듭 '열'과 '한'의 증상으로 구별된다. 전자에는 열을 식히고, 후자는 따뜻하게 하는 것이 증상에 따라 치료하는 기본전략이 된다.

≪상한론≫에서는 육경병六經病이라고 하는 것을 말한다. 육경이라는 것은 태양太陽·양명陽明·소양少陽·태음太陰·소음少陰·궐음厥陰 등 6개의 경락을 가리키는데 각각의 경에는 족경足經과 수경手經이 있어 전부 12개의 경락을 포함함과 동시에 12개의 경에 속하는 장부도 포괄한다. 예를 들면 태양경은 족태양경의 부腑, 즉 방광膀胱을 포함할 뿐만 아니라 수태양경의 부, 즉 소장小腸을 포함한다고 하는 식이다. ≪상한론≫의 육경은 각각 경의 생리기능뿐만이 아니라 육경 및 거기에 소속하는 장부의 병리변화에 대해서도 말한다.

육경변증이라는 것은 외부에서 감염된 병의 발생, 발전, 전화의 과정에서 나타나는 복잡하게 뒤섞인 증후를 태양……, 궐음의 6가지 병증으로 귀납하는 것을 말한다. 이것이 육경병이다. 그것의 임상적 의의는 5가지가 있다.[7] 첫째, 태양·양명·소양을 양증陽證, 그외 3

가지를 음증陰證이라고 하는 식으로 질병의 성질을 결정한다. 둘째, 태양병은 표, 소양은 반표반리半表半裏, 그외는 리裏라고 하는 식으로 병의 정도를 결정한다. 셋째, 삼양병三陽病은 열증이 많고 삼음병三陰病은 한증이 많다는 식으로 한열의 경향이 결정된다. 넷째, 나쁜 기운과 좋은 기운의 소장消長과 증후의 특이점이 결정된다. 예를 들면 삼양경병은 실증實證이 많다고 하는 식이다. 마지막으로 '입법처방立法處方'이 결정된다. 즉 질병의 음양陰陽, 표리表裏, 한열寒熱, 허실虛實에 의거해서 한汗·토吐·하下·화和·온溫·청淸·보補·소消 등의 치료법을 세워 치료의 방약을 결정한다. 예를 들면 태양병은 신온해표辛溫解表(자극성이 있는 몸을 따뜻하게 하는 작용의 약재에 의해 표를 해방하여 땀을 내게 하는 것)의 마황麻黃, 계지탕桂枝湯이 좋다고 하는 경우이다.

의성醫聖 장중경張仲景

통설에 따르면 ≪상한론≫은 기원 3세기 초경에 장중경張仲景이 저술한 것이다. 현행 ≪상한론≫이 의거하고 있는 송대의 판본에는 장중경의 자서自序가 첨부돼 있고, 200~210년경에 씌어진 것이라고 기술되어 있다.

원본은 성립 후, 곧 한말漢末의 동란중에 유포됨이 없이 흩어져 없어지고 60~70년 후 서진西晉의 왕숙화王叔和가 낱권 같은 것을 모아서 정리를 한 것이 세상에 알려지는 최초의 기회가 되었다. 오늘날 전해지는 것은 우여곡절을 거쳐서 당대 이후에 재편집된 것이다. 그

---

7. 史定文, 田永淑, 全風鳴, 張桂林, ≪傷寒論自學輔導≫, 中國古籍出版社, 1985년.

이후 그대로 중국의학의 고전으로서 비교할 수 없는 영향력을 계속 행사하면서 오늘날에 이르렀다. 한대에 성립되었다고 알려진 원본과 비교할 때 후인의 손이 더해진 것은 확실해도 어느 정도 다른 점이 있는지에 대해서 여러 설이 분분하다.

저자 장중경은, 위에 말한 것과 같이 자서自序가 전해져오고 있는데, 저작의 동기와 방법에 대해 언급하고 있다. 의학문헌의 백미라 칭찬받고 있다. 서두에 먼저 편작의 재능을 칭송하면서 오늘날의 사람들이 보통의사에게 생명을 맡겨놓고 있는 것을 탄식한다. 뒤이어 근년 종족宗族 200인 중 3분의 2가 죽었는데 70%가 상한이었다는 것을 기술하고 그것을 계기로 '조사하고 발언'하게 된 경위를 말한다.

"부지런히 고훈古訓을 구하며 넓게 중방衆方을 모으고 ≪소문≫, ≪구권九卷≫, ≪음양대론≫, ≪태려약록胎臚藥錄≫을 골라 뽑아 맥을 판별하고 증세를 확인하는 것과 아울러 ≪상한잡병론≫을 짓는다."

그 후 의사의 마음가짐을 말하고 학문에의 노력을 깨우친 공자의 말을 인용하면서 "의술을 존경하는 나도 공자의 이 말을 따르고 싶다"는 말로 자서를 끝마치고 있다.

자서에는 이름에 한나라 장사 태수漢長沙守, 남양南陽이라는 직위, 출신지가 씌어 있으나, 정사正史에 전기가 없고 장사 태수에 그와 같은 이름이 보이지 않은 사실로부터 장중경의 존재 자체를 의문시하는 사람들도 있지만 혼란기의 일이기 때문에 사료史料가 잘 갖추어지지 못한 것을 생각하면 적극적으로 부정하는 것은 지나치다는 의견도 수긍이 간다.[8]

장중경의 출신지 남양에는 의성사醫聖祠가 있어 '한나라 장사 태수 의성 장중경의 묘'라고 기록된 높이 1미터 못되는 작은 비석이 서 있

---

[8]. 안찬광, 〈論'後漢書'張仲景之無傳〉, ≪中華醫史雜誌≫, 1984년 제3기.

다. 여기서 1981년 중경연구회가 개최됐을 때 대좌台座에 '함화咸和 5년'(330년)이라고 새겨져 있는 것이 확인됐다. 전문가는 진대晋代에 새겨진 글씨라고 감정했다고 한다.

이런 이유로 장사 태수 장중경이 실재했다고 생각해도 좋으나 그렇다고 해도 그것과 《상한론》의 관계에는 얼마간의 문제가 없는 것은 아니다.

죽었던 장중경, 《상한론》을 살리다

현행 《상한론》의 내용이 《소문》, 거의 동시대의 화타의 설, 혹은 한간漢簡에 기재돼 있는 내용과 비교할 때 훨씬 진보한 것이라는 것은 앞에서 말했다. 자서自序에 기술돼 있는 것처럼, 의경에 속하는 책에 설명되어 있는 이론과 중방衆方을 보존하면서 《상한론》과 같은 고도로 정리된 체계가 과연 단번에 성립될 수 있는 것인가. 자서에는 언급되어 있지 않은 많은 선구자적인 저작이 존재하고 있음에 틀림없다. 그것은 경방파의 연장상에 있는 것, 혹은 경방과 의경을 절충하려는 시도였던 것일 게다.

장중경이 《상한론》의 저자라고 한다면 그 《상한론》은 이같은 선구적인 저작을 집성한 논집으로서의 《원상한론》일 것이다. 거듭 말하면 장중경은 저자라기보다는 편자編者였다고 생각한다. 어쩌면 '의술을 숭상하는' 호학好學의 태수로서 스폰서 역할을 다했던 것은 아닐까. 나는 이러했을 가능성이 많다고 생각하고 있다(태수라는 직위가 훗날 사람들이 그에 대한 평을 높이기 위해 보탰던 것은 아닌가 한다).

현행 《상한론》에 수록돼 있는 〈상한례 제삼傷寒例第三〉이라는 장은 내용적으로 《소문》의 상한학에 가깝고 다른 모든 문장과는 현저하게 다르기 때문에 후세에 재편집할 때 섞여 들어간 것이라고 인정되고 있지만 당시 모든 경방파, 의경파, 절충파의 문헌이 많이 존재했던 것을 엿보게 한다.

≪한서≫에 많은 의학서가 열거되어 있지만, 그같은 서적은 세간에 유포되어 있는 것을 궁중 도서관이 수집했다기보다는 궁중도서관에 헌납하기 위해 각 학파가 특별히 편집한 것일 것이다. 자발적이 아닌, 관명官命에 의한 경우라 해도 상관이 없고, 각 학파가 자신의 센터에 문헌을 수집해두었다가 필요할 때 이용한 것도 흔히 있을 수 있다.

수집한 것이었기 때문에 내용은 매우 유동적이었다. 이때 사정은 알렉산드리아 도서관에 수집된 히포크라테스를 포함한 코스파派의 문헌이 이윽고 ≪히포크라테스 전집≫이 되었고 그 가운데에 다른 파의 문헌도 어느 정도 뒤섞여 있는 것과 비슷하다.

강춘화姜春華는 ≪상한론≫의 전신前身을 논하면서 일찍부터 실종되어 책이름밖에 전해지지 않고 있는 ≪탕액경湯液經≫이 ≪상한론≫의 토대가 된 책이 아니었을까 하고 추측하고 있다.[9] ≪탕액경≫은 ≪한서≫에도 경방의 하나로 이름이 올라 있다. 장중경의 자서에 책이름이 보이지 않는 것이 좀 이상하지만 의성醫聖이라고 할 수 있는 사람이 토대가 되는 책을 숨기려는 학자의 나쁜 폐단에 물들었다고 생각할 수 없기 때문에, 스폰서에 지나지 않는 그가 이 책을 알지 못했거나, 혹은 참조한 것이 ≪탕액경≫을 구성하고 있는 개개의 문헌이었던 것일까.

양유익楊維益 등은 동한東漢의 장중경 시대의 의학수준으로는 현행의 ≪상한론≫은 형성될 수 없었을 것이라고 논하고 있다.[10] 왕숙화

---

9. 姜春華, 〈'傷寒論'與'湯液'〉, ≪中醫雜誌≫, 1985년 10기.
10. 楊維益, 劉峰, 〈關于現行'傷寒論'成書時代的質疑〉, ≪北京中醫學院報≫, 1985년 제3기.

가 ≪상한론≫의 낱권을 모았다고 앞에서 말했지만 이것은 통설에 따른 것으로, 왕숙화는 정리된 서적을 단지 ≪장중경방론張仲景方論≫이라고 부른 것에 지나지 않는다. 양유익은 이것은 ≪상한론≫과는 다른 것이라고 한다.

장중경의 이름은 그 무렵 이미 중시되어 몇 개인가의 저작도 언급되고 있었으나, ≪상한론≫이라고 하는 책 이름이 사적史籍에 처음으로 실리는 것이 ≪신당서新唐書≫(1060년 성립)라는 것, 단편적으로 인용되고 있는 '장중경방張仲景方'이 현행 ≪상한론≫에 보이지 않는 것은 커다란 의미를 가진다. 현행 ≪상한론≫이 후한 말에 씌어졌다고 하는 설은 음미할 필요가 있다고 양유익 등은 결론을 내리고 있다. 양유익 등의 설이 옳다고 한다면 ≪상한론≫의 자서는 완전히 근거없는 것이 되어버린다. 그 중에서 ≪상한잡병론≫을 썼다고 분명히 말하고 있기 때문이다. 그럴 경우 현행 ≪상한론≫은 전적으로 '작자 미상'이 되어버린다.

다만 장중경의 ≪원상한론≫이 어째서 있었는지, 그것은 그대로 현행의 ≪상한론≫일 수 없는 것이기 때문에 '작자 미상'의 문제는 줄곧 따라다녔던 것이다.

경방학과 의경학의 통일을 완성한 ≪상한론≫의 성립이 장중경의 이름과 연결되어 있는 것은 장중경이 자신의 천재성에 의해 이러한 방향을 정하는 데 기여한 사실이 있었기 때문인지도 모른다. 다만 이러한 방향으로 의학사를 밀고 나갔던 것은 한두 사람의 힘이 아니다. 그러기 위해 필요한 것은 맹목적이 아닌 실천이다. 그것도 다수의 사람에 의한 실천인 것이다. 의학사는 그들의 이름을 원리적으로 기억할 수는 없다.

≪상한론≫은 의료 기술학 그 자체에 하나의 범례를 제공했을 뿐 아니라 의료 기술학의 성립과 발전에 대해서도 재고할 것을 요청하고 있는 것이다.

12

복희씨伏羲氏가 ≪역易≫을 말한다

역의 해석

나 : 아, 여보세요. 정말 수고하십니다(이것은 국제전화 교환수에 대한 인사이다). 여보세요, 여보세요.

복희 : 여보세요.

나 : 바쁘실 텐데 갑자기 전화로 불러내서 죄송합니다. 역과 중국 의학에 대해서 쓰신 책을 보았습니다만 우선 직접 찾아뵙는 것이 빠른 길이라고 생각합니다.

복희 : 내가 쓴 책이라니요? 글쎄, 무엇을 말하는 것인지요?

나 : 꼼꼼히 읽어본 뒤에 찾아뵙는 것이 예의라고 생각합니다만, 시험삼아 동전을 세 번 던져보았더니 순서가 앞면, 뒷면, 뒷면이었습니다. 이것을 8괘 가운데 진震괘라고 본다면 진괘는 자연계에서는 우뢰이고 속성은 움직임이며 방향은 동쪽에 해당한다고들 말하기 때문에, 동쪽에서 전화를 건다는 것으로 해석되어 전화를 드렸는데…….

복희 : 어이쿠 그래요? 역은 분명히 대우주와 소우주를 일관하고 있는 '도道'에 대해 밝힌 '하늘과 사람의 학문(天人의 學)'이라고는 하지만, 원래는 점치기 위해 만든 것이지요. 그러나 주자朱子도 말한 것처럼 사람들을 위해 점을 쳐서 의혹을 끊어버리려고 한 것이었어요. 바른 일이나 도道가 둘로 나뉘어 갈피를 잡지 못할 때에만 점을 치는 것이랍니다. 나쁜 일이나 사사로운 욕심을 위해 점을 치면 안되지요.

느닷없이 전화가 걸려와서 나도 매우 곤란했는데, 어떻게 된 일인지 점을 쳐보겠소이다.

(잘랑잘랑 서죽筮竹[1] 흔드는 소리가 잡음으로 섞인다.)

그렇지, 64괘 가운데 하나인 몽蒙괘로구나. '내가 어리석은 아이童蒙를 가르치는 것이 아니라 어리석은 아이가 내게 와서 가르침을 구한다'는 괘로다. 자, 그러면 가르쳐주리라. 일부러 국제전화까지 걸어왔으니까.

나 : 아니올시다. 뭐, 돈내지 않는 콜렉트 콜Collect Call(수신자 부담 전화)인 걸요.

복희 : 콜렉트 콜이라구요? 그게 뭔가. 난 모르겠는데요.

나 : 여보세요, 여보세요.

복희 : 여보세요, 여보세요.

의학이 실은 역에 있다

나 : 아, 좋습니다. 여보세요, 급히 전화를 드린 까닭은 사실 최근

1. 점을 치는 산가지.

에 ≪역 도식의 수학적 구조≫라는 책을 보았기 때문입니다. 훌훌 책장을 넘겨보다가 와, 그 내용에 깜짝 놀라 하늘을 올려다보았습니다. 8괘라는 것이 모르스 부호 같은 것을 늘어놓은 것인데, 그 부호를 조합하는 체계에는 수학적으로 볼 때 실은 풍부한 수학적 구조가 감추어져 있더군요.

18세기 독일의 대철학자 라이프니츠Leibniz는 미적분학을 누가 먼저 발견하느냐를 놓고 뉴턴과 다투었던 대수학자였으며, 컴퓨터에서 원리적인 역할을 해내고 있는 2진법二進法을 처음 만들어낸 글자 그대로의 창시자였는데, 뉴튼이라든가 다른 누구와도 2진법 문제에서는 선취권 다툼을 벌이지는 않았지만, 주역에 대한 이야기를 듣고 나서는 깜짝 놀랐다고 합니다. '이것은 이진법이 아닌가!' 하구 말이지요.

그렇지만 역을 지은 사람이 지구 반대편에서 수천년도 전에 죽은 복희라는 사람인 것을 알고는 자기가 완전히 늦었다는 사실에 힘이 빠졌을 뿐만 아니라 '휴우'하고 한숨을 쉬었다고 합니다. 어쨌든 미적분의 발견에 대한 싸움은 오랜 동안 계속되었다고 하더군요.

그렇지만 중국연구자가 역에 감추어져 있다고 지적한 수학적 구조가 2진법이라고는 하지만 중학교에서도 가르치는 기초적인 2진법은 아닙니다. 현대물리학이 소립자족素粒子族을 다룰 때에 빼놓을 수 없는 족론族論이 일반적인 논의와는 다르기 때문에 '군론群論'이라고 부르는 것과도 관련이 있다고 합니다.

그래서 ≪의학이 실은 역에 있다醫實在易≫는 책제목을 보고 힌트를 얻었습니다. 중국의학과 사이버네틱스Cybernetics(인공두뇌 이론), 정보이론, 시스템 이론의 연관에 주목하는 중국의학 연구자들이 역에 주목하는 것은 당연하지요. 하지만 이 책은 수학책이 아니라고 봅니다.

복희 : ≪의학이 실은 역에 있다醫實在易≫라니요? 또 놀랐는데요. 여기서 말한 역易은 용이容易하다고 할 때의 이易, 그러니까 쉽다는 뜻입니다. 역易이라는 글자에는 쉽다, 바뀐다, 바뀌지 않는다는 3가지 뜻이 있는데, 바뀌면서 바뀌지 않는 것을 상징과 수數로 쉽게 보여주는 것이 ≪역경≫이라는 책이지요. 역易이라는 글자는 도마뱀을 본뜬 것이라는 설도 있는데, 도마뱀이 쉽게 색깔을 바꾸는 것과 관련이 있기 때문에, 그렇게 보는 것이 좋다는 것이지요.

≪의학은 역에 있다醫學在易≫를 지은 진수원陳修園은 청나라 말기 사람으로 훌륭한 이론가이자 임상가이며 동시에 계몽가였는데, 그는 ≪의학삼자경醫學三字經≫이라는 외우기 쉬운 입문서도 지었답니다. 줄여서 ≪삼자경三字經≫이라고도 하지요.

단복창 실난제單腹脹 實難除
산풍괘 지남거山風掛 指南車
역중지 비거제易中旨 費居諸

복부가 팽창하고 팔다리가 마르는 병은 병의 뿌리를 뽑기 어렵다. ≪역경≫의 산풍괘山風卦를 분석한 것이 이런 경우에 대한 지침역할을 한다. ≪역≫에 들어 있는 중中의 원리는 시간을 들여 연구할 만하다.

에, 이런 뜻이겠지요.

나 : 그 산풍괘라는 게 뭡니까?

복희 : 8괘 가운데 산山(艮이라고도 한다)괘가 위에 있고 수水(巽卦)괘

가 아래에 있는 것으로, 이 둘을 합친 것이 산풍, 또는 '고괘蠱卦'로서 64괘 가운데 하나지요. 고蠱는 그릇皿 위에 벌레蠱가 올라가 파먹어서 음식이 썩어가고 있기 때문에 무엇인가 대책을 세워 일을 시작하지 않으면 안되는 형상이랍니다. 그래서 《역》에서는 '큰 강을 건넘에 이롭다'고 하고 있지요.

나 : 시저가 루비콘 강을 건널 때도 이 괘가 나왔는지 모르겠군요.

복희 : 시저가 그랬는지는 모르겠지만 당신이 시사를 얻었다면 좋은 일이군요. '단복창單腹脹'은 '벌레 독蠱毒' 때문에 생긴다고 생각해서 일명 고창蠱脹이라고도 불렀는데, 고괘의 모양이 단복창單腹脹의 원인이나 원리와 비슷하므로 치료방침에 대해 '지남거指南車' 같은 역할을 했다고 하지요.

산山(艮)은 토土에 속하며 위에 있고, 풍風(巽)은 목木에 속하며 아래에 있답니다. 이같은 형상은 위는 굳세고 아래는 부드러워서 위와 아래가 서로 통하지 않게 되지요. 그래서 사태가 점점 더 나빠지고 있습니다. 단복비單腹脾도 그러한데, 목木이 본래 토土를 이기지만, 지금은 토土에 속한 비기脾氣가 왕성해져서 오히려 목木에 속한 간肝을 누르고, 간목肝木이 아래로 향해서 비토脾土가 막힌 것을 뚫을 수 없으며, 비토脾土가 도리어 높이 쌓여서 토土가 왕성해지면 목木이 밀리게 되니, 위 아래로 완전히 막히게 된답니다. 그렇기 때문에 굳셈 한쪽만이나 부드러움 한쪽만 치료해서는 안되며, 관대함과 사나움을 똑같이 공략하면서도 보충하는 것을 겸하여 실시하지 않으면 안되지요.

이런 주장을 너무 깊이 따르지 않는 것이 좋다는 의견도 있답니다.

마법의 진陣인 인체

나　: 여쭈어보려고 생각했던 역수易數의 원리에서 이야기가 조금 벗어난 것 같습니다만…….

복희 : 그런가요? 그렇다면 숫자로 노래한 시는 어떨까요?

>   재구리일 좌삼우칠재九履一　左三右七
>   이사위견 육팔위족二四爲肩　六八爲足
>   오거어중五居于中

나　: 9를 위에 싣고 1을 아래에 밟고, 왼쪽에는 3 오른쪽에는 7, 2와 4가 어깨가 되고 6과 8은 발이 되며, 5가 가운데에 있도다…….

복희 : 이 지시에 따라 9개의 숫자를 정사각형으로 늘어놓으면 모양을 알 수 있지요.

나　: 저, 이런 모양인가요?

>   4　9　2
>   3　5　7
>   8　1　6

아하, 그 마법의 진陣이군요. 낙수洛水에서 올라온 거북의 등에 새겨져 있었다는 낙도洛圖에 나타난 것이군요. 그렇지만 아라비아숫자 대신에 마작패 같은 기호로 표시되어 있었다고 하더군요.

복희 : 그렇다면 위아래로든 옆으로든 비스듬하게든 합한 것이 모두

15가 된다는 사실을 미리 알고 있었겠습니다그려. 그러나 이 작은 마법의 진을 가볍게 봐서는 안되지요. 그 가운데 끝없는 변화가 들어 있다는 사실을 안다면 깜짝 놀랄 겁니다. 더구나 이 마법진이 중국의학에서 '평형이론'의 기초를 확정한 숫자 모델이 되었다면 더욱 놀라겠지요?

앞에서 말한 시는 명나라 말기의 큰 의학자인 장경악張景岳의 명저 ≪유경부익類經附翼≫ 가운데 있는 것인데, 위아래로 또는 옆으로의 변화에 인체와 자연에 대한 중국의학의 입장이 드러나 있답니다.

위아래로든 옆으로든 비스듬하게든 합한 것이 모두 같다는 사실은 인체가 상하 좌우의 조화를 갖추어 통일을 이룸에 따라 유기체의 동태動態평형이 유지되고 있음을 의미하는 것이지요.

나 : 억지로 갖다붙인 이야기라고 하기는 뭐합니다만 우화일 뿐이겠지요?

복희 : 그렇게 말해도 좋겠지요. 이 세상에는 훌륭한 우화와 형편없는 우화가 있으니까요. 인간을 시계에 비유한다면 뇌는 컴퓨터에 비유할 수도 있지요.

나 : 그렇다면 인간을 이같은 정사각형이라고 할 수도 있겠네요.

복희 : 아직도 말장난만 하고 계시구만. 아 참, 몽蒙괘 괘사卦辭(괘에 대한 설명문)에 붙은 주석이 생각나는군요. '처음 점을 치면 알려주지만 두 번 세 번 하면 모독이 된다. 모독이 되면 알려주지 않는다. 곧게 해야 이롭다.' 이처럼 마음과 뜻을 정성스럽게 해서 한 가지 일을 점치면 의지할 곳을 가르쳐주지요. 그러나 점괘를 믿지 않고서 두 번 세 번 거듭해서 점을 친다는 것은 점의 신성함을 모독하는 것이기 때문에 가르쳐주지

않는답니다. 어리석은 사람을 깨우치는 길은 곧게 해야 이롭
지요. 선생의 길師道도 이와 비슷하다고 생각합니다.

나 : 죄송합니다.

수리數理적인 모델

복희 : 이 평형이 부서지면 질병이 생긴다오. 그래서 중국의학에서
는 유기체의 협조와 평형의 회복을 강조하는 것이지요. ≪내
경≫에서 '음양의 소재를 잘 살피고 그것을 조절해서 고르게
만들 것을 노린다'고 한 것은 그것 때문이랍니다.
　　더 구체적으로는 위에서 생긴 병은 아래를 치료하고 아래에
서 생긴 병은 위를 치료하며, 왼쪽 병은 오른쪽을 치료하고
오른쪽 병은 왼쪽을 치료하며, 보태주고 덜어내는 방법으로
위·가운데·아래와 왼쪽·가운데·오른쪽의 허와 실을 조
정하여 유기체에 새로운 평형상태를 가져온다는 이야기지요.

나 : 정말 이처럼 간단한 모델도 치료라는 입장에서 보면 인체구조
의 중요한 한 면을 드러내 보이고 있다는 이야기가 되는군요.

복희 : 더 재미있는 이야기가 있답니다. 마법진魔法陣 바깥 둘레에 있
는 홀수 1, 3, 7, 9를 더해서 가운데 있는 5를 곱하면 100이
되고, 바깥 둘레에 있는 짝수 2, 4, 6, 8을 더해서 가운데 있는
5를 곱해도 또 100이 되지요. 홀수가 음이고 짝수가 양을 대
표한다면 이것은 인체의 음양기혈이 수치상으로 같다는 것을
설명하는 것이랍니다.

나 : 설명한다는 것이 어떤 것이지요? 말하자면 평행, 혹은 대응이
라고 말할 수 있겠네요.

복희 : 더 불가사의한 것이 있지요. 이 그림은 인체가 대자연의 기후, 온도, 빛의 밝기 등의 영향을 받고 있는 모양을 직감적으로 반영하고 있답니다. 그림에 있는 홀수가 시계방향으로 돌면서 사계절의 기온 변화를 나타내고 있어요. 왼쪽 3이 봄, 위쪽 9가 여름, 오른쪽 7이 가을, 아래쪽 1이 겨울이며, 숫자크기는 기온의 높고 낮음을 나타내고 있다고 하지요.

나 : 아하.

복희 : 생각지도 않았던 곳에 뜻밖의 유사한 구조가 있다고 말하면 안될까요? 그렇게 생각하지 않습니까?

나 : 오스트레일리아의 어떤 부족은 네 그룹으로 나뉘어 있는데, 어떤 그룹에서 태어나는가에 따라 어떤 그룹에서 배우자를 찾을까가 결정된다고 하더군요. 프랑스의 레비스트로스는 그렇게 조합하는 방법의 규칙이 정사각형의 꼭지점을 옮겨가면서 도는 규칙과 같다는 사실을 발견하였고(크레인의 사원군四元群), 이것이 세계를 휩쓴 구조주의의 시조가 되었다고 하는데, 지금 이야기는 이러한 경우와 무엇이 같고 무엇이 다른지 분간할 수가 없네요.

한마디로 말해서 이같은 경우 우리들은 정사각형의 원리로부터 오스트레일리아 칼리에라 부족의 결혼법칙을 끌어내었거나 설명했다고 볼 수는 없지요.

복희 : 그것은 그렇다고 할 수 있네요. 하지만 당신 입장에서는 정사각형이 이 세계의 원리라고 믿지 않기 때문에 당연하지 않을까요? 믿기 어려운 것을 설명 근거로 삼는 것은 중국의학이라 할지라도 거절하지 않겠어요?

나 : 중국의학자들은 이 점에서 의견이 같습니까?

복희 : 어허 참. 중국사람들의 의견 가운데 일치했다고 할 수 있는

것이 있나요? 공식적인 견해라는 것이 있기는 하지만 그저 그럴 뿐이지요. '이것은 이런 것이다'라고 말하더라도 본심이 어떤지는 알 수가 없어요. 공식적인 견해라고 할 때의 큰 의미는 그런 의견이 공식적으로 있다고 하는 것일 뿐이지요.

그렇더라도 별로 잘못된 것은 아니랍니다. 신농씨가 온갖 풀을 다 맛보았을 때 대부분의 사람들은 어째서 그렇게 바보 같은 짓을 했는가 하고 생각했다지요. 하긴 모두 맛을 보았다면 중국 사람들은 모두 죽어 없어졌겠지요. 이것이 이야기의 전부지만 신농씨가 심한 약물 의존증에 빠졌고 그 때문에 황제黃帝에게 졌다는 소문이 있지요.

오행설

나 : 금년 정월에 황제를 뵈었을 때에 폐하께서는 신농이라는 사람에 대해서 아무런 말씀도 없으셨는데…… 그렇다면 맞상대 瓦角 정도는 아니었던 모양이군.

복희 : 무얼 혼자 중얼거리고 계신가요? 오각五角[2]이 어떻게 되었다구요? 아, 알았다, 오행설 말이지요? ≪역경≫에 따르면 1, 3, 5, 7, 9의 5가지 홀수는 하늘 수이고 2, 4, 6, 8, 10의 5가지 짝수는 땅의 수인데, 하늘의 수와 땅의 수를 하나씩 합쳐서 5행이 되지요. 1과 6이 수木, 2와 7이 화火, 3과 8이 목木, 4와 9가 금金, 5와 10을 토土라고 말한답니다. 중국의학의 5행설에도 이것이 받아들여져서 1이 수, 2가 화, 3이 목을 나타내지

---

2. 일본어에서는 호각과 오각의 발음이 같다.

만, 일반적으로는 홀수가 양이고 짝수가 음이지요. 원래 양陽인 1이 음陰에 속한 수水를 나타내며, 음陰인 2가 양陽인 화火를 나타낸답니다.

나 : 정말 조금 바뀌었군요.

복희 : 그렇지만 여기에 깊은 뜻이 숨어 있답니다. 결코 옛날 사람들이 깜빡 착각했던 것은 아니지요. 1을 수水에 배당했기 때문에 수水는 양수陽水가 되고, 양에는 발전하고 운동하는 특성이 있기 때문에 수水가 만물을 낳는 것이 된답니다.

나 : 그리스에도 물을 만물의 근원이라고 생각한 탈레스Thales라는 사람이 있었지만 아무래도 이런 생각을 했던 것은 아닐 겁니다.

복희 : 1을 화火에 배당하면 1이나 화나 어느 것이든 본질적으로 양이기 때문에 화기火氣가 너무 심해서 만물을 기를 수 없게 되지요. 음양이 서로 감싸안고 굳셈과 부드러움이 서로 한결 같아야 비로소 정상상태가 유지된답니다. 중국의학이 인체의 생명활동, 예를 들어 음양 두 기의 승강昇降 등을 해명할 때에 모두 이같은 이론이 기초가 되지요. 장경악張景岳이 좌귀환左歸丸, 우귀환右歸丸 등으로 불리는 좋은 약을 만들어내게 된 것도 역의 원리에 깊이 들어갔기 때문이랍니다.

나 : 장경악 선생은 필시 방자한 환자에게 애를 먹었겠지만 왼쪽으로 돌아가기도 하고 오른쪽으로 돌아가기도 했는데 이런 점을 가리켜 '뛰어난 의사는 나라를 치료한다'고 했던 것이군요.

복희 : 어허, 그건 누구의 말인가요?

나 : 손문입니다. 중국식 의사가 아니라 서양식 의사입니다만…….

복희 : 서양식 의사도 가끔은 좋은 사실을 말하는군요. 이 점에서도 중국의학과 서양의학이 합작을 할 필요가 있답니다.

나 : 손문이라는 사람은 '3'이라는 숫자를 붙이기 좋아해서 그것을 주의主義로 표방하고 있었습니다.

복희 : 그것 참 좋은 생각이로군요. 노자는 "도道가 1을 낳고, 1이 2를 낳고, 2가 3을 낳고 3이 만물을 낳는다"고 했는데, ≪황제내경≫〈태소太素〉에서는 '1이 2로 나누어진 것을 하늘과 땅이라고 한다'고 했답니다. '3'은 다시 '1'이 되어 새로운 통일관계를 이루지요.

나 : 그렇다면 홍콩 쪽에서 먼저 결정한 셈이군요. 그렇지만 홍콩은 물과 나무가 부족한 곳입니다.

복희 : 그래, 문제는 물과 나무로다. 당신도 중국의학에 조금은 익숙해지는 것 같군요. 역의 철학에서 3이 새롭게 1이 되는 것처럼 중국의학에서는 1인 물이 3인 나무를 낳는답니다. 5행설에서 물은 신腎에, 그리고 나무는 간肝에 배당되는데, 여기에 근거를 둔다면, 말하기는 어렵지만, 간肝과 신腎의 경우 물, 즉 신과 나무, 즉 간은 같은 근원이라고 하는 이론이 나온답니다. 이것이 질병치료에서 대단한 효과를 보고 있지요.

나 : ≪상한론≫은 이같은 사변적인 논의와는 관계가 없다고 들었습니다만…….

복희 : ≪상한론≫에서 말하고 있는 병의 모습은 모두 음양을 '원리'로 삼고 있답니다. 예를 들어 '양에서 생긴 병은 7일 걸려 낫고 음에서 생긴 병은 6일 걸려 낫는다'고 한 것은 역수易數의 원리에 바탕을 둔 것이지요.

7을 불의 성수成數라고 하는 까닭은 땅의 수인 2가 불을 만들어 내고 하늘의 수인 7이 이것을 성장시키기 때문이지요. 또 불이 양이고 7이라는 홀수도 양에 속하지요. 이것을 병리病理와 결합시키면 양에서 생긴 병은 양의 도움을 얻어 고치는 것이 쉽기 때문에 7일을 낫는 기준으로 추측했던 것이랍니다.

나 : 7이라는 말에서 생각이 났지만 ≪히포크라테스 전집≫에도 〈7에 대하여〉라는 편이 있습니다. 정말 히포크라테스가 지은 것은 아니라고 하지만, '우주 전체와 그 속에 있는 각각의 존재형태는 7이라는 수로부터 나온 형상과 규정을 가지도록 정해져 있습니다. 인간의 정액이 뭉치는 것이라든가 인간의 본성이 이루어지는 것이라든가 병이 나누어지는 것이라든가 어떤 몸속에서든 자라서 썩어가는 것은 모두 7일간이 기준이 된다'고 하면서 삼라만상에서 7의 의미를 구하고 있습니다. 엄청나게 많은 예를 생략하겠습니다만…… 5행도 8괘도 아닌 것 같습니다.

상수학象數學

복희 : 하나의 수에 매달리는 것은 마음에 들지 않는답니다. 중요한 것은 체계가 있느냐 없느냐 하는 것이지요.

중국 고대철학은 대부분 형식적인 시스템을 갖추지 못했어요. 그렇지만 ≪역≫의 8괘와 64괘는 독특한 시스템을 가지고 있으며, 이런 시스템은 63에서도 65에서도 나올 수 없답니다. 8괘와 64괘는 모두 부호를 통해 일정한 뜻을 나타내고 있지요. 이것이 '상象'입니다. 그리고 8괘와 64괘와 384효爻(괘를 구성하는 양, 또는 음) 사이에는 일정한 수리관계가 있지요. 이것이 소위 '수數'랍니다. 그러니까 ≪역≫은 '상수학'을 담고 있는 것이지요. 아무렇게나 생각해서 만들어낸 숫자를 가지고 놀고 있는 것이 아니랍니다.

나 : 그 '상수학'이 어떤 객관법칙을 반영하고 있는가 하는 것이 문제로군요. 오늘날의 '수학'에서는 '수', 또는 더욱 일반적으로 말하면 '수학적 대상'은 '수학적 구조'의 요소에 지나지 않지요. '수'가 수학의 세계 밖에 있는 무엇인가를 선험적으로 상징하고 있는 것은 아닙니다.

복희 : 그러나 자연법칙을 모두 수학의 형식으로 기술하는 것이 근대과학의 이념이 아닙니까?

나 : 그 수학이 하나밖에 없다고 생각하지 않습니다. 무수한 수학적 구조가 존재한다거나 구성할 수 있고 그 속에서 자연기술에 알맞는 것을 뽑는 것뿐이기 때문에 '상수학'의 추론과는 다르다고 생각합니다만……
그러나 중국이 자연과학 대신에 기술학技術學을 확립한 것과 수학 대신에 '상수학'을 만든 것은 관계가 있겠지요.

복희 : 갈피를 못 잡고 있는 것 같은데, 역학을 가지고 태양계의 열 번째 혹성을 추론한 이야기나 상대성 이론과의 관계를 말하더라도 도리가 없겠지요.

나 : 너무 뜻밖인데요. 꼭 물어보고 싶은 것이 있는데요…… 어라, 여보세요, 여보세요.

※ 아래 나오는 책을 쓴 저자들에게 전화를 해보려고 생각했었는데, 결국 이야기 상대가 누구였는지 생각이 나지는 않지만 탁 털어놓고 말씀하시는 것으로 보아서 복희씨일 것이라고 생각하였다. 그러므로 다음에 나오는 저자 여러분들은 대화에 아무런 책임이 없다.

吳潛智, 何焰 編 ≪趣味中醫≫, 科學技術文獻出版社 重慶分社,

1986.

鄒學熹, ≪易學十講≫, 四川科學技術出版社, 1986.

董光璧, ≪易圖的數學結構≫, 上海人民出版社, 1987.

특히 '몽(蒙)'괘에 대한 해석은 本田濟, ≪易≫, 朝日出版社, 1966년을 참조하였다.

13
기공은 현대과학을 초월하는가

원자핵에 육박하는 기공氣功

방사능 물질에서 나오는 방사선으로는 알파선, 베타선, 감마선의 세 종류가 있다. 이 방사선들은 모두 원자핵으로부터 나온다. 원자는 가운데에 무거운 원자핵이 있고 그것을 둘러싼 전자구름이 있다고 생각된다. 이같은 원자의 모습은 여러 면에서 확인되고 있다. 이러한 원자가 만나서 분자를 만들거나 분자끼리 결합하는데, 원자를 바꿔 넣어 새로운 분자를 만드는 화학반응은 원자가 그 주변을 둘러싼 전자구름을 열고 결합하는 방식을 새롭게 변화시키는 현상이라고 생각한다. 이같은 견해는 여러가지 실험으로 증명되었기 때문에 틀림이 없다.

탄소원자 C가 산소원자 O 2개와 결합한 것이 이산화탄소이다. 그 기체상태를 일반적으로 탄산가스라고 부르지만, 이것을 CO_2라고 표시하는 것은 C와 O를 둘러싸고 있는 전자구름이 변화해서 이 3개의 원자를 둘러싼 새로운 형태를 지닌 하나의 분자를 만들어도 C와 O의 원자핵 자체에는 변화가 없다는 것을 나타내고 있다. 사람 몸속에서 끊임없이 일어나는 신진대사는 이산화탄소보다도 훨씬 복잡한 분자가 얽혀 있지만 화학반응이 일어난다는 사실에는 틀림이 없다. 이것은 현대과학이 확립한 관점으로는 이같은 반응에서 원자핵 자체의 변화가 일어나지 않는다.

이미 10여 년 전 일이지만 ≪과학독매科學讀賣≫지에 오다기리小田切瑞穗라는 사람이 몸속에서 원자핵 변환이 일어나고 있다는 사실을 글로 썼다. 신진대사는 일반적인 화학반응으로는 설명할 수 없다고 하는 것이 주된 내용이었던 것으로 기억하고 있다. 나는 오다기리小田切씨의 경력은 잘 모르지만 강연을 들은 적이 있다. 소립자의 참 모습은 이러하다고 하는 이야기였는데, 무엇인가의 잘못으로 그 회의장에 들어간 나는 어리둥절해 하면서 듣고 있었다. 듣는 사람들이 많지는 않았지만 그 가운데에는 팬들도 있는 것 같았다. ≪과학독매≫지에 팬들이 있었는지는 잘 모르겠지만 오다기리小田切씨의 '새로운 학설'을 연재했을 정도니까 그 학설의 '혁명성'을 높이 평가하였기 때문이었다.

어떤 원자핵을 다른 원자핵으로 바꿀 때에는 화학반응에 비해 아주 커다란 에너지가 나온다. 인공적으로 원자핵을 바꾼 최초의 성공은 1932년에 고전압 가속장치로 원자핵을 맞부딪치게 한 실험에 의해 실현되었다. 과학상식을 부수는 ≪과학독매≫지의 연재기사에 분개한 일본 물리학회(회였는지 핵심되는 사람이었는지는 확실히 기억하지 못하지만)가 항의를 했고, 이야기가 악화되어서 회원들이 이 잡지에 대한 집필을 거부하기로 합의했던 일이 있었다. 그 기세가 어떠했는지는 알 수 없지만 ≪과학독매≫지는 얼마 안 가서 폐간되었다. 오다기리씨의 주장은 확고한 증거, 아니 그 정도는 아니더라도 증거 같은 것조차 제시하지 못해서, 현대과학의 주장을 헛된 소리로 단정한다는 연재기사의 일부를 읽었던 것만 생각이 난다.

원자핵이 방사선을 내쏠 때 저절로 바뀌는 것이 있다. 이것이 방사성원소이다. 예를들어 방사성원소 가운데 하나인 아메리슘Am은 알파선을 내면서 넵투늄Np으로 바뀌며, 그 반감기半減期는 453년이다. 이것은 한 무더기의 아메리슘 원자핵이 있다고 할 때 어떤 원자핵이 먼저 붕괴를 일으킬지는 예측할 수 없지만 순서가 어떻든 알파입자를 방출하면서 넵투늄 원자핵으로 변하며, 435년이 걸려서 아메리슘 원자핵이 반으로 나누어진다는 사실을 말하고 있다. 그렇게 될 때 넵투늄 원자핵은 사실 불안정한 상태에 놓이게 되며 이것이 빨리 감마선을 방출하면 비교적 안정한 상태가 된다. 그리고 반감기 220년 만에 다시 한 번 알파선을 방출한다.

이같은 방사선 방출에 의한 원자핵 붕괴는 양자역학의 법칙에 따르는 것이지 외부로부터 컨트롤되는 것은 아니다. 방사성 폐기물의 상태가 나쁜 것은 이 때문이다. 붕괴속도가 간단히 바뀔 수 있다면 원자력 발전에 관련된 곤란한 문제 한 가지는 없앨 수 있다고 한다.

기공과학을 적극적으로 연구하고 있는 중국과학자는 최근 기공이 방사능에 영향을 미친다는 사실을 확인했다고 보고하였다. 그것은 현대과학의 규준에 들어맞는 실험연구를 통하여 확인된 것이며, 그래서 얻어진 결과가 현대과학과는 정말 정면으로 대립하는 것이었다고 한다.[1] 물리학은 아무렇게나 모자이크식으로 이루어지는 것이 아니다. 불완전한 곳을 보충하기보다는 전면적으로 바꾸어야 한다.

---

[1] 엄신(嚴新), 육조음(陸祖蔭), 장천보(張天保), 왕해동(王海東), 주윤생(朱潤生) 〈기공 외기(外氣)가 241 아메리슘(Am) 방사성 쇠변 계수율에 미치는 영향〉, ≪자연잡지 自然雜誌≫ 1988년 11호.

불가사의한 일

때마침 ≪인민중국人民中國≫지 1988년 12월호가 기공에 대한 특집을 꾸몄다. 거기에 실린 이야기를 빌리면 "중국에서는 지금 기공이 큰 붐이어서…… 적어도 2천만이 넘는 사람들이 기공을 닦고 있다"고 하였다. 특집의 제목이 '기공의 불가사의를 찾는다'였는데, 그 속에는 '불가사의'한 이야기가 가득 들어 있다. 무엇보다도 기공에 관심을 가진 사람들은 ≪인민중국≫을 보고 있을 가능성도 많으며, 그렇지 않다고 해도 그런 종류의 책이나 TV 프로도 많고 해서 그런 것을 보았다면 불가사의한 일이 얼마나 많은지 바로 알 수 있기 때문에 여기에서 다시 소개하는 것은 불필요하다.

  소개도 하지 않으면서 트집을 잡는 것은 실례가 되겠지만 확실한 증언과 확인할 수 없는 소문들이 뒤섞여 있다는 점에서 좋지 못한 센세이셔널리즘 같은 느낌이 든다. 저처럼 많은 사람들이 열심히 기공을 수련하여 진정으로 사실을 확인하려는 기공과학의 시도들이 행해지고 있기 때문에, 옥석이 뒤섞인 소재를 가지고 기공의 불가사의함만을 강조할 필요는 조금도 없다고 생각된다. 기를 내보내는 '발공發功'으로 실내의 형광등을 켜기도 하고 계란 위에 올라서도 계란이 부서지지 않는 등의 뚜렷한 효과가 나타난다면 기공과학 연구에 대규모의 정밀한 실험을 할 필요가 없는 것은 아닌지.

  스스로 확인해보지도 않고서 부정해버리는 것 같지만 그런 것은 아니다. 계란 위에 서 있었다면 그 동안 공중에서 걸었는지도 모르지만, 어쨌든 어느 정도의 커다란 중력이 갑자기 없어진(혹은 차단된) 현상이 누구에게나 일어날 수 있는지 없는지를 말할 수는 없다고 해도 사람들을 납득시킬 수 있을 정도의 확인에 오랜 시간이 걸리지는 않을 것이다.[2]

누군가가 무엇을 보았다고 할 때 그 사람에게 그렇게 보인 사실을 부정하며 대드는 것은 좋지 않다. 무엇을 감추겠는가마는, 나도 사람이 공중에 떠 있는 것을 본 적이 있었지만 뭐, 기라고 할 수 있을 정도의 진기한 체험이나 다른 어떤 것도 아니었다. 어쨌든 몇천 명의 관중과 함께 있었으니까. 마술사가 손으로 굴렁쇠를 돌리자 공중에 떠있던 사람의 몸이 굴렁쇠 가운데를 통과하였다. 어디에도 사람 몸을 받쳐주는 버팀대나 매달고 있는 실이 없다는 사실을 보여주기 위해서였다. 틀림없이 버팀대도 매달고 있는 실도 없는 것처럼 보였다. 아니, 그렇게밖에 생각할 수 없는 상황이었다. 버팀대나 매달고 있는 실도 없는데 떠 있다니, 저런 엉터리 같은 일이 있나 하는 생각이 들었다.

물론 보통사람에게 함부로 술수와 눈속임이 간파되었다면 마술장사는 안될 것이다. 마술사들은 대부분 이것을 최면효과라고 설명하지만 최면이라고 해야 할지 기공이라고 해야 할지는 관중들에게 받아들여진 느낌을 바탕으로 한 고려를 통해 선택될 것이다.

눈에 보이는 그대로를 믿는다면 아무것도 들어 있지 않은 모자 속에서 기러기가 생겨나는 것을 믿지 않을 수 없다고 비꼴 수 있는 사람은 분명히 엥겔스뿐이다. 나도 술수도 눈속임도 없이 엎어놓은 2개의 사발 가운데 한쪽에 들어 있던 동전이 어떤 불가사의에 의해 다른 그릇으로 옮겨지는 것을 1미터도 못되는 거리에서 본 적이 있다. 블랙홀Black Hole과 함께 우주에는 웜홀Worm Hole[3]이 있기 때문에 다른 세계로 건너 뛰어 옮겨가는 것은 아니라고 주장하는 과학자도 있지

---

2. 확인하는 데 오랜 시간이 걸리지는 않을 것이라고 했지만, 과거에 했던 여러가지 초능력 실험에서는 굉장한 재능을 가진 기술자가 기술뿐만 아니라 뛰어난 심리통찰력도 가지고 있었기 때문에 기계에만 의존하는 과학자들을 가지고 놀았던 경우도 있다.
3. 우주공간에서의 시간이동을 설명하는 가설. 그 형상이 과일 속에 벌레가 파먹어서 생긴 통로와 같다고 하여 웜홀이라 부른다. – 역주

만 내가 여러 날 동안 이 불가사의한 초시공적인 동전이동을 보고 있었을 무렵에는 웜홀Worm Hole 학설이 아직 발표되지 않았기 때문에 나는 이 현상을 이해하는 데 고심했었다.

기공의 불가사의에 대한 예는 아마 끝이 없을 것이다. 그 가운데 규모가 커서 주목할 만한 것은 상해에서 전관량全關良 씨가 행한 '달 때리기'실험일 것이다.[4] 1982년 11월 29일의 반공개 실험에서는 전관량씨가 눈을 감고 발공發功하니까 달을 가리고 있던 구름이 흩어지며 달빛이 널리 퍼지면서 그 주위에 빛무리가 나타났다고 한다. 이같은 '실험'은 여러 차례 보고되어 있는데, 1983년(84년일지도 모르겠다) 9월 19일부터 21일에 걸쳐 상해지역에 나타났던 태풍 제9호의 진로를 바꿈으로써 태풍중심에 있는 바람의 힘을 변화시켰다고 한다.

이러한 실험에 비하면 앞에서 언급한 충돌에 의한 원자핵 붕괴실험처럼 정말 작다고 할 수 있을지도 모르지만, 현대과학의 실증적 실험기준을 만족시킬 목표로 계획되어 있으면서도 물리학의 현상으로는 아무래도 그 실험의 성과를 설명할 수 없는 요소가 있다는 점에서 놀랍다. 정말 작다고 한 것에는 원자핵이라는 터무니없이 작은 규모의 대상물에 효과가 미치고 있다고 하는 의미도 있지만, 작다는 표현이 꼭 어울리는 것은 아니다. 어쨌든 기공사가 사천四川에서 발공할 때 북경에 있는 중국 고에너지 연구소의 시험재료에 영향이 있다고 한다. 달보다 먼 것은 아니지만 거리로는 2000km나 된다.

---

[4]. 向玲,〈一個勇于探索的科學工作者〉,《中國氣功》, 1988년 제3호.

기공이 과학을 바꾼다[5]

기공은 중국의학 가운데 특이한 한 부문이다. ≪황제내경≫에서 약물치료와 침이나 뜸 같은 물리요법과 함께 거론되는 '도인導引'이 여기에 해당한다고 한다. 그렇게 본다면 오랜 역사를 지닌 것이며 '양생養生'·'섭생攝生'·'행기行氣'·'진기운행법眞氣運行法'이라고도 하고 그 밖에도 여러가지 이름으로 불리고 있다.

중국의학의 한 부문으로서 기공은 특수한 질병에 대한 특이한 치료법이 아니라 사람의 전체적인 기능을 개선하고 내적 원인에 무게를 두는 전체 요법이다. 중국의학에서는 사람 몸의 정기正氣가 허약해져서 밖에서 들어오는 사악한 기운을 물리칠 수 있는 힘이 모자라면, 장부臟腑와 기혈氣血의 효능이 조화를 잃게 되어 병이 난다고 본다. 기공단련이란 정기正氣를 북돋아서 전체적인 상황을 개선하는 것부터 손을 대는 전체적인 치료법이지만 그 방법이 특이하다.

몸의 긴장을 풀고 조용히 생각한다. 그리고는 단전丹田(배꼽보다 손가락 한 마디 아래에 있다)에 주의를 모으고 숨을 고르게 하여 이른 바 조심調心·조신調身·조식調息의 3가지 방법을 유기적으로 결합하는 것이 그 단련방법이다. 단련방법이 있는 이상에는 자기 실천이 요구되는데, 여러가지 형태가 나오기 때문에 다양한 이름도 그 형태에 따라 나타난 것이라고 하겠다.

중국을 선두로 일본이나 그 밖의 나라들의 연구에서도 분명히 확인되고 있는 사실이지만, 기공훈련에 따라 온몸에 생리현상의 변화가 일어난다. 심장박동의 감소, 심전도心電圖에서 T파의 진폭 증대, 침 분비의 증가, 위장 움직임의 강화 등이 있다. 특히 뇌파에도 특이

---

5. 胡漢勛, ≪神奇的氣功≫, 湖南文藝出版社, 1988년, 勛明, ≪氣功探邃≫, 北方婦女兒童出版社, 1988년, 馬濟人, ≪中國氣功學≫, 陝西科學技術出版社, 1983년.

한 변화가 나타나는데 뇌의 활동에 두드러진 특징이 나타나는 것은 CT촬영으로 확인되고 있다.

기공의 본질은 무엇인가? 중국에 있는 기공연구자 장홍림張洪林씨는 이렇게 말하고 있다.

"기공이란 정신활동의 조절을 주로 하는 자기 단련법이다. 이 단련을 통해 능동적으로 자기 온몸의 기능적 활동을 조정하고 강화하며, 인체 내부 환경의 평형과 내외 환경의 동적 평형을 실현하고, 그 위에 이 과정을 일종의 조건반사로 전화하여 강화·고정시킴으로써 최종적으로는 질병의 예방·치료·보건의 목적을 이루려고 한다."

이같은 기공의 본질은 마음과 몸의 관계에 대한 중국의학의 통찰과 한덩어리를 이루고 있다. ≪황제내경≫에서는 침이나 뜸과 관련해서도 병든 사람의 정신력을 중시해야 한다는 점에 주의를 기울이고 있을 정도이다.

기공에서는 약물요법이나 침·뜸·안마 등과 달리 환자가 수동적으로 의사가 제공하는 치료를 받는 것이 아니라 스스로 자기 치료활동을 하지 않으면 안된다. 이 점에서 정신작용이 중요한 자리를 차지한다. 정신작용과 생리작용의 깊은 연관은 개척되지 않은 넓은 분야이다. 중국의학은 특히 기공을 통하여 정신작용과 생리작용이 깊게 연관되어 있다는 사실을 강하게 시사하고 있다. 그 둘 사이에 들어 있는 법칙성이 명확해진다면 의학만이 아니라 더 나아가 과학의 모습이 크게 달라질 것이다. 그런 의미에서 기공이 과학을 바꿀 것이라고 기대해도 좋다. 그러나 그렇다고 해서 신비적인 것으로 볼 필요는 없다. ≪황제내경≫은 위에서 말한 주의注意에 덧붙여서 다음과 같이 갈파하였다.

"의도醫道에 귀신은 없다."(⟨寶命全形篇⟩) 귀신도 두려워서 멀리 피할 정도로 기세가 높은 최근 중국기공사들의 활동을 안다면 황제黃

帝도 조금은 놀랄 것이다.

그 이전에도 몇 차례의 선례가 있기는 하지만, '기공'이라는 말을 쓰게 된 까닭은 1955년 당산시唐山市에 '유사 이래 처음으로 기공 전문기관인 당산시 기공요양소'가 생기고, 기공요법으로 임상관찰을 행한 자료를 모두 총괄하여 '내양공內養功'의 단련방법을 보급하면서 정착시켜 나아갈 때에 '우선 좋은 이름이 없어서 이렇게 결정하였다'고 말한 것 같다. 오늘날도 이 명칭이 적절하지 않아서 원래 명칭인 '양생養生'이 좋다고 주장하는 사람도 있다고 한다. 그러나 초능력과 결합되면서 아무래도 '기공'이라고 부르는 편이 뜻밖에 좋은 이름(양생보다는 동양적인 신비주의 냄새를 풍기는)인 것 같은 기분도 들었다.

그 뒤 1960년에는 중앙 위생부衛生部6의 주관으로 '전국기공사자진수반全國氣功師資進修班7'이 개설되는 등 기공요법을 보급하고 수준을 높일 조건을 갖추었다. 그래서 오늘날은 각종 만성질병의 예방과 치료를 위시하여 상당히 효과를 보고 있다고 한다.

기공이라고 할 때의 '기'는 말할 필요도 없이 사람 몸속에 있는 기이다. 기에는 여러가지 표현형식이 있지만 가장 기본적인 것은 '진기眞氣'나 '원기元氣'(부모의 정기를 이어받은 것)로서, 신腎에 들어 있는 정기精氣, 섭취한 음식물이 변화를 일으켜 만들어진 수곡水穀의 기, 거기에 폐로 흡입된 공기空氣, 이 3가지로 이루어져 있다고 한다. '공功'이란 의식적으로 끊임없이 호흡과 자세를 가다듬는 연습을 쌓아가는 공부功夫를 말한다.

단련 즉 연공練功이 방법에 맞고, 또한 일정한 정도에 이르면 몸 안에 혼자만이 체득하는 감각이 생겨난다고 한다. 몸의 한 부분에 따

---

6. 우리나라 보건사회부에 해당한다 – 역주.
7. 기공사 자격을 얻기 위한 일종의 수련과정 – 역주.

뜻한 느낌이 생기며 기의 흐름이 가득해지고, 기 덩어리가 몸을 관통하는 느낌이 든다. 차가운 기운이 아래로부터 위로 올라가며 몸이 위로 떠올라갈 것 같은 생각이 들기도 한다. 기를 체험한 사람들은 기가 몸 안을 돌고 있는 것을 실제 느꼈다고 한다. '발공發功'을 느끼는 부위에서는 객관적으로 측정 가능한 변화도 관측되고 있다. 이러한 변화는 요가에서도 이야기되고 있는데, 특별히 불가사의한 것은 아니지만 기공사의 혈자리 근처를 측정하면 발공할 때 특이한 적외선이 검출된다고 한다.

지금 문제로 삼고 있는 초능력 현상에 해당하는 것은 기공사가 기를 '외기外氣'로 삼아 밖으로 내보내는 경우인데, 다른 사람을 치료할 때에는 당연히 외기를 쓰고 있다. 이 기를 받아들인 사람은 분명하게 기를 느끼며 심할 때에는 자기 의지와 상관없이 운동을 일으킨다고 한다. 이러한 보고는 너무 많아서 하나하나 들 수가 없을 정도다. 최근에는 일본의 TV에서도 그같은 장면을 자주 방영하고 있다.

'내기內氣'에 대한 느낌이 존재한다는 사실은 그에 대한 여러가지 증언이 있기 때문에 의심할 수 없는 일이라고 생각한다. 중국에 있는 기공연구자들 가운데에는 내기內氣도 사실은 일종의 '정미精微'한 물질이라고 생각하는 사람들이 있다. 감각에 대응하는 물질적 기초가 존재한다는 사실이 확인되기는 했지만 그것이 특이하게 순환하는 물질인가 아닌가를 결정하기는 어려우며, 지금까지의 형편으로는 결정적인 증거가 없다고 나는 생각한다.

'기'의 물질성을 증명하는 일은 사실 이 기가 밖으로 드러난 상태, 즉 외기外氣에 대한 문제이다. 밖으로부터 기를 받아들인 사람의 살갗에서 적외선의 방출이 늘어난다는 보고가 있기는 하지만, 이것은 기공사의 움직임이 기공을 받아들이는 사람에게 무엇인가 효과를 미치고 있다는 사실을 보여주는 것일 뿐, 두 사람 사이에서 전달되는 기의 물질성을 직접적으로 증명하는 것은 아니다.

외기外氣가 일종의 전기를 띤 입자의 흐름일 것이라고 추측한 실험 보고도 있다. 직경 60미크론 이하일 때 기공사의 손가락으로부터 10cm 이내에서의 그 전달속도는 초속 수십cm라고 한다. 유감스럽게도 실험을 자세히 접할 기회가 없었지만 기가 그와 같은 것이라면 멀리 떨어져서는 도저히 전달될 수 없을 것이다. 이런 종류의 측정은 미묘하기 때문에 측정결과에 대한 해석도 충분히 이의가 있을 수 있다. 그 밖에도 외기外氣가 자기磁氣로 존재한다든가 전자파電磁波로 존재한다든가 하는 사실을 시사하는 보고도 있다.

어떤 것이든 아직 명확한 결론을 내릴 정도에 이르지는 않았지만, 만일 발공할 때의 시술자에게서 이런 종류의 물리적 현상이 검출되었다고 하여도 그것이 기공요법의 효과라고 하는 것 때문에 나온 것인지를 따지는 기공의 역할을 확인하는 문제는 남는다. 더욱이 기공과 관련하여 기공의 초능력적 작용이 확인되었다는 주장도 있지만, 초능력 현상을 설명하기에는 입자의 흐름으로도, 적외선으로도, 레이저 광선으로도 충분하지 못하다는 것은 말할 필요도 없다. 그렇기 때문에 그런 사실을 말하는 사람들은 의사과학擬似科學적 설명인지 초과학적 설명인지 어떤 것이든 선택을 강요받게 된다.

엄청나게 먼 거리에서의 기공효과

옛날부터 기공을 하는 여러 계파 가운데에는 신비적인 경향을 띤 사람들도 적지 않았지만, 1950년 이후의 중국에서는 기본적으로 중국의학의 한 부문으로서 새롭게 정리된 발전을 이루고 있다. 이것이 언제쯤 초능력과 결합했는지 확실히 알 수는 없지만, 초능력까지도 대상에 포함시켜 인체과학을 제창한 중국의 지도적 과학자 전학삼錢學森은 최근의 논문에서 다음과 같이 말하였다.[8]

"1987년 5월 3일 국가과학기술위원회는 중국인체과학학회의 성립을 비준하였다. 이것은 1979년 3월 사천성에서 '귀로 글씨를 읽는' 소년 당우唐雨가 발견되고부터 벌써 8년도 넘은 뒤였는데, 인체과학 연구에 관심을 기울이면서 그 일에 종사하고 있는 우리들에게는 투쟁으로 가득찬 우여곡절의 8년이었다. 우리들의 오늘이 있기까지는 결코 쉬운 일이 아니었다."

전학삼이 말하고 있는 인체과학 가운데 초능력이 큰 의미를 차지하고 있다는 사실을 알 수 있다. 중국에서 초능력에 대한 연구가 공인된 것은 어쩌면 전학삼의 위신과 관련되어 있을지도 모른다. 전학삼은 새로운 중국이 성립될 때 미국의 로켓연구소장이라는 지위를 버리고 귀국하였으며, 그때부터 미사일 개발뿐만 아니라 과학기술 방면의 지도를 맡아온 중국의 몇 안되는 과학자요 기술자 가운데 한 사람이다.

전학삼은 최근 치료·예방·미래 예측의 3가지 의학에다 잠재능력 개발을 더하여 제4의학을 주창하면서, 기공은 인체과학 연구의 '시금석'이라고 말한다. 이 점에서도 초능력에 대한 평가를 알 수 있다. 무엇보다도 전학삼은 먼저 현상론 수준에서 초능력 현상을 확고하게 포착하지 않으면 안된다고 하지만, 실제로 몇 가지 특이한 기능이 존재한다는 것이 벌써 사실로 확인되었다. 그 속에는 지진을 미리 느끼는 사람이나 사물을 만지지 않고서도 자신의 의식으로 통제되지 않는 특이한 방법으로 물체를 움직이는 특별한 기능이 포함되어 있다.

이 특이한 인체과학학회의 성립과 연관해서 보면 기공사의 초능

---

8. 錢學森, 陳信, 〈인체과학은 현대 과학기술 체계 가운데 하나의 큰 부문이다〉, ≪自然雜誌≫, 1988년 제5호.

력을 검증하는 실험이 청화대학淸華大學 과학원 연구자들에 의해 조직적으로 행해졌으며, 1988년에는 그 성과가 학술보고 형태로 잇따라 발표되었다고 한다. 앞에서 이야기했던 핵붕괴에 영향을 준 기공효과를 긍정적으로 다룬 보고도 그 가운데 하나이다. 그 밖에 기공이 효과를 미친 물리·화학적 현상으로 보고된 것으로는, 일반적으로 화학반응이 일어날 수 없을 것 같은 조건에 놓여 있는 혼합기체가 기공사의 발공에 의해 화학반응을 일으킨 실험이 있다. 이 실험으로 이산화탄소가 생겼는데, 기공사가 외기外氣의 방출을 그만두면 이산화탄소는 여지없이 분해되었다고 한다.

 이러한 연구에서 연구자들은 그 실험의 목표에 대해 다음과 같이 말하고 있다.[9] 이제까지의 실험에서는 기공사와 그 기를 받아들이는 사람이나 생물이 실험관계를 구성하고 있었는데, 개체의 차이·종種의 차이·환경조건 등의 영향이 있기 때문에 결과를 처리하는 데 곤란한 점이 있었다. 그래서 기공사와 생체분자, 유기물, 무기물 등으로 이루어진 실험관계에서 기공의 효과를 검증하려고 하고 있다.

 대상이 되는 현상은 앞에서 말한 것 말고도 레이저 광선 편광면偏光面의 회전, 물, 또는 수용액의 분자구조, DNA와 RNA의 구조, 리보좀脂質의 모습 변화·유기물 핵산의 냄새 변화·핵산용액의 자외선 흡수 등이 있다. 이처럼 넓은 현상에 효과가 있지만, 대부분의 경우는 효과가 있어도 아무도 불가사의하다고 생각하지는 않을 것이다.

 실험결과로 기공사가 기를 발할 때 물리학이나 화학법칙으로는 설명할 수 없는 변화가 실험대상에 생긴다는 사실이 나타났다. 어떤 논문에서도 실험에 쓰인 실험장치가 정상적으로 작동한다는 사실이 확인되고 있지만, 결과는 분명히 오차범위를 넘어서는 무엇인가가

---

9. 李升平·孟桂榮·孫孟寅·崔元浩·晏思賢·嚴新,〈氣功 外氣가 멀리 2000km나 떨어진 거리에서 물질분자에 작용하는 영향에 대한 실험연구〉,《自然雜誌》, 1988년 제10호.

있었다고 한다.

실험은 대부분 기공사가 몇 미터나 몇 킬로미터, 아니면 더 멀리 2000km 떨어진 곳에서 기를 보낸 것으로 되어 있다. 예를 들면 방사능의 측정은 북경에서 했지만 기공사가 기를 발한 지점은 북경, 곤명昆明, 심수深圳, 광주廣州, 성도成都 등이었다. 실험자는 이것을 초원거리 발공작용의 유력한 증거라고 결론짓고 있다.

교룡蛟龍은 못 속에 숨었는가?

"현재의 과학이론으로 이러한 현상이 해석될 수 있는지 없는지를 실험결과에 대한 진위판정의 기준으로 삼을 수는 없다"는 중국연구자의 말은 옳다. 과학은 여러가지 단계에서 설명될 수 없는 현상으로 나타난 사실에 의해 비약적인 발전을 했기 때문이다. 이 실험결과는 확실히 현재의 과학으로는 설명이 안된다. 설명이 안될 뿐 아니라 오히려 대립한다. 방사선원放射線源의 유효직경은 2mm이다. 이 방사선원에서 2000km 떨어진 곳으로부터 산을 넘고 들을 건너와서, 비교·대조하기 위해 옆에 놓아둔 방사선원을 비켜 목표에 이르는 현상은 도대체 어떻게 된 일일까? 더구나 대체로 영향을 받기 쉬운 측정기의 특히 회로부분은 바라만 보아도 안되는데, 기공사가 늘어난다고 생각하면 감마선이 늘어나고 줄어든다고 생각하면 줄어든다. 의심스러운 눈으로 보면 실험과정에 뭔가 속임수라고는 할 수 없더라도 잘못이 있었을 것이라는 생각이 먼저 들 수도 있지만, 이 점에 대해서도 보고서는 자신있게 답하고 있다.

"과학의 역사에서 보면 사람들은 여러 번 과학의 새로운 현상에 대해 실험계획에 신중함이 부족했다는…… 것으로 귀결시키는 잘못

을 범하여…… 과학발전을 더디게 하였다…… 이 교훈은 중요하게 받아들이지 않으면 안된다."¹⁰

나는 실험에 관계한 사람들이 당연히 많은 경험을 쌓았고 그에 걸맞는 훈련을 받은 실험가 팀이었을 것이며, 그 결과가 갖는 중대한 의미를 충분히 알고 있었을 것이라고 생각한다. 그렇지만 역사가 주는 또 한 가지 교훈은 실험에 잘못이 있는지 없는지를 최종적으로 보증받아서 그 결과를 인류공통의 지적 재산이 되게 하는 길은 동료들의 추가적인 시험을 거쳐 검증을 받는 것뿐이라는 사실이다. 걱정되는 부분은 이같은 실험을 했던 청화대학 당국은 실험자들이 대학에서 규정한 동료들의 심사도 거치지 않고 밖으로 공표한 점에 대해 유감의 뜻을 표시하고 있기 때문에, 어쩌면 내가 상상하는 것 같은 온당한 자격을 갖춘 연구자가 아닐지도 모른다는 점이다.

기공실험은 실제 많은 어려움이 있다. 무엇보다도 협조적이며 유능한 기공사가 있어야만 한다. 일련의 실험에 기공사로 참여한 사람은 엄신嚴新인데, 그는 현재 중국에서 가장 이름이 있는 기공사이며 기적적인 치료를 행하는 신의神醫로도 알려져 있다. 근년에 일본을 방문하였고 그 기회에 어떤 대학과 공동실험을 했다는 소문을 들었지만 실제로 해보지는 않은 것 같다. 엄신이든 누구든 자격 있는 기공사에 대해 더욱 많은 실험이 시도되지 않으면 안된다. 전학삼은 그 동안의 기간을 투쟁으로 가득찬 세월이라고 했지만, 이같은 실험이 다른 나라는 말할 것도 없고 중국에 있는 많은 과학자들에게도 이의 없이 받아들여지고 있다고는 생각할 수 없기 때문에, 지금 이후에도 대단히 공명정대한 전투를 고무시켜 나아가야 할 것이다.

이제부터 실험이 되풀이될 때에는 이중으로 점검해보는 방법의

---

10. 李升平, 孟桂榮, 孫孟寅, 崔元浩, 晏思賢, 嚴新,〈氣功外氣가 2000km 떨어진 物質分子에 작용하는 영향에 대한 실험연구〉,《自然雜誌》, 1988년 제10호.

본래 뜻을 살려서, 기를 보내는 손과 받는 손이 언제 기를 발하는가를 서로 상의해서 하지 않고 무작위로 정한다면, 실험의 설득력이 아주 높아질 것이다. 내가 지금의 실험방식에 대해 실험자가 전화로 발공發功하는 시각을 맞추고 있는 사이에 암시에 걸리게 되어 알게 모르게 잠재적인 기공능력을 발휘하게 된다는 가설을 내놓는다고 하여도, 그 가설을 부정할 수는 없을 것이다. 내 가설은 10억분의 1이라는 정밀도로 2000km 앞에 있는 목표에 기를 보내는 작업이 필요없다는 뛰어난 면이 있다.

그렇지만 어쨌든 현대과학을 넘어서려고 하는 이 장대한 시도로 보아 그 정도는 얼마 안 가서 이루어질 것이다. 이같은 '대발견'을 이룬다면 현대과학을 크게 변혁하는 데까지 나아가지 못할 것은 없다. 이제 물러설 수는 없다. 최악의 경우라도 바로잡을 점이 있다면 그 일이 중국과학자의 손으로 이루어지기를 바란다. 중국의학자들은 신경학설에서 예상하지도 못했던 침으로 하는 마취를 발견하였다. 근대 의학자들에게 맡겼다면 21세기가 되어서도 아직 발견해내지 못했을 것이다. 과연 이제 만일 버드나무 아래 무엇인가가 있다고 한다면 또 다른 미꾸라지쯤이 아니라 교룡蛟龍일 것이다.

14 홀로그래피 생체론

뜸자리 분포의 홀로그래피

중국의학의 특징 가운데 그 하나로서 뜸자리에 대한 시술을 들 수 있다. ≪황제내경≫에는 뜸자리가 295개로 적혀 있고, 282년에 간행된 ≪침구갑을경鍼灸甲乙經≫에는 649개로 적혀 있다. 그리고 1973년에 나온 어떤 침구학서에는 670개로 되어 있다. 그 후에도 새로운 뜸자리의 발견이 계속되어 왔다. 여기서 소개하려는 뜸자리 연구에서는 온몸에 중요한 것만 해도 102계통의 뜸자리가 있다. 그 각각의 계통에는 대부분 갈래로 나누어지는 뜸자리가 포함되어져 있기 때문에 전체 뜸자리 수는 굉장히 많다. 어쨌든 뜸자리를 손가락으로 누르거나 뜸이나 침으로 자극하면 생체에 어떤 영향을 미칠 수 있다고 하는 것이 치료의학으로서 침구의학의 근본이다. 파초芭蕉가 '삼리혈三里 (무릎 언저리에 있는 뜸자리)에 뜸을 뜨면서' '그윽한 샛길'로 여행했다는 것은 유명한 고사이다.

뜸자리에 대한 물리요법이 전신적인 효과를 가져오는 것은 그것이 경락에 따라 분포되어 있고 그것을 따라 전신으로 작용을 전달하기 때문이다. 경락의 해부학적인 실체는 현대생물학 의학에서는 해명되지 않고 있다. 그러나 그 작용이 현실적으로 존재하는 한, 고전 기록에 완전히 합치되는지의 여부는 별도로 치더라도 단지 공허한 이야기는 아니다. 뜸자리에 대한 시술은 중국의학의 최대 발명중 하나이다.

서양의학에서도 압통점壓痛点이라고 불리는 것이 있으며, 진단에 이용되는 일도 있지만 중국의학의 계통적인 뜸자리 이용과는 완전히 다르다. 경락에 따른 여러 뜸자리에 대한 인식은 고전 중국의학 성립의 중요한 토대가 되었다.

이런 총론적인 이야기는 일단 접어두고 다음 그림을 보도록 하자. 이것은 최근 장영청張穎淸이 발견한 뜸자리 위치(혈자리)의 한 예이다. 발 끝에서부터 발뒤꿈치에 걸친 부위에는 다리·허리·위·간·폐·머리라고 쓴 일련의 혈자리가 있다. 이어서 동일한 순서로 또 다른 일련의 혈자리가 다리에 줄이어 있다. 넓적다리도 마찬가지다. 다음 그림을 보면 이해가 쉬울 것이다.

그림 14-1은 장영청이 1973년에 발견한 '혈자리 분포의 홀로그래피 법칙'의 일단을 보여주고 있다. 장영청의 주장을 처음 일본에 소개하고 실천한 이이다飯田淸七는 그의 취지를 감안해서 '전신정보 반영법칙全身情報反映法則'으로 번역했으나,1 홀로그래피라는 용어가 더 친숙하다고 생각되므로 홀로그래피 법칙이라고 불러도 좋겠다.

홀로그래피는 3차원 영상을 복원하기 위한 정보를 사진건판(홀로그램)에 저장하여 거기에 적당한 광선을 쏘임으로서 3차원 영상을 만드는 기술이다. 따라서 홀로그램에 나타나는 것은 무엇인지 눈에

---

1. 장영청, 〈生物全息診療法〉 《전식생물학연구》, 1985년 10월 (飯田淸七 역, 〈생물전신정보반영법칙진료법 1,2〉 《醫道の日本》, 504호, 1986.

그림 14-1 전신혈위도(全身穴位図)

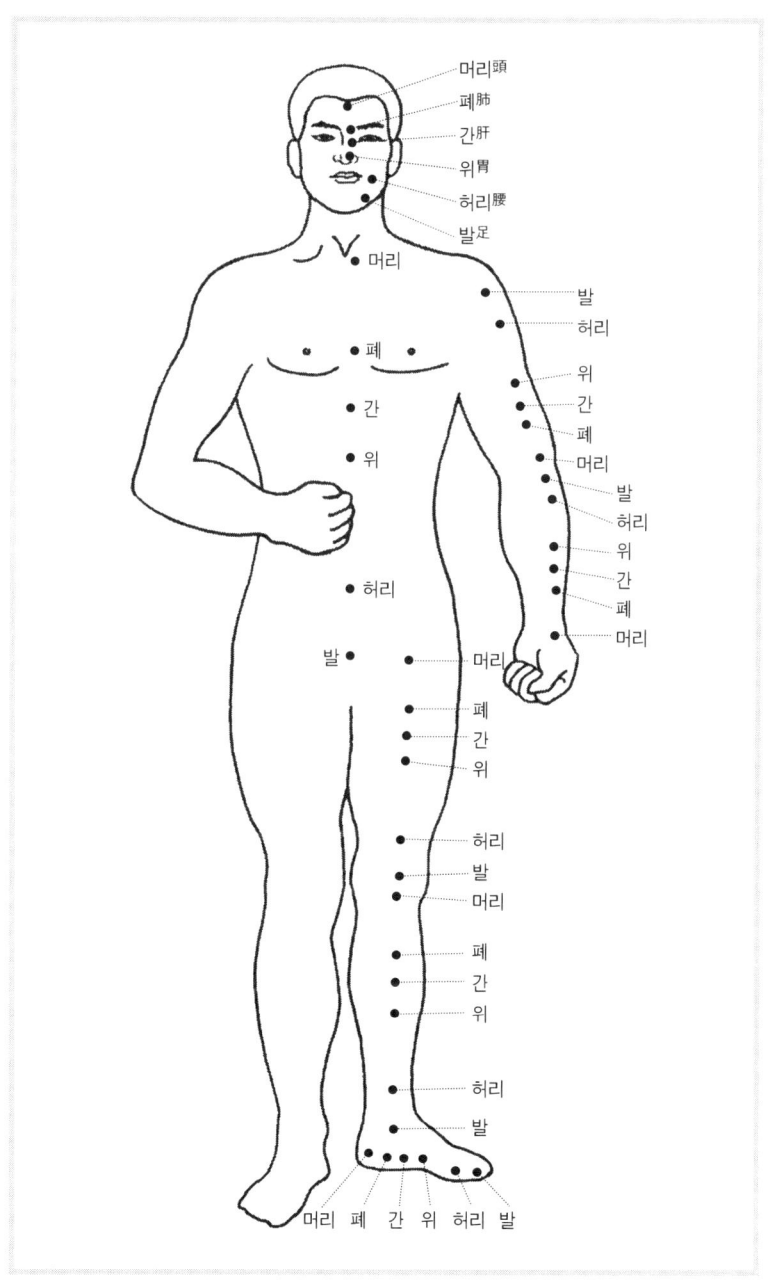

14_홀로그래피 생체론

그림 14-2 둘째손가락 뼈마디 측면의 혈자리(第二中手骨側血位図)

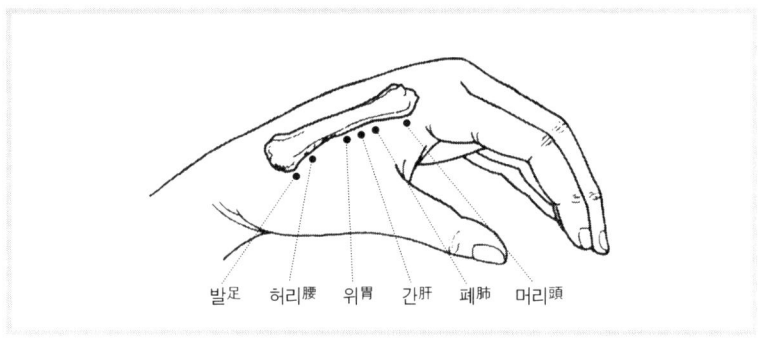

띠지 않는 여러 파동이 겹쳐지는 무늬모양에 지나지 않는다. 이 점에서 3차원의 상을 2차원에 투영한 보통 네가티브 사진과는 다르다.

그러나 가장 현저한 차이는 홀로그램의 어느 부분에도 대상 전체의 정보가 어느 정도 포함되어 있다는 점이다. 그러므로 홀로그램이 부서져도 어느 한편에 적당한 광선을 투사하면 다소 희미하지만 대상 전체의 상이 복원될 수 있다. 그런데 인물 전체에서 얼굴부분이 손상된 네가티브 화면은 아무리 신중하게 인화해도 얼굴은 나타나지 않는다. 이것이 홀로그램의 뚜렷한 특징이다.

위의 그림 14-2를 잘 보면 장영청이 이 분포법칙을 '전식全息(홀로그래피)'이라고 이름붙인 의도를 알 수 있다. 여기서 식息은 소식消息의 식으로 정보를 의미한다. 장영청은 더 나아가 홀로그래피 생물학全息生物學을 제창하고 있다. 홀로그래피 생물학을 언급하기 전에 홀로그래피 법칙에 의한 진찰이나 치료보고서를 살펴보도록 하자.

생물 홀로그래피 진료법

1973년 장영청은 둘째손가락 뼈마디 측면第二中手骨側面에서 하나의 혈자리군 즉 뜸자리 군집을 발견하였다. 이 새로운 뜸자리를 그에 대응하는(즉 진단과 치료에 대응하는) 몸의 부위, 혹은 장기의 명칭에 따라 이름을 붙이면 둘째손가락 뼈마디 측면은 마치 인체 전체의 축소판, 혹은 배태胚胎인 것처럼 보인다.

인체는 수많은 부위로 구분할 수 있기 때문에 둘째손가락 뼈마디 관지關肢에서 그것에 대응하는 뜸자리도 굉장히 많다. 그림에 나타난 것은 대표적인 뜸자리이고 다른 뜸자리는 이로부터 추정하기에 어렵지 않다.

둘째손가락 뼈마디의 골격은 인체에서 비교적 작은 일반적인 골격으로 옷 밖으로 노출되어 있기 때문에 진찰·치료하기에 편한 위치에 있다. 여기에는 머리혈頭穴에서 족혈足穴까지 분포되어 있기 때문에 순서에 따라 눌러주면 압통점의 유무와 위치를 근거로 해서 인체의 어떤 부분, 혹은 기관에 질병이 있는지 없는지를 판정할 수 있다.

그곳을 누를 때 어느 혈에서 환자가 저림, 부석부석함, 답답함, 나른함 등의 통증감각을 느끼면 그 혈이 압통점이고 그것에 대응하는 기관, 혹은 부위, 또는 이 기관이나 부위가 있는 곳의 횡단면의 다른 부위나 기관에 질환이 있다고 진단을 내릴 수 있다. 예를 들어 폐혈에 압통이 있으면 가슴·폐·심장·등·식도나 기도 어딘가에 질환이 있다고 볼 수 있다.

장영청은 다른 전형적인 예를 들고 있다.

환자 1 : 남자 52세, 산동대학 강사, 1983년 9월 간혈에 압통을 느껴

간 부위에 질환이 있다고 진단하였다. 1984년 11월의 검사에서는 간 부위의 질병은 발견되지 않았다. 1985년 여름, 여전히 간혈에 압통이 있었다. 그리고 1985년 12월의 검사에서 담낭염이 있는 것을 알게 되었다.

환자 2 : 남자 44세, 내몽고 과기국 간부, 1974년에 둘째손가락 뼈마디 측면 압통점에 근거해서 폐병으로 단정되었을 때는 자각 증세가 없어 본인은 이 진단을 믿지 않았으나 1975년 뢴트겐 투시검사로 폐 부위에 석회화된 병소病巢(병이 있는 곳)를 알게 되었다.

    1982년 장영청은 24명 의사의 협력을 얻어 11,338가지 사례를 통해 '둘째손가락 뼈마디 측면 진단법' 테스트를 하여 높은 신뢰성을 증명했다고 쓰고 있다. 진단에 이용한 혈자리는 머리·목·어깨·폐·위·배꼽·허리·다리인데 진단의 적중률은 가장 낮은 간의 뜸자리의 경우에도 79.8%이고, 가장 높은 배꼽 뜸자리의 경우에는 94.5%나 되었다고 한다. 평균 92.7%에 달한다.

    "이 방법은 단지 질환의 유무 및 질환부위를 진단할 수 있을 뿐이고, 상세한 질환의 종류나 질환의 성질을 진단하는 것은 불가능하다. 예를 들어 흉부에 질환이 있는 것을 진단한다고 해도 폐기종인지, 폐결핵인지는 진단할 수 없다"고 조심스럽게 말하고 있기는 하다.

    그러나 그것만으로도 큰 가치가 있다. '둘째손가락 뼈마디 측면 속진법'은 다른 진단법에 의한 오진을 방지할 수 있고, 또 인체의 많은 부위에 질병증상이 있을 때에도 둘째손가락 뼈마디 측면의 보다 민감한 압통점에 근거해서 질병의 보다 중요한 부위를 확정하고 거기에 우선적으로 치료를 하는 것도 가능하다. 또 이 방법은 간편하기 때문에 의사가 아니더라도 자신의 신체 각 부위와 기관의 건강상태를 알 수 있다고 장영청은 추천한다.

이 진단법에 의하여 '둘째손가락 뼈마디 측면 진단법'이 행해진다. 그 요점은 다음과 같다. "지압법으로 압통감이 비교적 강한 점을 정확히 찾아 침을 놓는다. 정확하게 혈을 찾아 침을 놓은 후 곧 비교적 강한 느낌이 드는 것은 붓는 것, 저림 증상, 답답한 것, 나른한 통증 등이다. 보통 침을 놓은 지 5~10분 후 환부에 특이한 미열, 발한이나 기분이 좋다는 감각이 나타나는데, 보통은 미열의 느낌이 많이 든다. 예를 들어 간 쪽의 질환인 경우 간혈에 침을 놓은 후 간 부분에서 미열의 느낌이 생긴다. 그러나 그 밖의 부위에는 이런 느낌이 없다. 환부에 미열이 나타나는 것은 항상 치료효과가 비교적 좋은 경우라는 신호이다."

치료의 사례를 하나만 더 소개하자.

환자 3 : 여자 21세, 학생, 편도염을 앓은 지 2년 반, 장기간에 걸쳐 테라마이신·페니실린으로 치료하였으나 효과가 없음, 편도는 이미 궤양이 생겼고 인부통증咽部痛症에 이물감이 있다. 양손의 둘째손가락 뼈마디 측면의 인혈咽穴에 침을 놓은 지 10분 만에 국을 마셔도 목이 아프지 않게 되었다. 아홉 번 침을 놓는 것으로 치료하였다.

귀, 얼굴, 코, 발바닥

중국 전통의학에서는 귓볼 부분에 진료를 하여 전체적인 질병을 고치는 것이 있다. 이는 먼 고대부터 해왔던 것으로 장사長沙의 마왕퇴

3호 한묘漢墓에서 출토된 2100년 전 비단에 씌어진 백서 ≪음양십일맥구경陰陽十一脈灸經≫에는 양팔・눈・볼・목구멍과 연관된 '이맥耳脈'이 씌어져 있다. 또 ≪황제내경≫에는 '귀는 종맥宗脈이 모이는 곳'이라고 씌어 있다. 귀와 전신 각 부위의 연관에 대하여 고대 중국인이 주목하였음을 알 수 있다.

현재 중국에서 발표되고 있는 이혈도耳穴圖에는 실로 엄청나게 많은 귀의 뜸자리, 즉 이혈이 표시되어 있다. 인체의 각 부위, 장기의 명칭에 해당하지 않는 것은 없다고 할 정도이다. 가슴・어깨・팔・손가락 등의 큰 부분에서 쇄골, 고환, 편도체扁桃体 등 연관을 찾아내는 데 필시 고생했을 것이라고 생각되는 것까지 수십개의 이혈이 표시되어 있다.

얼굴 부분이 인체 전체 각 부분의 생리・병리에 관한 정보를 포함하고 있다고 하는 것도 옛날부터 지적되어 왔다. ≪내경≫에는 얼굴을 관찰해서 질병을 판단하는 경우, 이마는 머리부터 위에, 미간은 폐, 양눈 사이는 심장, 콧등은 간에 해당된다고 씌어져 있다.

이 대응은 오늘날 중국의학에서도 이용되고 있다. 뚜렷한 예로서 얼굴에 침 자극을 주어서 대응하는 신체부위에 마취효과를 일으켜 침마취 수술을 했다는 보고가 있다. 단순한 얼굴부위의 침마취로도 수술에 성공한 예는 적지 않다

두피침頭皮鍼 요법은 훨씬 새로운 것이다. 1958년 서안 중의원의 방운붕方雲鵬 교수가 개발한 치료요법으로 대뇌피질의 여러 기능을 관장하는 여러 영역을 두피에 투영한 부위에 자극을 주는 것으로 전신질환을 치료한다. 1970년에는 두개골의 관상봉합冠狀縫合, 시상봉합矢狀縫合, 인자봉합人字縫合 – 두개골은 몇 개의 뼈가 봉합하여 이루어진 것으로 그 형태에 따라 붙여진 이름이다 – 에 대응하는 두피의

부분과 머리가 자랄 적에 인체 각 부위에 관련된 특수한 효능이 있는 자극점이 발견된다. 두피침에는 통증해소, 소염, 진정, 강압, 지양, 강심, 그외의 효능이 있다고 말하고 고혈압 치료, 어떤 종류의 안과적 질환 치료에 꽤 성과를 얻었다는 보고가 있다. 특히 최근에는 북경 침구골상학원鍼灸骨傷學院의 주명청朱明淸이 이 분야에서 뚜렷한 활동을 보였다. 그런데 그 업적은 중국보다도 오히려 일본에서 책으로 간행되었을 정도로 관심을 모으고 있다.(≪朱氏頭皮鍼≫ 동양학술출판사, 1989) 특히 주목되는 것은 침을 쓸 때 실제적인 기술을 표준화시키고자 하는 시도이다.

코침의 혈자리는 미간에서 코를 쫓아 코 끝 근처까지 분포하고, 그 배치는 미간이 두부頭部, 비량鼻梁의 중앙부근이 심장, 코 옆 부근이 다리에 대응한다는 식으로 정확히 인체를 축소하여 대응시킨 것처럼 되어 있다.

족침은 발바닥에 있는 일련의 혈자리를 이용하는 것으로 발뒤꿈치 쪽에는 인체 중의 머리부분이, 발바닥의 장심을 중심으로는 흉부 상복부의 여러 기관들, 발가락 쪽으로는 아래 복부의 기관들이 대응된다고 하고, 그것에 맞추어 뜸자리를 정한다. 결국 이는 인체 각부를 배치한 대략적인 축소형이라고 할 수 있다.

홀로그래픽 생물학

이와 같은 상황을 종합하여 장영청은 다음과 같이 쓰고 있다.

"내가 혈자리의 홀로그래픽 법칙을 발견하여 바이오 홀로그래픽 진료법을 주장하기 이전에 인류는 이미 인체를 몇 개의 구획으로 나누고 신체의 한 부분으로서 전신 각 부위의 질병을 치료할 수 있다는 것을 알고 있었다. 이것은 이침 혈위계耳針穴位系, 면부 색진계面部色診系, 홍막 진단계虹膜診斷系, 비침계鼻針系, 족침계足針系, 맥진계脈診과 설진계舌診系 등이다. 이들 국부계는 인체의 특수한 몇 가지 부위에 있기 때문에 사람들은 이들 진료계의 일반적인 의의를 소홀히 하고 단지 특수한 부위에서 생길 수 있는 특수한 정황으로만 간주한다. 내가 제기한 바이오 홀로그래픽 진료법은 각각의 부분계에도 적용할 수 있다. 나는 많은 새로운 혈자리를 발견하였을 뿐만 아니라 사람들이 이미 발견했던 몇 가지의 흩어진 진료계를 혈자리의 홀로그래픽 법칙이라고 하는 한 가지의 통일적인 체계 안으로 정리하여 그것들을 이 법칙의 예증으로 보았던 것이다. 진료계를 이용한 이러한 방법도 바이오 홀로그래픽 진료법인 통일적인 방법에 포함됨에 따라 바이오 홀로그래픽 진료법의 예증이 되었던 것이다."[2]

장영청은 바이오 홀로그래픽 의학에서 '홀로그래픽 생물학'으로 한 발 더 나아간다. 과거에는 사람들이 발견했던 이러한 진료법에 대해 제대로 된 이론적 원리를 기술할 수 없었으며, 어떤 부위에 의해 전체 각 부위의 질병치료가 가능하게 되는 원인을 밝힐 수 없었다. 이 때문에 이러한 진료법은 신비적인 외피에 싸이게 되었던 것이다.

장영청이 제창한 '홀로그래픽 생물학'은 중국내에서 많은 연구자의 흥미를 끌었고, 수년 동안 매년 '전국 홀로그래픽 학술토론회'가 열리고, 농학·수의학 등의 분야에서도 응용되고 있다. 또 몇몇 대학에서는 정규학과로 개설되었다. 앞에서 말한 학술토론회의 취지는 다음과 같이 선언되었다.

"생물학의 새로운 분과로서의 홀로그래픽 생물학은 이미 오래전

---

[2]. 장영청, 《생물전식진료법》, 산동대학출판사. 1987.

에 있어왔다. 이것은 중국인이 창시한 새로운 학과이다."

이 '새로운 학과'의 기본개념은 '전식배全息胚'이다.

"'전식배'라고 하는 것은 생물체에서 상대적으로 독립된 부분으로 구조상·기능상으로도 그 주위의 부분과 명확한 경계를 갖는다. 전식배는 그 내부에 구조와 기능상의 상대적인 완전성을 갖추고 있다."

이것은 약간 추상적이기는 하지만 둘째손가락 뼈마디를 일반화하고 있는 것이다. 각 뼈마디 및 인체의 상대적으로 독립된 비교적 큰 부분(귀, 코, 혀 등)에는 모두 둘째손가락 뼈마디 측면과 같은 모양의 혈자리 분포가 존재하고, 생체 전체의 축소판으로 어떤 의미가 있다. 거기에는 생체 전체의 병리와 생리정보도 포함하고 있다. 이것을 장영청은 '전식배'라고 부르고 있다.

현대생물학, 혹은 발생학의 입장에서는 이러한 생각을 인정하기가 매우 힘들다. 그러나 장영청이 발견한 혈자리 분포법칙이 정말 옳은 것이라면 '전식배'의 존재는 이 법칙의 실체로서 그만큼 인정하지 않을 수 없다. 무엇보다도 이 법칙이 어느 정도까지 엄밀하게 확증되어 있는 것인지를 잘 알 수 없지만, 적어도 장영청은 이와 같은 전제에 기초하여 전식배의 생물학적 근거를 추구한다.

생물체의 모든 체세포는 수정란(유성생식의 경우)과 동일한 기인基因을 갖고 있기 때문에 이것이 새로운 생체를 향해 발전해가서는 안되는 이유가 있는 것인가라고 장영청은 물으면서 다음과 같이 답하고 있다.

"체세포는 모두 새로운 생체를 향해 발전하고 있는 중에 있다."

체세포를 빼내어 배양기에서 증식시켜 한 생명체로 이끄는 시도가 몇 번이나 성공하였지만, 배양기 안에서가 아니라 생체라고 하는 '천연배양기' 중에서도 이와 같은 자주적인 발달과정이 일어났으며, 새로운 생체를 향해 발달하면서 몇 가지의 어떤 단계에 있는 배태胚胎

가 전식배임에 틀림없다. 이런 입장에서 보면 생체의 각 부위에 대응성을 갖는 구조가 존재한다고 해도 불가사의한 것이 아니다.

견고한 사실을

홀로그래픽의 생각을 영상기술 이외의 분야에 적용한 최초의 뚜렷한 예는 칼 플리브램의 '뇌의 홀로그래피설'이다. 어떤 학습기억이 대뇌피질의 어디에 존재하고 있는가를 밝혀내기 위해 신경과학자로서 매우 유명한 칼 라슐레가 오랜 동안 많은 쥐의 대뇌피질의 여기저기를 절개하여 얻은 결론은 기억이란 대뇌피질의 어느 곳에도 국재局在하고 있지 않다는 것이었다. 어느 부분을 절개해도 학습기억은 없어지지 않았다. 예를 들어 수술 전에 학습시킨 미로찾기를 수술 후에도 교묘하게 통과하였다. 쥐 대신에 라슐레 쪽이 미로에 빠져버린 꼴이 되었지만, 이것과 홀로그래피 사이에 유사성이 있다는 점을 주목한 것이 플리브램의 학설이다.

   이 학설에 따르면 뇌는 홀로그램상에 간섭무늬만이 비치는 것과 똑같이 파괴되어 있는 면영面影을 뿔뿔이 흩어진 수학적 암호로 저장하고 있다. 말할 것도 없이 뇌 안에 레이저 광선이 있을 리 없고, 그 구체적인 메커니즘도 시원스레 알 수 없다. 그러나 인간의 뇌는 우주적 홀로그래피의 일부라고 하는 설명으로까지 발전되어, 신비한 분위기가 그 주변에 감돌고 있다.

   장영청이 말한 전식생물학의 전제는 지금 현대과학이 인정하고 있듯이 모든 세포가 잠재적으로 동일한 유전정보를 갖추고 있다는 사실 위에 있다. 그리고 이 주요개념인 전식배는 실제로 생물의 발생학적 과정에서 실체로 형성되었다고 생각할 수 있다. 따라서 뇌의 홀로그래피설에 비교하면 훨씬 직접적으로 검증하기 쉽다.

"전식배라고 하는 이 기능단위의 발견, 혹은 전식배 학설이라고 하는 세포학설을 하나의 특수한 예로 포함하는 전혀 새로운 생물학적 전체관의 제창은 일찍이 세포의 발견과 세포학설의 주장처럼 생물학에 새로운 기원을 가져왔을 것이다."

장영청은 이렇게 자부한다.

"나는 대단히 두렵기도 하지만 현재 이것은 원대한 가설단계에 있는 것은 아닐까 하고 느낀다. 누가 얘기했는지 기억나지 않지만 과학의 발전에는 다음과 같은 세 단계가 있다고 한다. '그런 바보 같은!' '뭐 그런 것도 있겠지' ' 그런 것은 당연하지 않은가'라고 하는 세 단계이다. 홀로그램 인체론의 제창자는 당연히 이 중의 셋째 단계에 있다. 그러나 여전히 문제는 남는다. 많은 생물학자는 어쩌면 첫째 단계같은 말을 내뱉았겠지만, 나는 발생학의 지식이 하나도 없으므로 둘째 단계에 있는 것으로 조심스럽게 본다."

그렇다고는 해도 약간의 의문이 생긴다. 전식배 이론이 성립한다고 하여 각 전식배에 간肝에 해당하는 부위가 존재한다고 생물학적으로 설명되었다고 하자. 그래도 진정으로 배태에서 생겨난 간의 질병이 어째서 각 전식배全息胚의 각 부위에 압통이 되어 나타나는 것일까. 뜸자리 내지는 경락에 얽혀 있는 의문은 그대로 남아 있고, 오히려 더 깊어지는 것은 아닌지도 생각해보아야 한다.

과학적 학설을 표방하면 이론검증의 의무를 스스로 부과한 것이 된다. 그렇다면 현대과학으로 작용을 '설명'할 수 없기 때문에 침구나 경락이 신비하다는 생각은 받아들일 수 없다. 대개 신비하다고 하는 것은 그 존재 자체가 애매하다. 유령이 신비한 것은 그것이 있는지, 혹은 없는지 분명하지 않기 때문이다. 설명할 수 없는 것은 이 세상에 얼마든지 있다. 단지 설명할 수 없다는 이유만으로 해서 신비하다고 말한다면 이 세상은 신비투성이가 될 것이다. 신비를 너무 싸게 파는 것은 아닐까?

둘째손가락 뼈마디 측면에 혈자리군이 존재하는지 아닌지는 임상적으로 확인하면 된다. 물론 앞으로 임상데이터에 기초를 두고 더 엄격한 확인작업이 필요하다. 확고한 사실을 한 가지 확보해두는 것은 매우 귀중하다. 설명이 자꾸만 길어져도 사실은 빠져나가기 어렵다. 그와 같은 많은 사실을 의료에 관련해서 확보하는 것으로 중국의학은 장기적으로 과학에 공헌할 것이 틀림없다. 과학에 공헌하는 것이 의학의 목적은 아니지만 의료실천 가운데서 확인된 사실은 스스로 과학을 위해 뿌려지는 씨앗이 된다. 중국의학에 국한되지 않고 모든 의학은 생물학에 대해 지금까지 받은 것보다도 준 것이 많았던 것 같다. 홀로그래피 의학이 모여 생물학이 되는 것은 아니지만 이와 같은 맥락 속에서 먼저 견고한 의학적인 사실을 확립하여 그것을 바탕으로 발전하기를 기대한다.

15
과학에서 공상으로

숫자 5와 4

큐수 사가현佐賀縣의 요시노가리의 야요이彌生 유적 발굴은 결국 ≪위지왜인전魏志倭人傳≫의 기록을 뒷받침한 것이 된다. "궁실·누각·성책이 성대하게 세워져, 항상 사람들이 창을 가지고 지킨다"고 하는 비미호卑彌呼 저택의 기술을 방불케 하는 유적지, 머리가 없거나 대퇴골에 칼자국, 수많은 화살에 찔린 인골은 "전쟁으로 서로 죽이고 죽는 왜국의 역사"라는 기사를 뒷받침하는 것일지도 모른다.

사마대국邪馬臺國의 소재를 둘러싼 오랜 논쟁 속에서 기내幾內설, 큐수설은 각각의 입장에서 ≪왜인전≫에 나타난 노정에 관한 기록을 해석해왔다.

위나라 사신魏使은 진짜로 왜국에 가지 않고 소문만으로 썼던 것은 아닐까. 여행일정에 7, 5, 3이라는 숫자, 혹은 이를 짜맞추었다고 해석할 만한 수치가 많은 것은 이 3가지 숫자에 대한 중국인의 편애에 기반을 둔 공상으로 날조한 것이라고 마쯔모또松本淸張는 기술했다.

그림 15-1 사원론(四元論)의 세계도식(世界図式)

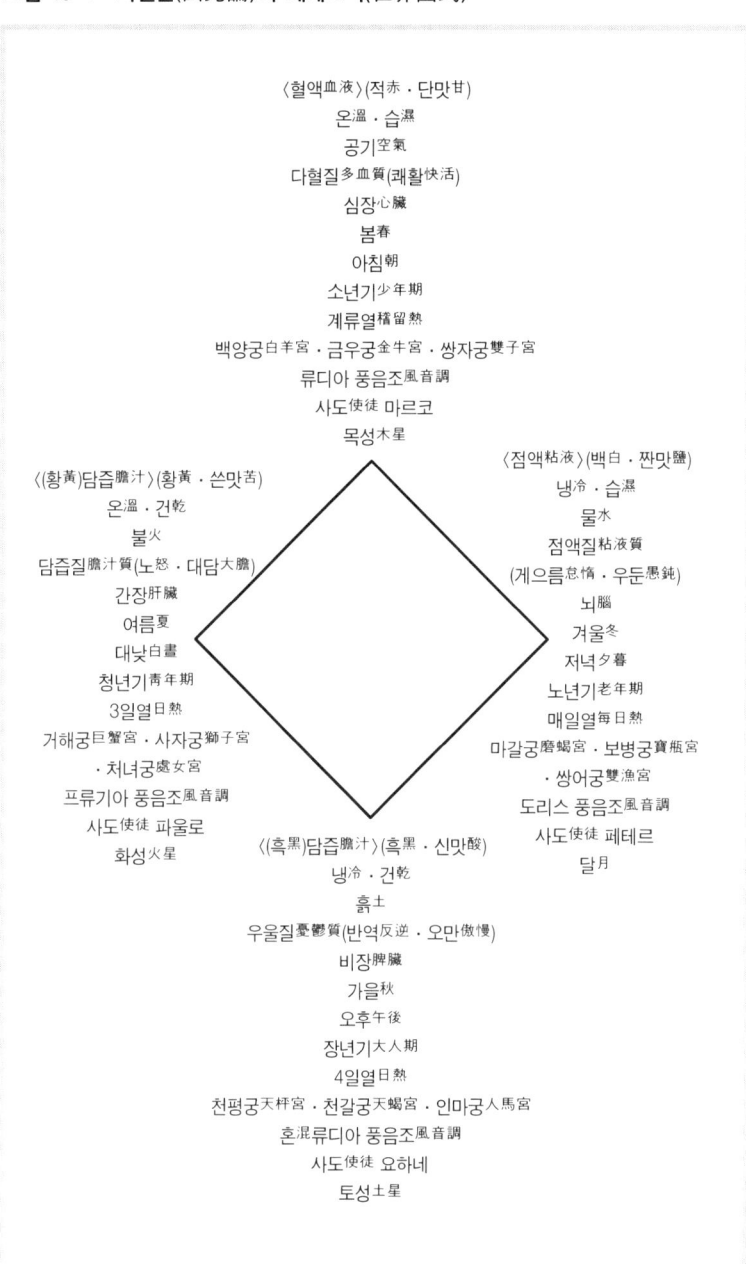

그림 15-2 오행설(五行說)의 세계도식(世界図式)

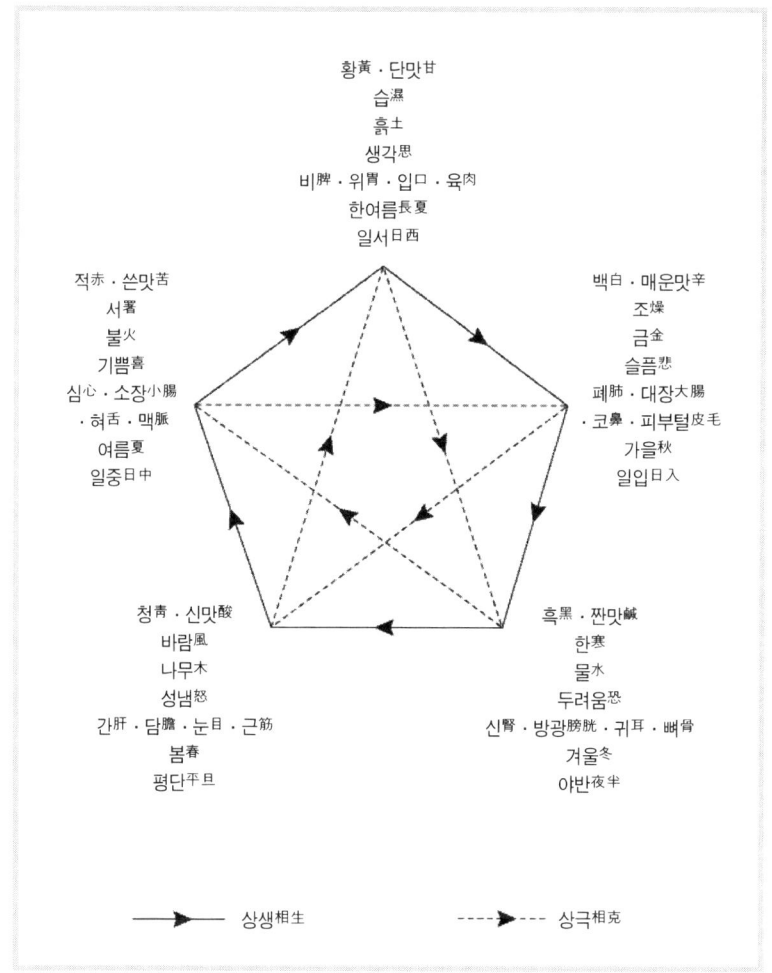

이것은 고대 중국인의 창조력에 대한 과대평가라고 본다. 추리소설이 돈벌이가 된다는 생각이 없었던 시대에 위나라 사신은 시각표를 염두에 두고서 '점과 선'을 잇는 대신에 눈으로 본 것을 그대로 썼을 뿐이라고 생각한다.

그러면 '5'라는 숫자이긴 하지만 오행설도 '5'에 대한 중국인의 편애나 애착에서 유래된 것일까. 그렇지 않다. 상생相生, 상극相剋의 관계를 포함하는 이 오행설은 '5'에 의거하지 않을 수 없었던 것이다. 우주의 모든 사물을 하나의 상관관계로 받아들이는 다른 시도가 고대 그리스에도 있었다. 이는 '4'에 기초한 4원소설이다. 고대 그리스인이 '4'라고 하는 수를 특히 좋아해서, '5'를 싫어하게 되었는지는 모르겠으나 두 갈래로 대립하는 성질을 근원적으로 보면 '4'가 필연적으로 등장한다.

오행설도 4원소설도 우주의 모든 사물을 하나의 시야에 두고자 하는 원대한 시도이다. 이 원대한 의도를 도표에서 눈여겨 보자. 먼저 사원론이다. 이것은 R. 헤레링거의 설을 오오츠키大槻眞一郞이 작성한 것인데, 보는 바와 같이 4체액(색과 맛)이 각각 4개씩 기본성질·원소·체액질(기질)·장기·1년의 구분·하루의 구분·인간일생의 구분·열병·황도 12궁·음색·그리스도의 사도·혹성 등과 어떻게 관련되어 있는지를 나타내는 다양한 파노라마 도식이다.[1]

대조를 위해서 오행설도 비슷한 도표로 만들어보았다. 물론 많은 사항은 생략할 수밖에 없었다. 보는 바와 같이 2가지 도식 사이에서 대응관계는 대단히 빈약하다. 천사와 황도 12궁은 대응하지 않고, 원소와 계절의 배당에 불과 여름, 물과 겨울의 조합일치를 볼 수 있는 것은 이 조합에 어떤 필연성이 있다고 생각하기보다 우연의 일치라고 생각될 정도로 대응이 빈약하다. 오행설의 물과 콩팥, 방광의 대응은 과연 그럴 수 있다고 생각하고 싶지만 사원소설의 물과 뇌의 대응에 있어서 뇌는 생기生氣의 냉각장치라고 생각하게 되면 물과 대응시켜도 조금도 이상하지 않다. 다만 양자에 공통적인 것은 이러한 세

---

1. 大槻眞一郞, 〈히포크라테스의학의 일고찰—4체액설의 문제〉《明治藥科大學硏究紀要》, 제11호, 1981년.

부 문제를 넘어 우주의 포괄적인 도식을 만들려고 하는 의지이다.

공상에서 과학으로

한번에 전체 세계를 파악하려고 하면 사물간에 상상적인 연관을 도입하거나 상상 속의 사물까지도 도입해야만 한다. 그리고 수와 형태가 그대로 설명원리가 된다. 형태의 원리는 예를 들면 원은 완전한 도형이므로 천체의 운동에 어울린다고 하는 식으로 작용한다.

과학도 많은 상상력을 필요로 한다. 상상력은 바로 창조력이다. 창조력은 기존의 알려진 형태와 전혀 다른 외삽外揷의 형태로 나타나기도 하며, 또는 전혀 관계없는 듯이 보이는 사물들 사이에서 뜻밖의 연관성을 찾아내는 원동력이기도 하다. 뉴턴이 만유인력을 발견하고, 빛은 입자로 되어 있다는 설을 제창한 것은 누구나 아는 사실이다. 반면 이러한 기존의 지식에서 과감히 벗어나 상상력으로 축복받은 존 마이클은 태양보다도 훨씬 큰 별이 태양보다 많은 빛을 방출하고 있음에도 불구하고 빛이 그 별의 중력 때문에 벗어나지 못하고 되돌아오기 때문에 외부에서는 결코 볼 수 없는 경우도 일어날 것이라고 상상하였다. 오늘날로 말하자면 일종의 '블랙홀'을 이미 말한 것이다. 그로부터 2백 년 후 20세기 후반이 되어 일반 상대성이론이 블랙홀을 예측하고 그와 같은 후보자가 발견될 때까지 마이클의 이 천재적인 통찰은 완전히 무시되어 왔다. 보이지 않는 별이 발견되었다고 하는 것은 이상하게 들릴지 모르지만 빛을 외부로 보낼 수 없어도 외계는 그 별의 중력효과를 느낀다.

상상력의 산물은 과학사에서 결코 드물지 않다. 열도 열소라는 물질이라고 생각한 적이 있었다. 물이 뜨거워지는 것은 불꽃에서부터 물 속으로 열소가 옮겨가기 때문이라고 보았다. 열에 관련된 많은 것은 열소로 많은 설명이 된다. 빛을 전달하는 가상의 물질인 에테르도 꽤 긴 수명을 유지했었다. 더 길게 끈 것은 혹성·해·달·별을 지탱하고 있던 투명한 천구론일 것이다.

상상이 상상인 것을 자각하고, 그 상상의 소산물이 드디어 증명할 만한 대상이라고 간주되어질 때 가설이 된다. 수의 원리, 형태의 원리가 가설이지 않았던 것은 증명할 필요가 없는 진리로 자리매김하고 있었기 때문이다. 그러나 많은 상상력의 연관으로 이루어진 위의 두가지 세계도식에는 큰 차이가 있다. 전체 세계를 하나의 질서로 이해하려고 하는 사람들의 눈에는 설명방식의 차이로밖에 보이지 않지만, 기술하는 방법론으로서 볼 때 양자는 전혀 다르다.

상생, 상극의 2가지 관련성을 지니고 있는 오행설은 실제로 기술技術의 방법론이다. 그것도 인체라고 하는 복잡한 체계를 대상으로 하는 기술, 즉 의료의 방법론이다.

자연현상을 설명하는 도식으로서 양자는 어느 것이 형이고 어느 것이 아우라고 하기 어렵다. 한마디로 말해서 두 원리는 제멋대로 합점合點해 있을 뿐이다. 과학적 설명이란 예측을 가능하게 하고 그것이 검증되는 것에 의해 성립하는 것을 가리킨다. 자연현상에 대해서 어느 쪽의 도식도 이런 의미에서 성과가 극히 빈약하다.

앞에서도 거듭 말했지만 오행설이 구체적으로 적용된 영역은 실제로 중국의학의 영역뿐이다. 사상사를 읽어보면 왕조가 교체되는 현상을 설명하는 것으로서 오행설이 사용되어졌다고 한다. 그러나 그 이유만이라면 다른 어떤 원소설도 좋았을 것이고 아니면 음양론도 왕조교체 현상을 또 다른 방식으로 설명할 수 있었을 것이다.

오행설이 왜 '5'가 아니면 안되었을까라고 한다면 부분들 사이에서 순환적인 이중관계, 즉 '목→화→토→금→수→목'이라고 하는 상

生涵養·促進 관계와 '목→토→수→화→금→목'이라고 하는 상극制約·抑止 관계를 설정할 수 있는 것은 부분의 수가 5일 때 비로소 가능해지기 때문이다.

이것은 다음과 같이 생각하면 알 수 있다. 삼각형 안에서는 애초부터 서로 대각선을 그을 수 없다. 사각형에는 2개의 대각선을 그을 수 있지만, 2개의 대각선은 연결되어 있지 않다. 오각형에서야 비로소 5개의 대각선을 차례로 한바퀴 돌리는 것이 가능하다. 결국 이중의 순환관계가 부분계 사이에 성립하는 것이다. 육각형은 대각선이 두 부분으로 분리되어 버린다. 칠각형에서는 더 많은 관계가 성립한다. 7행설이 왜 현실에서 성립하지 않는가? 현실과의 대응이 어렵기도 하지만 그 이유는 너무 복잡해서 처리할 수 없었기 때문일 것이다.

오행설의 의의

이중의 관계가 성립함에 따라 조작이 자유롭게 허용된다. 현실의 기술에 있어서 이것은 불가결하다. 사람에 따라서는 이것을 애매하다고 간주할지 모른다. 혈액검사의 데이터를 보고 치료법이 언제나 한 가지로 결정되지 않는다. 기술은 어떤 목적에 도달하기 위한 길을 찾는 것이다. 기술학은 그 탐구방법을 계통적으로 정리한 것이다.

강에 다리를 놓는 것조차 다리의 형식은 한 가지로 정해지지 않는다. 목적·경비·일정 그외 여러가지 조건에 따라 선택하지 않으면 안된다. 물리법칙에 위배되는 다리는 무너져 버리지만, 불확실한 어떤 여러 조건을 가미해서, 예를 들면 강풍이 불 때의 다리의 진동, 금속피로金屬疲勞라고 하는 물리적으로도 엄격하게 결정하기 어려운 조건을 더하여 목적에 따라 기술적 결단을 내리게 된다. 먼저 역학이

획립되지 않은 시대에도 무너지지 않는 다리를 만들었다. 기계ㆍ건축 등 여러가지 기존의 기술이 역학의 성립에 기여하였던 것이다.

인체를 5개의 부분계部分系로 보고 의료기술학을 구축하는 방법론, 그것이 오행설의 과학사상사적 의의이다. 인체를 5개의 부분계로 말하는 것은 하나의 유사성의 모델을 적용하는 것으로 볼 수 있다. ≪황제내경≫ 외의 중국 고전의학서에서 이러한 유사성의 모델과 서로 모순되는 기술이 보이는 것은 여기저기서 유사한 이론이 현실과 어긋나고 있음을 반영하는 것일지도 모른다. 한편 이 유사성을 절대화하는 경향도 당연히 있겠지만, 임상이라는 실천적 과정이 끊임없이 이루어지면서 그 임상에 수반하는 불확실성이 있기는 하지만 검증이라는 기능을 다 거쳐왔기 때문이다.

자연을 이해하는 체계로서 사원론도 오원론도 하나의 해석에 그치고 있다. 해석에 그치면서 실험에 의해 검증해야 할 예측을 하지 않은 동안은 어떤 세계상도 그것을 좋아하는 학자의 유토피아일 뿐이다. 가설→검증→가설의 사이클을 방법으로 받아들임으로써 근대 자연과학은 성립하였다. 고대부터 중세에 걸쳐 자연과학자가 해석에 열중하고 있던 사이에도 의료는 실천에 의한 검증을 끊임없이 거쳐 왔다. 물론 근대적인 임상시험이라는 방법론 수준에 도달하지 못했기 때문에 진위의 판정에 오류를 범한 것도 적지 않았다. 그러나 의료에 의한 검증은 계속되어 왔다. 사원설은 결국 의학의 영역에서도 방법적으로 지도원리는 될 수 없었다.

오행설의 의의는 오로지 오행설이 중국의학 안에서 수행할 수 있는 역할에 달려 있고 임상의학으로서 중국의학의 유효성에 달려 있다. 물과 콩팥이라고 하는 배당이 어떤 과학적 근거가 있는지 의학의 문맥을 떠나 묻는 것은 근대과학의 오만에서부터 나타난다. 그런 질문을 할 만큼 우리들은 이 세계나 인체를 알고 있지 못하다. 중국의학에서 말하는 부분계로서의 물이 H_2O인가 아닌가. 그렇지 않다면 근대과학은 그와 같은 '물'을 취급할 방법을 갖고 있지 못하다.

기에 대해서도 그렇게 말할 수 있다. 기에 관계되는 모든 사상事象에 물질적 기초가 있다는 것을 인정해도 '기'라고 하는 무언가의 물질이 존재한다고 단적으로 말할 수 없다. 이것은 '열熱'을 꺼내어 볼 수 없는 것과 같다. '사고思考'를 꺼내볼 수 없는 것은 소리를 단독으로 꺼낼 수 없는 것과 같다. 모두 특정구조를 지닌 물질계의 특수한 운동형식임에 틀림없기 때문이다.

사태를 더욱 혼란시키고 있는 책임은 중국의학 쪽에도 있다. 정리되지 않은 이론체계로 인하여, 혹은 경험을 고집하여 절대화하는 경향도 없지 않기 때문이다. 어쨌든 현대 중국의학 연구자는 이 경향에서 벗어나고자 한다. 성급하게 근대과학의 언어로 옮겨놓는 대신에 중국의학 이론 자체의 개념을 정리하고 검증을 더욱 엄밀하게 하는 방향의 현대화를 진전하고자 하는 것을 볼 때 마음 든든하다.

과학적 예측의 한계

근대과학의 커다란 위신은 단순한 역학계에 대해서 엄밀한 예측을 가능하게 했다는 점에 있다. 겉으로 드러난 천체의 운동현상은 매우 복잡하지만 우선 개개의 혹성이 독립적으로 태양 주위를 돌고 있다는 입장에 서면 매우 명쾌하게 설명을 할 수 있다. 일식 · 월식 · 혹성의 접근과 그외 천체현상을 꽤 엄밀히 예측할 수 있고, 필요하면 혹성 간의 상호작용에 대하여 관측과 훌륭한 일치를 보일 수 있었다. 사람들에게 공포를 주었던 헬리혜성의 운동에 대한 성공적인 예측은 천체의 이상한 행동을 일소하고 모두가 역학의 지배하에 있다는 것을 보여주었다.

이렇게 해서 18세기에는 결정론적 세계상이 제창되었다. 그 대표자는 라플라스이다. 우주의 어떤 시점에서 우주를 구성하는 모든 물체의 위치와 속도를 모두 안다면 미래의 우주 상태를 한결같이 예측할 수 있다는 것이 그의 주장이었다. 이 전제 조건을 받아들일 가능성은 없으므로 이것은 원리적인 이야기이다. 현재 이 라플라스의 꿈은 원리적으로도 불가능하다고 생각되어진다. 물체의 위치와 속도 2가지를 엄밀하게 아는 것은 원리상 불가능하다는 것이 20세기에 들어와서 판명되었다. 소위 말하는 '불확정성 원리'이다.

장기적인 기상예보도 원리적으로 불가능하지 않을까라고 생각할 수 있다. 기상은 대기 중의 대규모 물리현상임에 틀림없다. 대기의 운동, 구름의 생성과 그 운동, 비, 눈, 그외 모두 원리적으로는 단순한 법칙에 따르고 있다. 각지에 설치된 자동관측의 그물망을 촘촘히 하고 기상위성이 지구적 규모에서 정보를 준다면 컴퓨터를 사용하여 천문학자가 어떤 지점에 대해서 언제 어떤 천체현상이 나타나는가를 예측할 수 있는 것과 같이 기상예보가 가능하게 될 것이다. 이것이 장기예보의 꿈이다.

충분한 데이터가 주어진다면 극히 짧은 단기예보는 원리적으로 가능하다. 그러나 장기예보는 그렇지 않다. '나비효과'라는 말이 있다. 빠리에서 나비가 날개를 퍼득이면 그 작은 공기의 움직임이 곧 효과를 확대하여 3일 후에는 뉴욕에 비를 내리게 할지도 모른다는 것이다.

1961년에 E. 로렌츠는 흔한 장기예보를 위한 계산을 컴퓨터로 실시하였다. 꽤 긴 계산이었지만 다시 한 번 시험삼아 해보려고 하였다. 그래서 전부 다시 할 것이 아니라 도중부터 해도 좋겠다고 생각하고 도중의 수치를 골라내어 컴퓨터에 입력하였다. 그 결과는 뜻밖의 것이었다. 잠시 동안은 앞의 결과와 비슷한 듯 보였지만 멀지 않아 완전히 어긋나버렸다.

로렌츠는 처음 컴퓨터가 고장났다고 생각했지만 곧 그 원인을 알아차렸다. 0.506127이라는 수치로 출발했어야 했는데, 이 수치를 소수점 3자리 수인 0.506으로 도중부터 계산을 재개하였던 것이다. 이런 작은 차이가 모르는 사이에 큰 차이를 발생시킨 것이다.[2]

기상은 결정론적인 시스템이라고 생각되어도 그 장기적인 움직임은 초기조건에 이와 같이 민감하게 의존하고 있다. 장기예보를 위해서는 한치의 오차도 없는 정밀도로 초기조건을 결정해야 하지만 이것은 현실 불가능하다. 따지고 보면 납득이 가기는 하지만, 로렌츠의 연구에 따라 과학자는 예측이라는 문제점을 새삼 절실히 자각할 수 있었다. 이것은 '카오스'의 문제로 최근 큰 관심을 모으고 있다.

과학에서 공상으로

라플라스의 꿈은 엄밀과학에 기초를 둔 하나의 공상이었다. 공상은 과학의 한 원천일 수 있다. 한편으로는 과학도 그것에 못지 않는 공상의 원천이다. '공상에서 과학으로' 이것은 어머니가 되는 공상에의 찬미이기도 하면서 극복된 공상에 대한 조사弔辭이기도 하다. 그러나 공상은 결코 죽지 않는다. 새로운 과학을 발판으로 하여 일어선다.

라플라스의 꿈은 여러가지 분야에서 형태를 달리하여 등장한다. 근대과학이 해낸 엄밀한 예측은 단순 역학계가 출발점이었다. 여러개의 천체라는 특수한 조건에 대해서였다. 그 후 근대과학은 경이적

---

[2]. J. Gleick, CHAOS, Viking, 1987.

인 발전을 이루었다. 우리들의 우주는 소립자와 그 사이에 움직이는 네종류 힘의 작용에 기초하고 있다고 믿고 있다. 극미의 세계와 우주라는 대국적大局的 구조에 대해서도 기본적인 법칙은 이해할 수 있다고 자부하고 있다. 과거 많은 과학자들도 이러한 자부심을 갖고 있었다.

19세기 말 과학자는 물리학이 끝났다고 호언하였다. 이윽고 방사능이 발견되고, 물리학의 혁명이 시작되었다. 1928년에 마스크 볼룬은 물리학이 앞으로 6개월 안에 완성된다고 단언했다. 전자를 지배하는 방정식이 발견되었고, 양자에 대해서도 그와 유사한 방정식이 곧 발견되리라고 예상하였다. 당시는 이 두 종류의 입자밖에 존재하지 않는다고 믿고 있었다.

물론 현재 과학자의 자부심에는 그것에 상응하는 강한 근거가 있다. 낙관론자 중의 한 사람인 영국의 스티븐 호킹은 우주가 왜 지금의 이러한 형태로 존재하는 것일까에 대한 질문을 던졌다. 과학자들은 지금까지 감히 묻지 않았던 '왜'라고 하는 형태의 의문도 멀지 않아 대답할 수 있게 될 것이라고 예상하고 있다.[3] 그러나 기본원리를 알았다고 해서 모든 현상의 예측이 가능해지는 것은 아니다. 그 중에는 장래의 예측이 가능한 것도 있는 반면에 장래의 예측이 불가능한 것도 있다.

인체라고 하는 매우 복잡한 체계에 대해서도 이 2가지가 혼재해 있다. 우주가 이대로 팽창해 갈 것인가, 아니면 그대로 팽창을 멈추고 재수축해서 처음처럼 될 것인가? 어느 것이나 먼 미래의 이야기다. 과학자에게는 충분히 생각할 시간이 있다. 인체에 대해서 무엇을 예측할 수 있고 무엇을 예측할 수 없는지 이것은 원리적으로 구명할

---

3. 스티븐 호킹, ≪호킹, 우주를 말하다≫, 무山書房, 1989년.

수 있다고 해도 이것 또한 많은 시간을 필요로 한다. 이 시대, 즉 인류가 멸망하기 전에 결론이 나오리라 기대하고 싶지만 유감스럽게도 그 기대가 충족되기에는 개개인의 수명이 너무 짧다. 의학은 특히 그렇다고 할 수 있지만 기술은 미래의 완전한 이론이 아니라 당장에 부딪친 행위에 관계한다.

　인체를 5가지 부분계로 보고 대처하는 것이 왜 유효한 것일까? 그러한 이해의 시도와는 별도로 그 유효한 분야를 그 자체로써 확인하고 적용해가야만 한다. 유효성의 확인, 이것이 기술의 원점이다. 중국의학을 근대과학의 언어로 이해할 수 있는가의 문제는 이것과 별개의 문제다. 분자 차원에서 의학을 구축하려고 하는 근대의학자의 꿈, 절대 안전하다고 하는 원자력 개발에 대하여 호언장담하는 것, 이와 같이 과학은 새로운 공상을 낳고 있다. 과학시대의 공상은 과학이라고 하는 치장을 몸에 걸치고, 기술이 안고 있는 문제를 과학적 근거 없이 잘라버린다. 이러한 시대에 중국의학의 방법을 고찰하는 것은 결코 헛되지 않다.

제3세대 중의들은 말한다

북경 처우떠우후臭豆腐

북경의 명물 처우떠우후를 아시는지. 얼핏 보면 단지 거무스름하게 삭힌 두부지만 이것을 맛보지 않고서는 북경의 맛을 말하지 말라고 누군가 말했다고 해도 이상한 일이 아니다. 첫째로 '향기'가 좋다. 이름 그대로이다. 미국식 양젖 치즈blue cheese 같은가? 천만의 말씀. 생선궤짝에 집어넣었다고 해도 그런 냄새가 나지는 않을 것이다. 어쨌든 병에 담고 나서 아주 단단히 밀봉했는데도 향기가 밖으로 새어나온다. 그 기세가 대단하기 때문에 즙까지 흘러나와 완전히 달아버려 통할 수 없는데도 마개 가장자리로부터 물방울이 떨어질 정도다. 초유동超流動!

마개가 좋지 않겠지 하고 말씀하는 분도 계시겠지만 그런 일은 있을 수 없다.

나는 뻬이징에서 국무원의 공무원, 여행사의 안내원들, 그곳 토박이 등 몇 사람에게 확인, 재확인해서 처우떠우후는 '왕즈허王致和'표가 제일이라는 확실한 보장을 받고 치엔먼前門 밖에 있는 '리우삐쥐六必居'든지 시단西單 대가大街의 '티엔위안장푸天園醬鋪'가 아니면 구할 수 없다는 귀중한 정보를 얻고 장장 10km의 '대장정'에 올랐지만 구하지 못해 난감해 하고 있자 젊은 택시운전사가 그것을 찾고 있었냐고 하면서 바로 식료품점으로 안내해주어 겨우 손에 넣을 수 있었다. 이것을 한 병 사고 보니 즙이 새어나오기에 새지 않는 것은 없냐고 묻자 그런 것은 있을 수 없다고 알듯 모를듯한 미소를 머금으면서 말한다. 모든 병이 안 샐 수는 없다. 나는 잠시 생각해서 미소의 의문을 풀었다. 앞에서 서술한 것처럼 강렬한 기, 다시 말하면 향기의 작용이라고 짐작했었던 사정.

몇해 전 중국을 방문했을 때의 일이다. 돌아오는 길에 경유한 타이뻬이 공항에서 나의 가방을 열었던 세관의 직원은 일순간에 눈물을 흘릴듯이 얼굴을 찌푸렸다. 아마도 양친이 북경인이었을 것이다. 가본 적도 없는 고향이라도 냄새는 본능적으로 아는 것이다.

아무튼 젊은 운전사 덕분에 나는 처우떠우후를 두 병 가지고 돌아올 수 있었다. 이러한 경험을 통해 중국에서는 무엇인가 의문이 생길 때에는 젊은 사람에게 묻기로 했다.

계급이 대좌大佐인 해방군의 군의軍醫가 왕후징王府井에서 값이 꽤나 비싼 뻬이징의 명물을 대접하기로 했지만 처우떠우후를 손에 넣었기 때문에 뻬이징의 명물은 이젠 됐다고 하자 취엔쥐더全聚德 안에 있는 후난湖南요리로 안내했다. 맨 마지막에 나온 수프는 뭐라고 하는지 잊어버렸지만 포화식염수에 가까운 젓갈 같은 것이었기에 젊은 여종업원에게 어떻게 먹느냐고 묻자 자기 스스로 입맛에 맞게 물을 타서 먹으면 좋다고 매우 합리적인 충고를 해주었다. 잠시 후 참으로 지당한 얘기라고 생각하여 고맙다는 인사를 하려고 하자 퇴근시간이 가까웠는지 여종업원들끼리 모여 잡담을 나누고 있기에 인사할 기회를 놓쳐버렸다.

이 경험을 통해서 나는 더욱 젊은 세대와 서로 얘기를 나눠야 한다는 확신을 가졌다. 광저우廣州에서는 호텔 레스토랑에서 젊은 종업원와 잡담하고 있으면 간부가 이리로 가족을 데리고 와서 관비官費로 먹고 마시고 간다는 등 주변을 상관하지 않고 마구 지껄이기도 했다. 식염수의 농도건 간부의 절도건간에 젊은 사람들이 그것에 관해 명쾌하게 발언하는 것은 좋은 것이다. 이러한 태도는 나이를 먹은 사람에게서는 찾아볼 수 없는 것이다.

상하이 기공연구소上海氣功硏究所에서 만난 교수는 기공사氣功師가 기를 발하자 손에 잡고 있던 밀봉한 유리병 속에 있는 환약이 유리병을 투과해서 흘러 떨어지는 것을 목격했다고 말해주었다. 내가 중국을 방문한 목적은 '외기外氣'의 작용에 대해서 확인하는 것이었지만 처우떠우후병에서 이미 물질의 투과현상을 깨달았기 때문에 여기에 대해서는 반감을 단념했다.

그러나 교수가 계속해서 이 연구로 머지않아 중국도 노벨상을 하나 정도 탈 수 있을 것이라고 말할 때에는 참을 수 없어 반론을 가했다.

"그것은 겸손이 지나치신 말씀이십니다. 고작 양자론量子論을 확립한 것만으로도 한 다스 이상의 노벨상이 수여되고 있습니다. (만약 이러한 현상을 이론적으로 증명할 수 있다면 그것은) 양자론과 상대론, 아니 뉴튼 이래의 물리학을 전부 뒤집어엎는 것이기 때문에 노벨상 한 다스나 두 다스 문제가 아닙니다."

교수는 의심스럽다는 표정이었지만 겸허한 분답게 반론하는 대신 미소를 지을 따름이었다. 여기에 대해 동석한 젊은 연구자는 나의 말에 확실히 수긍하면서 자기가 직접 목격한 일은 아니지만 환약이 유리병을 투과하는 것은 고속도 사진에도 잡혀 있다고 하니까 확실하다고 보증해주었다. 그가 직접 본 것은 아니지만 증거가 있는 것이다. 식염수의 농도건 간부의 절도건 환약의 투과도이건 간에 젊은 사람들이 줄줄 명쾌하게 말하는 것은 좋은 것이다.

그런데 중국의 젊은 중의연구자는 제3세대의 중의연구자라고 부른다. 제1세대는 해방 이전에 중의로서 이미 입신출세한 나이를 많이 먹은 중의老中醫를 가리킨다. 제2세대는 해방 후에 중국의학을 배워 지금 일선에서 활약하고 있는 사람들이다. 제3세대는 현재 젊은 연구자들이다.

몇 년 전에 후뻬이湖北 중의학원의 대학원생들이 '제3세대 중의'의 의의를 둘러싸고 토론한 것이 계기가 되어 후뻬이 중의학원 대학원생회와 뻬이징의 중의연구원 대학원생회가 연합해서 논문집論集1을 발표하기에 이르렀다. 젊은 중의연구자들이 중국의학에 대해 가지고 있는 의견은 솔직하고 대담하다. 그리고 절실하다. 여기에서는 가공 지상좌담회의 형식으로 소개한다. 인용한 부분이 적절하지 않는 경우가 있을 수 있는데 잘 듣지 못했기 때문이라고 양해해주기 바란다.2 술어가 너무 많아 일일이 주석을 달 수 없지만 그 열기만을 전달했다면 다행이다.

중국의학의 발전은 왜 이렇게 느린가

사회 : 오랜 역사를 자랑하는 중국의학은 20세기 초엽에 세계적인 전

---

1. 鄧津舟 編 ≪第 3世代中醫論叢 – 前途·命運·思考≫ 湖北科學技術出版社 1987년. 더구나 본 장에서 소개한 것이 본서의 〈중의학발전이 느린 원인에 대한 전문필담〉이라고 제목이 붙여진 부분 가운데 한 부분이다.
2. 내 귀가 특별히 나쁜 것은 아니다. 귀는 일반적으로 음을 '듣는'기관이라고만 생각하지만 향기도 '듣고'(聞香), 제 13장에서 소개한 것처럼 최근 중국의 연구에 따르면 글자도 '읽는다'고 한다. 내 귀는 그들의 열기에 '접촉', 음을 듣는 것이 약간 소홀해진 것 같다.

통의학의 대후퇴기를 헤쳐나오긴 했지만 지금도 공전의 위기를 맞이하였습니다. 그 속에서 우리 제3세대 중의들은 중국의학의 앞날과 운명에 대해 절박한 관심을 가지고 있습니다. 이젠 연로하신 제1세대 중의들은 인재부족, 기술부족을 고민하고 계시면서도 미래는 젊은 사람들의 것이니 자, 이제 바통을 받으라고 태연히 말할 수 있습니다. 제2세대의 중의들도 중의의 사업은 지금 단경기端境期다, 당면의 급선무는 선배의사들로부터 인수인계를 끝내는 것이다라고 단언하고 있습니다. 그러면 우리 제3세대 중의들은 어떠합니까?……

미래는 역사의 연장입니다. 중국의학의 앞날과 운명, 다시 말하면 중국의학의 미래를 생각할 때 중국의학이 여기까지 걸어온 길을 뒤돌아보지 않으면 안됩니다. 중국의학의 발전이 완만했던 것은 어떤 이유 때문입니까? 그 근본원인을 찾아내야만 비로소 전통적 중국의학의 발전추세를 논리적으로 평가할 수 있고 현대와 미래의 중국의학을 위해서 발전의 전략을 정할 수 있습니다. 그러면 이 문제와 관련해서 자유롭게 발언해주십시오.

탁동년卓同年(新疆中醫學院) : 근대 중국의학이 낙오된 중요한 원인은 중국의학 특유의 패러다임에 3가지 커다란 병폐가 있었기 때문입니다.

첫번째 이론체계의 폐쇄성입니다. ≪내경≫ 이래 음양은 중의 공동체의 핵심신념입니다. 이것이 오행설과 결합해서 한편으로는 소박한 유물론과 변증법을 이루었습니다만 다른 한편에서는 이것이 개개의 구체적인 개념을 대신해서 천변만화하는 질병현상을 해석해버렸습니다. 현학玄學(형이상학)이 실험검증을 대신했기 때문에 중국의학은 현학적이고 애매모호하며 대략적이지 않을 수 없습니다. 중국의학의 역사를 돌이켜보면 대가가 수천명, 의서醫書는 산처럼 있어도 대부분 옛 학설을 되풀이한 것에 지나지 않습니다. '≪황제내경≫은 의학연구의 출발점이면서 종점이다'라는 말이 아무렇지도 않게 얘기되고 있습니다. 이런 상태에서는 강렬한 이론혁명이 일어날 수 없습니다.

두번째 사변을 중시하고 실험을 경시하는 연구방법입니다. 자연연구는 관찰에서 시작해서 중의이론의 성립, 진단, 치료의 실시도 모두 관찰이 기초가 됩니다. 역사적인 제약 때문에 중국의학은 매크로한 관찰과 사변에는 강점이 있지만 실험사실을 기초로 하는 점이 부족합니다. 특히 청대가 되면 고전에 의거한 주석이 증명을 대신하여 고증이 성행하게 되었습니다. 중국의학의 연구방법은 원시적입니다.

세번째로 실용을 중시하고 이론을 경시하는 사고방식이 있습니다. 질병의 진단치료에서는 많은 귀중한 경험을 축적했지만 개별적인 경험을 총괄하는 데 있어서는 '억측적인' 의론 이외에는 이론적인 검토가 너무 적습니다. 학파는 여럿 있어도 그 이론은 ≪내경≫으로부터 청대까지 내내 만세일계萬世一系입니다. 변증논치辨證論治를 핵심으로 하는 이론체계는 중국의학 자신의 이론과 임상을 강력한 순환 메커니즘에서 성공적으로 조화시키는 것이 가능하지 않고, 도리어 이론과 임상의 관계를 약화시키고 서로 어긋나게 합니다. 그래서 많은 의사들은 임상치료를 할 때 약물군藥物群과 증후군症候群을 대응시키는 '편법'에 의존해버립니다.

새로운 시대에 어울리는 새로운 패러다임을 형성하는 것이 필요합니다.

인체가 아니라 고전을

우위동于衛東(山東濱州醫學院) : 명청시대 이래 중의이론 연구 가운데에는 이론과 실제의 유리遊離라는 바람직하지 않은 학풍이 나타나고 있습니다. 중의의 연구대상은 인체로부터 고전古典으로 전화해버렸습니다. 이것이 중의이론 자신의 갱신속도를 떨어뜨렸던 것입니다.

중국의 역대 사상가, 학자는 그 학설이 아무리 신기한 것이라고 할지라도 고전 가운데에서 근거를 구했습니다. 이런 학문 스타일은 중국의학에도 심각한 영향을 끼치고 있습니다.

첫번째로 이론에 대한 사실의 되먹임feed back을 단절시켜 버려 중의이론이 전진하기 위해 필요한 경험적 기초를 상실했습니다. 연구자가 추구하는 것은 인식과 인체의 객관법칙의 일치가 아니라 이해와 고전에 대한 원의原意의 일치입니다.

송대로부터 지금까지 ≪상한론傷寒論≫의 '육경六經'에 대하여 경락설經絡說, 기화설氣化說, 형층설形層說, 경계설境界說, 육병설六病說 등 고전 가운데에서 육경의 실질을 찾으려고 했기 때문에 '육경'개념의 의의는 해명할 수 없었습니다.

하물며 외감열병外感熱病의 병변법칙病變法則의 인식을 새롭게 고치는 것은 생각도 할 수 없는 일이었습니다.

또한 명대의 방유집方有執은 확실히 실천 속에서 몇 개의 새로운 치료경험을 총괄했는지도 모르지만 ≪상한론≫부터 착수해서 새로운 학설을 세우려고는 하지 않고 ≪상한론≫을 정리한 3세기의 왕숙화王叔和의 편집에 착간錯簡이 있다고 해서 원문을 '중정重訂'하면서 자신의 견해를 삽입하는 아주 까다로운 세공細工을 했던 것입니다.

두번째로 결론이 없는 논쟁을 초래하여 중의 이론연구의 발전방향을 왜곡한 경우를 들 수 있습니다. '고전의 원래 뜻'의 인식은 사람에 따라 다르고 연구자가 자신의 주장을 고집하기 때문에 자기의 일면적인 이해로 다른 사람의 일면적인 이해를 재단하게 됩니다.

예를 들면 명문命門, 심포경心包經, 삼초三焦, 군화君火와 상화相火,

소양병少陽病의 위치, 삼음삼양三陰三陽의 배열순서, 신양腎陽, 신음腎陰, 신정腎精, 신기腎氣, 진기眞氣와 원기元氣, 종기宗氣, 백문魄門, 음화陰火 등 여러가지 애매모호한 개념을 둘러싸고 거의 같은 논쟁이 있었습니다. 이런 식의 무원칙한 논쟁은 연구자의 정력과 시간을 낭비했을 뿐만이 아니라 더욱 심각하게도 중의이론 연구의 발전방향을 왜곡하여 사람들이 오로지 공담에 골몰해서 경험사실의 총괄을 태만하게 만들었던 것입니다.

세번째는 중국의학의 가치관을 변화시켜 상고尙古의 보수사상을 조장했던 일입니다. 어떠한 관점을 제기했든간에 고전 속에서 근거가 되는 경문經文을 찾아내야만 학술계에서 인정을 받았기 때문에 실천적인 기초에 입각한 새로운 이론도 고전에 위배되거나 고전에 언급되지 않은 것이 있다거나 한다면 비난을 받았습니다.

예를 들면 명청시대의 온병학파溫病學派는 온열성溫熱性의 병을 진단치료한 실천적인 기초 위에서 '신감온병新感溫病', '여기학설戾氣學說' 및 위기영혈변증衛氣營血辨證, 삼초변증三焦辨證과 신량해표辛涼解表, 양혈해독凉血解毒 등의 치료원칙, 방약方藥을 제기했지만 이 이론·치료법·처방·약물은 ≪상한론≫에 서술되어 있지 않기 때문에 육구지陸九芝, 서대춘徐大椿 등 대가들의 큰 반대를 받았던 것입니다.

주의하지 않으면 안되는 것은 고전을 규범으로 하는 가치관이 오늘날까지도 건재한다는 사실입니다. 이론연구뿐만 아니라 임상연구에서조차 한 가지, 혹은 몇 가지 사례의 질환을 치유하면 고전 가운데에서 이론적 근거를 찾아내어 고전의 기술과 합치시키기 때문에 심한 경우에는 고전의 문장으로 사실을 재단하기도 합니다. 이렇게 하는 것이 공인받기도 쉽고 발표하기도 수월하기 때문입니다. 이렇게 해서 중의이론은 언제 어느 때건간에 '싸워서 이기지 않을 수 없다'는 식이 되었고 그렇기 때문에 이론과 실천 사이의 모순은 폭로하기 어렵고 새로운 성장점을 발견하는 것이 매우 어렵게 되어버립니다. 이러한 비정상적인 현상이 오랜 기간 존재하는 것은 깊이 생각해 볼 만한 것이 아닐까요?

유교사상의 영향

송건평宋建平(湖北中醫學院) : 2천 년에 달하는 봉건사회 가운데에서 각종의 봉건사상이 중국의학에 끼친 영향을 경시할 수 없습니다. 유교의 영향은 특히 컸습니다.

유교는 '인仁'이 윤리도덕의 근본이며 의학은 인애충효仁愛忠孝의 수단으로 간주하였습니다. 대부분의 유생儒生들은 지식수준이 비교적 높았기 때문에 의학연구에 종사하여 그것을 밀고 나가는 데 공헌하였습니다. 그러나 해부학의 발전에 질곡으로 작용한 점도 있습니다. 유교는 사람들의 마음속에 용인容認과 타협의 성격을 심어 인순수구因循守舊하게 하였고 능동성과 창조성을 빼앗아가 버렸습니다. 유교의 윤리중심주의는 과학이론을 보수적이게 만들었으며 명석성을 앗아가 버렸으며 자연과학에 직관과 사변이라는 특징을 가져다주었습니다.

중국의학의 대가 주단계朱丹溪는 '의학이 유교의 격물치지格物致知, 즉 사물에 나아가 앎을 극진히 하는 것의 한 가지 방법'이라고 간주해서 유학을 배우는 자가 의학에 입문하도록 권유하였고 송대의 형이상학인 이학理學에서 말하는 우주의 근본원리, 즉 태극의 이치로써 의학의 이치를 해명하였습니다.

주단계가 제창한 상화론相火論(체내에는 상화라는 '화'가 있어 간과 신장의 기능을 향상시키고 있다고 한다)은 어느 점에서는 중국의학을 풍부하게 하였지만 상화론의 연구 가운데에서도 이학사상이 끼친 부정적인 영향이 보입니다.

그는 '조화造化가 끊임없이 작용하도록 돕는다'는 상화의 생리상태를 논할 때에 '인심人心은 도심道心의 명령을 듣고 정靜으로써 이를 담당한다'는 도덕적인 원칙에 섰으며, 그렇기 때문에 상화의 생리적 의의를 약화시켰던 것입니다. 그는 일면적으로 상화병의 과정에서 정신적인 요소가 병의 원인이 되는 경우를 강조하여, 상화가 망동하는 병리상태를 상화생리相火生理가 도덕적 절제를 잃은 직접적 결과라고 보았던 것입니다. 그렇기 때문에 상화론의 병인탐색은 정신상태라는 좁은 범위에 한정되어 버렸던 것입니다. 그는 과로, 과음, 과식, 과도한 성생활 등 많은 요소가 상화를 망동하게 한다는 것을 발견했기 때문에 매우 안타까워했습니다.

시길施吉(湖北) : 중국 전통문화의 일대 특징은 윤倫(윤리원칙)을 중시하고 이理(사물의 법칙)을 경시하며 윤리원칙을 중시하고 사물을 경시하는 점이지만, 의학의 대상은 사람이기 때문에 고대에서는 의학에 대한 도덕적 요구가 높았으며 유학과 의술은 분리할 수 없다는 설이 있었습니다. 그러나 인술, 박애의 측면이 강조되고 이론, 기술을 고도로 발전시키는 것은 종속적인 지위에 머물렀습니다. 따라서 금원사대가金元四大家가 나오고 온열학파와 같은 학술적인 논쟁이 있기는 했지만 그것은 모두 인애仁愛를 추진한다는 전제 아래에서 이루어진 것입니다. 본래 활발해야 할 학술토론도 일단 윤리라는 규범과 준칙에 부딪치면 어떤 원리 없이 상호간 매도하게 되어버리는 것입니다. 중의이론 체계는 2천 년이라는 장구한 과정을 거친 것이라고는 하지만 오늘날까지 ≪황제내경≫이 수립한 패러다임에 사로잡혀 있었습니다.

이학유심론理學唯心論의 저해沮害

상존고常存庫(黑龍江中醫學院) : 송대의 유학자가 구축해놓은 이학 유심론과 형이상학은 중국의학 이론에게 공론을 일삼는 나쁜 경향을 가져다주었습니다. 이학의 체계는 비교적 정치하고 개념적 범주도 비교적 명석합니다. 그래서 송대 이후에는 의학이론도 점차 계통적으로 되었고 개념적 범주의 사용도 더욱 일치하게 되었습니다. 예를 들어 고전에 나오는 명문命門이라는 개념은 ≪내경≫에서는 두눈이라고 하였고, ≪난경難經≫에서는 오른쪽 신장을 가리키는 말로 사용되고 있습니다. 이렇게 송대 이전에는 비교적 모호하기는 하였지만 아무튼 물질을 지칭하고 있었습니다. 그런데 명대 이후로 내려오면 명문개념은 이론상 통일되고 정연해지긴 하지만 그 본질은 도리어 형상形象이 없는 '무無'가 되어버립니다.

자연계의 기의 운행을 논하는 운기설運氣說에 대해서 말하면 본래 이해하기 어려운 것입니다. 자연기후의 변화로 인체의 질병발생을 설명하는 것은 합리적인 사상이지만 인위적인 간지주기干支周期를 질병발생의 객관적 법칙으로 보고 거기에 기초해서 방약方藥을 선택하는 것은 아무리 보아도 비과학적입니다. 자연계에 발병주기의 공식을 억지로 대입시켜 이 공식을 가지고 어떤 해는 어떠한 운세를 주관하고, 어떤 종류의 질병이 발생하는가를 예보하고 어떠한 방약을 사용해야 하는가 등을 서술하는 것은 변증논치의 대원칙에도 어긋나는 것입니다. 모든 것이 미리 결정되어 있다면 변증논치를 할 필요가 있겠습니까?

이학의 음양이 서로 뿌리가 되며, 동정動靜이 서로 연결되어 있다는 변증법사상은 중국의학이 심화·발전하도록 하였지만, 이학의 형이상학적 요소는 중의 가운데 몇 가지 이론에 많은 제약을 부과하였습니다. 예를 들면 이학은 양은 크고 음은 작으며 동은 정을 주관한 다고 인식하고 있습니다. 주단계가 이러한 관점을 채용해서 '양은 남음이 있고 음은 부족하다' '정을 주로 하고 욕망을 절제한다'는 등의 설을 논증한 것은 인체의 생리병리의 진실된 연관을 반영하는 것이 아닙니다. 음을 보양하는 그의 치료법은 임상적 가치가 크지만 이론 해석은 비과학적입니다.

이학은 "어떠한 사물을 바로 사물이게끔 하는 것이 이치다"라고 서술하고 있습니다. 여기서 말하는 '이치理'에는 법칙이라는 함의도 있습니다만 주로는 봉건윤리의 원칙을 지칭하고 있습니다. 이것이 많은 의사들로 하여금 사실을 중시하지 않고 실천으로부터 유리되게 만든 것입니다. 주자는 유학의 고전은 성인이 만든 것으로 모든 천리天理라고 말했습니다. 이러한 사상이 의학에 투영되어 버리면 서대춘처럼 ≪상한론≫은 "한 자 한 자가 금과옥조이기 때문에 한 글자도 더하거나 뺄 수 없다"고 말하게 되고, 진념조陳念祖는 한술 더 떠서 상한론의 저자 장중경張仲景을 공자에 비유하고 ≪상한론≫을 사서四書에 비유할 수 있었던 것입니다. 이러한 고대숭배사상은 일체의 새로운 견해를 사설邪說로 보아버립니다.

이학은 중국의학의 전염병학 연구도 저해했습니다. 고대의 역병에 대한 인식을 근거로 해서 송명시대에는 전염병의 연구도 장족의 발전을 이룰 수 있었어야 했지만 사실은 그 반대였습니다. 명대 말기에 오우가吳又可가 '여기설戾氣說(질병을 일으키는 사기邪氣)'을 제출해서 겨우 종래의 수준을 돌파했지만 이것도 복고파의 대공격을 받았습니다.

이학가理學家는 전염병의 전염성을 인정하지 않았습니다. 송대의 주익朱翌은 이렇게 분개하고 있습니다.

"강남江南에서는 역병에 걸린 집이 있으면 가까운 사람들도 뚝 끊어져 방문하지 않고 감히 병문안을 가려고 하지 않는다. 전염될 것을 두려워하기 때문이다…… 죽고 사는 것은 운명에 달려 있는데 무엇을 두려워하는가. 피해서 모면할 수 있는 것이라면 이 세상 가운데 죽는 사람이 없다!"

나중에 이학가인 주자朱子도 전염병 문제를 언급하고 있습니다. 주자의 태도는 상당히 신중하며 객관사실에 기초하고 있어서 전염을 승인하지 않을 수 없었지만 맨 나중에는 역시 전염병의 원인을 주관적 도덕범주 가운데로 밀어넣어 버렸습니다. 그는 "전염이 되고 안되고는, 인심人心은 사정邪正, 기氣와 체體의 허실虛實에 달려 있으므로 일괄적으로 논하는 것은 불가능하다"(《송원학안宋元學案》 48권)고 말하면서 예를 들어 설명하고 있습니다. 사실상 주자의 관점은 전염병의 연구를 도덕수양의 노선으로 귀결시켜 버려 의학을 실천으로부터 이탈시켰습니다. 따라서 반과학적인 것입니다.

송건평宋建平 : 오랜 기간 동안 사람들은 중국의학의 발전과정을 고찰할 때 거기에 대한 사회의 영향을 무시해왔습니다. "중국의학은 우리 나름의 길을 걸으면서 발전해왔다"는 식으로 말해왔습니다. 이러한 논점은 다소간 자기 위안의 효과가 있긴 하지만 과학기술은 사회와 유리되고 독립된 존재가 아닙니다. 사회의 경제, 생산력의 발전에 따라 발전하는 것입니다. 고대중국의 실용과학 기술이 고대 이집트나 그리스를 앞지른 것은 중국이 이들 지방보다도 일찍 봉건시대에 들어섰던 것을 반영하는 데 지나지 않습니다…… 봉건제도는 얼마 안 있어 낙후한 사회제도가 되었고 과학기술의 발전에 저해 작용을 미치게 되었습니다.

명청시대에 오우가吳又可가 여기학설戾氣學說을 제창했어도 현미경이 없어서 병원 미생물을 발견할 수 없어 '여기戾氣'의 개념은 모호하고 추상적인 것에 멈춰버렸습니다. 선진적인 진단기기가 없었기 때문에 중국의학은 2천 년 이래 직관적인 망문문절望聞問切[3]의 수단으로 질병을 진단해왔습니다. 이는 질병과정의 구체적 내용을 해명하는데 심각한 영향을 미쳐 진단치료, 더 나아가서는 중국의학의 발전에도 영향을 미쳤습니다.

요컨대 근대에 들어와서 우리나라는 과학수준이 낙후되었기 때문에 의학연구에 진보된 수단을 제공할 수 없었던 것입니다. 이것도 중국의학의 발전에 영향을 끼친 하나의 요인이었습니다.

지상토론회를 상당히 간략하게 소개했지만 이만 휴식하기로 하자. 여기에서 소개한 제3세대 중의연구자들이 서술한 것 가운데에는 이제까지 지적되어 온 것도 적지 않긴 하지만 참으로 시원스런 자기 반성이었다. 그것은 무엇보다도 그들에게 절실한 문제였기 때문이다. 조국의 위대한 유산 등의 구호만으로는 살아남을 수 없기 때문이다.

아직까지 가진 것이 많지 않기 때문에 잃어버릴 것도 그만큼 없는 젊은이들이 새로운 세계를 획득할 수 있는 통찰력을 가지고 그 방면에서 성공할 것인가 그렇지 않으면 실패할 것인가는 중국의학에 미래가 있는가 없는가와 동의어이다.

상해에서는 튀긴 처우떠우후를 찾았지만 큰 길에는 패스트푸드가 크게 위세를 떨치고 있었다. 처우떠우후와 핫도그 가운데 어느 것이 살아남는다 해도 그건 그다지 중요한 문제가 아니지만, 중국의학에 대해서 말한다면 정말 냉정한 인식을 하고 있지 않으면 발전 전략의 구상은 공염불에 지나지 않는다.

---

[3]. 예전에 병을 진찰할 때 사용한, 보고 냄새를 맡아보고 증세를 묻고 손으로 직접 만져보 는 4가지 방식.

17

젊은 중의학도도
5·4정신을 지향한다

젊은 중의 연구자들이 지상좌담회를 계속한다. 이 초고집필을 할 때 학생들의 말소리가 중국의 5월 하늘에 울렸고 그 의기승천한 모습을 텔레비전을 통해서 볼 수 있었으나, 지상좌담회에서는 유감스럽게 출석자의 표정은 알 수 없다.

젊은 연구자를 둘러싼 환경은 결코 좋지 않다. 그런 가운데 열심히 장래를 모색하고 있는 것만이라도 짐작할 수 있었으면 하고 생각한다. 대부분이 자기 부정에 가까운 발언내용이 공개된 것은 의학이라는 분야를 대상으로 한 것이기 때문일 것이다. 중국은 또 하나의 5·4운동의 전야에 있는 것 같다.

뒤이어 T 이과대학을 몇해 전 정년으로 그만두셨던 N교수는 퇴직금을 전부 중의연구를 위하여 하남 중의학원에 기부하였다. 하남 중의학원에서는 그것을 장학금 기금으로 하였는데, 그 이자로 매년 10명 정도의 생활을 유지할 수 있을 것이라고 한다. 하남 중의학원에서는 기금에 그 교수의 이름을 붙이는 것을 희망했지만 그 교수는 사양하였기 때문에 여기에서는 이름의 첫 글자만을 밝혔다. 더욱이 하남을 선택한 것은 그것이 장중경의 고향인 남양南陽에 가깝다는 것이 최대의 이유이다. 어쨌든 ≪상한론≫ 연구에 창견을 제시한 선생인 것 같다.

    선생의 선의가 젊은 중의연구자의 연구를 촉진하고 그것을 통해서 중국의학의 발전에 공헌하는 것을 기대하고 싶어하지만, 그것에 관련하여 중국 전체로서 연구체제를 재정비하고 여러가지로 조건을 정리할 필요가 있다는 것을 지적하지 않을 수 없다. 이하 소개하는 발언에서도 그 절실함의 정도는 충분히 엿볼 수 있을 것이다.

형식논리적 연구가 약함

시길施吉(湖北) : 형식논리적 연구가 약하고 변증논리적 사유는 상대적으로 발달되어 있습니다. 이것은 중국의학 이론의 발달이 늦어지게 된 매우 중요한 원인이라고 생각합니다. 그 근원을 추측해보면 아마 중국 고대의 강대한 봉건종법 제도의 영향이 아닐까 합니다. 현존하는 중의이론은 기본적으로 진한시대의 ≪황제내경≫과 장중경의 ≪상한잡병론傷寒雜病論≫에 기초를 두고 세워진 체계입니다. 이 이론체계에는 유가의 자연철학사상을 주로 하는 중국 고대사상의 분위기가 감돌고 있습니다.

    사실 일찍이 춘추전국시대에 이론의 문제를 주로 연구한 명가名家와 묵가墨家 등의 학파가 있었습니다. 특히 묵가는 형식논리의 양식에 어렵게 도달하였으나 겸애兼愛(박애)를 주장하며 자유평민 계급의 이익을 대표했기 때문에 정통사상으로부터 환영받지 못하고 과학의 맹아가 기저귀 안에서 일찍 요절하고 말았던 것입니다.

중국고대 자연철학사상은 형식논리의 연구를 경시하고, 신비적인 '내성內省' '현람玄覽(직관적 통찰)'을 통하여 객관적 물질세계를 인식할 것을 주장했기 때문에 직관과 사유의 색채를 띠게 되고 그 이론은 무한히 깊고 넓은 포용성을 띠고 있습니다. 이런 식의 자연철학관의 주도하에 있는 이론은 일반적으로 많은 억측의 성분을 가지고 있는 동시에 대단히 강한 생명력도 있습니다. 여러가지 복잡한 문제를 포용하고 해석하는 동시에 자연계내에 발생할 수 있는 일체의 변화에 대응할 수 있기 때문입니다.

중의이론도 이런 종류의 이론에 속합니다. 당연히 중의이론 체계는 자신의 구조를 건축하는 과정에서는 다소나마 형식논리의 몇 가지 원칙을 따르지만, 주로 변증논리로부터 방법의 지침을 얻고 있습니다. 중의이론 체계의 수립과 개선의 과정에서는 유비類比의 방법이 비교적 많이 이용되고 있습니다. 연역, 귀납 등의 과학적 방법은 충분한 양의 경험적 지식을 근거로 하지 않으면 안된다는 등의 몇가지 전제조건 때문에 당시의 역사적 조건하에서는 충분히 활용될 수 없었던 것입니다.

결국 중의이론이 완성되어 드러난 때에는 논리적 지식의 운용은 형평을 잃고 있었습니다. 예를 들면 유비의 방법이 과학적 이론에서 발견과 해석을 돕는 특수한 작용을 하는 것을 우리들도 부정할 수 없습니다. 유비는 2개의 대상간의 유사성에 기초해서 이미 알고 있는 사실로부터 모르는 영역으로 옮기는 것으로, 과학적 가설을 제기시켜 줍니다. 천인상응설을 기초로 하는 중의의 음양오행학설은 이 사고방법의 실제적 응용이라고 할 수 있습니다. 그러나 유비는 이론적 근거가 불충분해서 이 방법으로 얻은 추론에는 개연성이 따릅니다. 의학의 선철先哲이 이 방법을 운용할 때, 묵자가 훨씬 전에 제시한

"류類가 다른 것을 비교해서는 안된다"라고 하는 형식논리의 원칙이 많은 경우 방기되고 있기 때문에 중의는 생명법칙의 인식에 이르러서는 전체적으로 얼마간의 대략적인 설명은 할 수 있어도 세부에 깊이 들어가는 것은 할 수 없습니다. 다수의 기본이론과 개념의 내포 및 외연은 명확히 설명할 수 없게 됩니다. 개념이 모호하고 이론이 구체성을 결여하고 있기 때문에 많은 문제를 인식함에 있어 중의는 어떤 때에는 같은 용어를 쓰면서 다른 내용을 가리키는 경우도 있고 때로는 다른 용어를 사용하지만 같은 것을 가리키기도 합니다. 질병치료에서도 동병이치同病異治와 이병동치異病同治의 차이가 발생하기도 하는 것입니다.

정책의 실패

진방중陳放中(호북 중의학원) : 건국 후 우리들의 중의정책에는 두 번의 실패가 있었습니다.

　첫번째는 50년대로, 중의를 '봉건주의의 봉건의封建醫'로 간주하여 당연히 소멸시켜야 하는 것으로 비판했던 것입니다. 모택동은 "중국의 어떤 직업도 모두 해방되었는데 중의만이 아직 해방되지 못했다"고 지적하고 그 잘못된 경향을 고치고 중의정책을 명확히 내세웠던 것입니다.

　두번째는 10년 동란시기(문화대혁명)의 엄중한 실패입니다. 이 기간에 한편으로는 중의의 발전방향을 중서결합이라고 규정하면서도 다른 한편으로는 학술의 간단화, 속류화를 크게 진척시키고 '하나의 침, 한 움큼의 약초'로 잘해 나간다는 방침을 제기했습니다. 10년의 동란은 중의 기초이론의 연구를 무로 돌려, 중의 학술탐구의 자유는 모든 것을 정치에 종속시키라는 경향에 의해서 유린되고, 조국의 학을 계승·발휘하는 일은 복고적 후퇴라고 비난받았습니다.

많은 중의가 소, 귀신, 뱀, 마귀로 몰려 모진 곤욕, 유폐, 감시 등을 당해야만 했습니다. 많은 의료교육, 연구기관과 기술의 골간이 '마귀를 쫓아버리기 위해 묘廟를 파괴하는' 처지가 되었고, 기기·설비·도서·자료는 엄청나게 파괴되었습니다. 정책의 실패는 사람과 재산 등 지적知的, 물적 재산의 배분에 오점과 중대한 손실을 야기시키고 역사적인 재난을 초래하였던 것입니다.

역사를 회고해보면 아편전쟁 이후 사람들은 봉건정치, 문화, 경제의 낙오와 변혁의 필요에 눈뜨게 되었습니다. 5·4운동은 구문화를 비판하고 공가점(공자의 학설을 내세우는 무리)을 타도하는 것으로 중국 신문화운동의 발전에 지울 수 없는 영향을 미쳤습니다. 교정은 반드시 도를 지나치기 마련입니다. 이것은 이해할 수 있는 일입니다. 그러나 정도를 넘은 채 언제까지나 앞으로 나아가면 욕탕의 물과 함께 아이를 떠내려보내는 비극이 발생합니다.

동방문화의 유가와 불가, 그리고 도가의 사상이 유심주의의 미신으로 취급되어 옥석을 가리지 않고 부정되어 버렸습니다. 그러나 중의의 발전과정 가운데에는 유·불·도의 사상은 명백히 중요한 역할을 하고 있습니다. 고대의 의가醫家는 그 안에서부터 계시를 받아 '모양을 취하고 류를 비교'取象比類 하는 식으로 새로운 설을 창조했습니다. 예를 들면 주진형朱震亨(원대元代의 의가), 장경악張景岳(명대明代의 의가)으로 대표되는 의학자는 송명이학으로부터 얼마간의 합리적 요소를 받아들여 그것을 통해 인체 음양의 소장消長과 생명의 근원을 연구하였습니다. 당대唐代의 대가 손사막孫思邈의 학술사상형식도 유·불·도의 사상과 밀접하게 관련되어 있습니다. 또한 기공이 인체의 건강을 지키고 질병의 치료에 탁월한 효과를 포함하고 있는 것은 의심할 여지가 없습니다. 그런데 기공탄생의 연원은 말할 것도 없이 유·불·도의 사상에 있습니다. 우리나라(중국)의 전통적인 기공의 정수에 대해서, 유·불·도 3가는 제각기 어떤 측면을 중시하고 있지만, 인간의 본성, 의식의 힘을 닦는 '성공性功' '명공命功'을 수련의 근본으로 강조하는 점에서는 공통적입니다. 유·불·도 사상을 비웃는 학술계의 극좌적 풍조는 동방문화에 액운을 가져와, 사람들이 중국의학 고유의 발전법칙을 인식하는 것을 방해하고 중국의 학술체계를 분절시켜 새로운 학설의 창립을 곤란하게 만든 것입니다. 중의발전의 길을 모색하는 데 이르러서 우리들은 이 점을 무시할 수 없습니다.

전통의 속박

황유군黃幼群(북경중의학원) : 학파적 편견門戶之見과 보수적 작풍, 이 2가지가 중국의학 발전의 크나큰 부정적 요인입니다.

주지하는 대로 당나라 이전에는 중의교육이 부자·사도 관계를 통해 전수되었습니다. 당나라 이후에는 국립 의학교육기관이 있었지만 민간에는 여전히 세습적인 의학 학습과 도제적인 습관이 있었습니다. 이렇게 해서 다수의 학파가 탄생한 것입니다. 각 학파에는 특징과 강점이 있었지만 한 가지 것에 구애되는 경향이 있었습니다.

고대에는 교통이 불편하고 인쇄술도 현재와 같이 발전하지 않았기 때문에 학파간의 학술교류도 자연 적었고, 그 때문에 상호 이해하거나 보완하는 것도 어려웠던 것입니다. 많은 학파가 많은 학설을 제출하여도 이론의 수준이 단계가 높아질 수 없었고, 또한 수많은 명의가 임상체험을 쌓아도 그것은 경험론의 수준에 머물러 있었던 것입니다.

공자의 소위 "믿어서 옛 것을 좋아하고 기술하지만, 창작하지 않는다"는 보수적인 학술사상이 중국의학계에도 성행했습니다. 중국의학계의 어떤 사람들은 입을 열면 경문이 나오는 것 같은 '고학구古學究' '만물박사'식의 인재를 칭찬하고 있었습니다. 나는 중의고적中醫古籍 중의 정확한 논술과 입론을 암송하는 것에 반대하지는 않지만, 많은 중의고전은 한 사람이 제작한 것이 아니기 때문에 체계성이 떨어집니다. 또한 자연과학 발전수준의 제약 때문에 이러한 서적 중에는 진실된 지식, 적확한 견해도 있지만, 동시에 유심론적, 기계론적 잡동사니도 포함되어 있습니다. 따라서 구학舊學을 옹호하고, 감히 과거를 부정하지 않고 그 위에 새로운 학설을 세우는 방법은 수구적인 것밖에 다른 길이 없습니다. 이것이야말로 중국의학의 발전을 늦춘 최대의 병근입니다.

물론 나는 우선 역사를 이해하고 거기서부터 구체적인 연구에 관계하는 방법에 반대하지는 않습니다. 그러나 현재의 중국의학계의 어떤 사람들이 가진 중의경전에 대한 인식은 흡사 형이상학 같은 것이어서 옛 것에 관대하고 현재의 것에 박절한厚古薄今 극단이라고 생각합니다. 경전의 문헌연구를 할 때에도 경의經義에 영합하여 주관적 억단을 마구 내려 경을 위해 설說을 꾸며대고 있습니다. 만약 의성醫聖 장중경이 살아 돌아온다고 하더라도 현재의 일부 상한학자들의 방법에는 찬성하지 않을 것이라고 생각합니다.

중국의학계는 학문을 하는 사상방법이 옛 것을 그대로 답습하고 있을 뿐만 아니라 학술교류도 상당히 비밀주의입니다. 연로한 중의사는 전해 내려오는 비방의 비밀을 지키고, 과학연구·교학기관의 연구상황도 역시 비밀리에 하고 있습니다. 이것은 오랜 세월 봉건주의제도하의 소생산의 잔재가 중의계에 반영되고 있는 것입니다.

다음으로는 역사적으로 중의의 사회적 지위의 저하도 중국의학의 발전을 더디게 한 또 하나의 중요한 원인입니다. 유학을 연구하는 것을 업으로 하는 능력 없는 자가 의를 배운다는 편견이 있었습니다. ≪본초강목≫을 저술한 이시진李時珍도 몇 번이나 과거에 낙제하여 벼슬의 희망이 없었기 때문에 의사를 업으로 삼기로 결심한 것이었기 때문입니다.

　지금도 사람들은 중의를 그와 같은 눈으로 보고 있습니다. 중의는 캐캐묵고 촌스럽다, 연구방법도 시대에 뒤떨어졌다고 보는 것 같습니다. 중의치료를 받아서 치료된 사람들조차 중의를 경시하기 때문입니다. 같은 대학생이라고 하더라도 중의학 대학에 다닌다고 하면 서양의학을 전공하는 대학생에 비해 좀 낮게 봅니다. 이런 상태라면 중의를 사랑하는 사람들도 중의의 사회적 지위가 낮기 때문에 다른 길로 갈지도 모르겠습니다.

진방중 : 무지보다도 진리에서 한층 더 먼 것은 편견입니다. 이것도 중의의 발전에 영향을 미치는 큰 측면입니다. 아편전쟁 이후 서양학문을 추구하고 국수주의를 의심하는 심리가 있습니다. 노신 선생도 일찍이 중의의 과학성을 의심하였습니다. 선생이 젊은 시절 서양학문을 배운 것도 서양의학으로 나라를 구하려고 했기 때문입니다. 이것이 집단의식으로 드러나면 서양의 달은 동양의 달보다도 둥글고, 서양의학은 과학이고 중국의학은 비과학이 되는 것도 무리가 아닙니다. 근 20년 동안의 중서결합이 중의에 대해 서의로서 해석할 수 있는 부분은 과학이고, 서의로 해석이 될 수 없는 것은 비과학이라고 하는 태도를 취해왔던 것도 이러한 종류의 심리가 학술방법론상에 드러난 것이라고 말하지 않을 수 없습니다.

인간관계와 관리의 미숙함

진방중 : 인간관계는 중의의 학술발전에 큰 영향을 미치고 있지만 이것에 주목하고 있는 사람은 극히 적습니다. 의학은 응용과학으로, 특히 중의에서는 개별화한 경험적 사유, 임상기능이 학술발전의 가운데에서 상당히 큰 비중을 차지하고 있습니다. 경험사유와 임상기능의 유전은 사람에서 사람으로 전수되고 계승에 의해 실현됩니다. 인간관계가 여기서 중요한 작용을 합니다. 장기간에 걸친 봉건사회에서는 이 사제간의 전수형식이 봉건적인 윤리에 기초하여 완전한 폐쇄적 시스템을 형성하였습니다. 건국 후 우리는 새로운 인간관계를 제창해 왔습니다. 즉 '스승을 존경하고 제자를 사랑한다'尊師愛徒였습니다. 그러나 문화혁명 때문에 인간관계는 완전히 '투쟁'으로 변하고 신뢰의 위기가 나타났습니다. 어제는 친밀했던 사제가 오늘은 반목하고 스승을 원수로 간주하여 연로한 스승의 마음에 깊은 상처를 입히고 있습니다.

여기에 덧붙여 현대학생의 중국의학에 대한 소양은 저하하고 있고, 서의의 지식을 배우면서 공공연히 중의의 과학성을 의심하는 사람도 나타납니다. 지식구조상으로도 연로한 중의사와 명백히 차이가 있고 교사와 학생간에도 세대차가 생겨나고 있습니다. 학생은 연로한 중의사를 '판에 박힌 양식' '늙은이'로 보고, 연로한 중의사는 학생을 교육할 가치가 없는 무리로 보아, 설령 경험이 전해지지 않아도 이런 학생들에게 전수해 무엇할 것인가 회의하기도 하는 것입니다. 차가운 인간관계가 학술의 전수를 저해하고 중국의학계내에서 후계자의 기술부족을 가속화하고 있습니다.

황유군 : 주대周代 이후 어느 시대에도 전문적으로 중의를 관리하는

기구가 있어, 개업이나 등급심사 및 업무심사에 대해서도 관리규정이 있어왔습니다. 청대와 국민당 정부 시기에는 정부의 무능과 제국주의에 대한 굴복 때문에 중의의 발전은 억압되었지만 건국 이래 30년 동안 당과 정부는 중의사업을 충분히 중시하여 일련의 중의 보호 정책과 방침을 취하고 있습니다.

그러나 다른 과학연구의 관리와 비교할 경우 중의의 관리업무에는 적지 않은 문제가 있고 중의발전의 요구에 적응하고 있지 않는 점은 분명합니다. 전체적으로 말하면 최근의 중의 관리업무의 약점은 통합적이고 실행 가능하며 전면적인 체계적 과학연구, 교육, 재정 계획과 질적이며 양적인 평가기준이 없고 법적인 보장이 없다는 점입니다.

중앙부터 지방에 이르기까지 위생관리 업무는 서의의 관리방식을 중의에 적용시키고 있습니다. 중서의학 체계가 다른 점을 무시하고, 서의를 중시하고 중의를 경시하는 불균형한 국면이 발생하고 있습니다. 국가의 중점적인 과학연구 기지基地와 고급 교육기관에 대해서도 마찬가지라고 할 수 있습니다. 서의의 시설과 인력배치는 중의에 비해 양호합니다. 종합병원에서 중의는 중시되지 않고 중의의 외래外來 환자 처리방식은 시종 혼란되어 있어 수선이 필요함에도 불구하고 방치되고 있습니다. 중의의 병상수도 현재까지 훨씬 적었고, 몇 가지 병에 대해서 중의는 순전히 중의적인 치료를 베풀 뿐, 과학적인 연구를 진행하는 것을 꺼리고 있습니다.

그러한 경우도 서의의 입장에서는 그러한 병은 불치병이니까 서양의학적 치료로 사망하는 경우가 발생하더라도 서의는 책임을 지지 않고 그럭저럭 넘어갈 수 있습니다. 그러나 중의에서는 거기에 상당한 법적인 보장이 없어서 그러한 위험을 범할 수 없기 때문입니다.

기타 중의병원 중에는 집단소유제인 것도 있어, 체계개혁이 전면적으로 시행되기까지는 지금도 중의가 임상의 일을 하는 것을 방해하는 원인이 되고 있습니다. 첫번째 집단소유제에서는 복지가 전민소유제에 비해서 뒤떨어지기 때문에 본과 졸업생은 이러한 중의병원에 근무하고 싶어하지 않습니다. 두번째로 환자가 공비公費로 의료를 이용하기가 어렵고, 그 때문에 의료효과가 있어도 환자는 다른 병원으로 가지 않을 수 없어서 중의병원의 힘을 약하게 하고 수진율受診率을 저하시키고 있습니다. 직원의 수입은 감소하고 일할 정열은 약해지며 결국에는 중의 임상연구에도 영향을 미치게 됩니다.

이런 이유로 당중앙의 정책이 충분히 옳고 중의를 진흥하자고 아무리 선전해도 중의연구비의 부족과 중의사에 대한 지위의 저하, 대우의 격차 등 구체적 문제가 해결되지 않으면 중의의 뒤를 계승할 사람이 부족하고, 기술이 부족한 상황이 심해질 따름으로 중의의 발전에 불리할 것입니다.

비뚤어진 마음, 타성과 경솔함

왕운王耘(강소성 양주시 약검소) : '중의를 진흥하자'라는 국가정책이 제출된 것은 중의의 발전에 획기적이었다는 것은 의심의 여지가 없습니다. 그렇지만 중의의 발전은 꾸준히 스스로를 강화하는 '자강불식自强不息'의 방법 이외에는 다른 방도가 없습니다. 그리고 노년, 중년, 청년 3대의 의약업에 종사하는 인원의 현상을 보면 중의의 발전을 방해하는 불리한 원인이 몇 가지 남아 있습니다.

1. 비뚤어진 마음

보수적인 노년중의가 대표적입니다. 구사회의 낮은 지위 아래에서 뒤틀린 자존심을 키워왔기 때문에 현대의학의 신속한 발전에 의해 중의의 진지가 날로 잠식되는 것을 보고 (현대의 과학적 수단을 포함한) 현대의학에 대해 질투하는 마음을 품고 있습니다. 그리하여 한편에서는 사전가수師傳家授를 일면적으로 강조하여 자신의 학술상 특징을 비밀로 하고 전하지 않습니다. 그 결과 수십년 동안의 실천으로 모색한 귀중한 경험이 전해지지 않고 유실되어 버리게 됩니다. 나이 많은 노인의 이러한 뒤틀린 심정을 이해할 수 없는 것도 아니지만, 중의의 발전에 도움이 되지 않는다는 점에서 칭찬받을 수 없는 태도입니다.

2. 타성

일부의 중의약에 종사하는 중년의 사람들에게서 대표적으로 드러납니다. 이 사람들은 문화대혁명이라는 10년간 동란의 직접적인 피해자들입니다. 재난 때문에 많은 귀중한 시간을 잃어버렸지요. 그들 가운데 일부는 완전히 의욕을 상실하여 기계적 평등주의 아래에서 배불리 먹고 그럭저럭 지내고 있기도 합니다. 한층 더 많은 대부분의 사람들은 중의의 발전을 스스로 짊어질 작정을 하고 있지만 현재의 직무평가법이 진부한 것을 틈타 애써 실천에 뛰어들기보다는 문자의 고증뿐인 공론을 일삼는 손쉬운 길을 걷거나 약간의 고생으로 커다란 성공을 얻으려 하고 있습니다. 잡지에 엉터리 문장을 몇 편 발표해서 신분을 확보하는 것입니다.

명청시대에는 문자고증의 풍조가 일어나 ≪상한론≫에 대한 7백여 명의 주석가 가운데 4백 명 남짓이 이 시기에 출현하였습니다. 그 결과 중국의학의 발전에 조금도 기여하지 못했을 뿐만 아니라 진짜와 가짜의 구별을 어렵게 만들어버려 후세의 연구에 곤란도를 증가시켰던 것입니다. 현재 중의계의 공론空論바람은 이 정도는 아니지만, ≪상한론≫에서 볼 수 있는 죽을 마시는 방법에 관한 한 문제에도 몇 십 편의 논문이 있는 것입니다. 광고인지 무언지 모를 치료효과 보도, 한 편의 원고를 두 곳에 투고하기도 하고 보고된 수치를 편리하게 고치는 등의 악질적인 행태에 대해서 엄중히 경고하지 않으면 안 될 것입니다.

3. 경솔함

일부의 청년 중의약 인원으로 대표됩니다. 조금도 과장 없이 말하는 것이지만 현재의 청년중의들간에는 심각한 '신념'의 위기가 있고, 중의학교에 다니는 대학생 가운데 대부분은 전문의식이 견실하지 못합니다. 주된 원인은 역사적, 사회적 요인 이외에 교사의 질적 양적 빈약함과 주입식 수업방법, 쓸모없는 커리큘럼, 이론과 실천의 분리, 게다가 학교에서의 전문의식 교육의 부족에 있습니다. 이러한 것 때문에 젊은 세대 가운데에는 중의학습을 잠자리가 수면을 가볍게 찌르고 날아가듯이 대충대충해서 철저하게 알지 못하고도 만족하는 경우가 대부분입니다. 중의의 인재 부족, 기술 부족의 모순은 이런 식으로는 좀처럼 해소되지 않습니다.

경극이 발전한 과정과 같습니다. 어느 선율, 리듬에 완전히 친해져 좋은 기분으로 한 대목에 빠져 흥얼거리고 있는 노인을 우리는 무시할 수 없지만, 결국 보다 많은 청중을 장악한 것은 현대의 교향곡이고, 이것이 역사가 오래된 경극에 새로운 활력을 불어넣는 것입니다. 중의사업과 현대 과학기술의 침투가 진행되는 것은 역사의 필연으로 사람들의 의지로 변화시킬 수 있는 것은 아닙니다. 그러나 거기에는 노년세대의 이해와 지지, 중년세대의 과감한 싸움, 청년세대의 분투노력이 필요하고 세 세대가 합심하여 협력하고 더 나아가서 모든 세대 사람들의 꾸준한 노력이 있어야 비로소 실현되는 것이 아닐까요?

20년 후

진방중 : 이상 우리들은 이미 미래로 눈을 돌리면서 동시에 중국의학 발전에 영향을 주는 여러 종류의 요인을 분석하였습니다. 이러한 것들에 초점을 맞추어 현재 과학적으로 중의발전의 청사진을 묘사하기 시작하여, 직면하고 있는 중대문제를 가능한한 해결하고 미래발전을 위한 기초를 굳건히 한다면 20년 후에는 새로운 국면이 나타날 것입니다.

그러나 나는 20년간은 전통 중국의학의 학술수준은 높아지지 않고 도리어 낮아지는 일도 있을 수 있다고 생각합니다. 이것은 앞에서 서술한대로 불리한 여러 요인이 실제로 작용하고 있고, 그 상황을 변화시키기에는 적어도 20년 정도는 걸린다고 생각하기 때문입니다. 과학적인 중의 관리기구를 전국적으로 만들고, 중의 발전전략을 제정하는 것에 1년 내지 2년, 교육개혁·의료·연구방면의 체제 만들기에 5년 내지 10년, 수준 높은 인재의 양성에 다시 5년 내지 10년, 모두 합치면 적어도 20년! 이 20년이 그 이후의 중의의 운명을 결정할 것입니다. 20년 후에는 중국의학술의 정체, 혹은 후퇴의 국면이 '해방'될 수 있어 미래의 미래에는 중국의학술은 고도의 발전을 향해 전진하기 시작할 것입니다.

18
중국의 시계는 거꾸로 간다

시계의 정치학

중국에서는 시계바늘이 시계 반대방향으로 돈다는 말이 있다. 시계바늘을 거꾸로 돌린다고 말하더라도 (신문·방송)보도에서 보일 뿐, 배후에 반시계집단의 음모가 있다는 뜻이 없다는 것은 말할 것도 없고, 외국인이 배후에서 실을 잡아당긴 흔적도 없다.

대체로 외국인이 다른 나라의 시계를 거꾸로 돌린다는 등 말하는 것은 결코 성공할 수 없다. 어떤 나라의 시계가 거꾸로 돈다고 한다면, 그것은 반드시 그 나라 사람의 일이며, 또한 반드시 강한 신념을 가진 주체가 기도한 것이다. 강한 신념을 가진 주체는 비장한 얼굴을 해 보이는 것도 아니고, 아주 평범하게 그것을 행하기 때문에 상식을 가진 주위의 사람은 단지 어안이 벙벙할 뿐이다.

1974년 초능력자라고 알려진 유리 겔라가 일본 매스컴에 등장하였다. 몇 가지의 신기한 기술을 보여주었는데, 그 가운데 하나를 소개한다. 그는 자신의 염력으로 일본의 어떤 가정에나 하나둘 정도 있는, 멈춰버린 시계를 움직여 보이겠다고 말했다. 갑자기 '진짜다' '움직이지 않던 시계를 꺼내자 움직이기 시작했다'라는 반향이 여기저기서 일어나고, 염력은 다분히 진짜 같다고 믿는 사람도 증가하였다.

이것이 화제가 될 적에 나는 염력신자를 냉소하고 이렇게 말해버렸다.

"시계는 바늘이 나아가게 만들어져 있는데 그것이 어떻다는 것인가. 초능력 따위의 어마어마한 것을 말하는 것이라면, 일본의 시계가 아니더라도 좋으니 단지 하나라도 시계 반대방향으로 침을 돌려본다면 어떤가."

유리 겔라는 일본의 시계 가운데 단 하나의 바늘도 거꾸로 돌리지 못하고 초연히 일본을 떠나갔다. 나는 환송하지 않았기 때문에 확실히 말할 수는 없지만, 다분히 그랬을 것이다. 나는 그렇게 생각하고, 우리 과학의 승리를 부르짖었다.

그러나 이것은 나의 착각이었던 것 같다. 유리 겔라의 실패는 정신역학의 오용 때문이고, 그를 실패하게 한 것은 과학에 대한 정치의 우위를 무시하였기 때문이다. 옛날부터 시간의 제어는 무엇보다도 정치의 과제이다. 유리 겔라는 외국인에게 다른 나라의 시계는 거꾸로 돌릴 수 없다고 하는 정치학의 법칙을 예증한 것에 지나지 않는다.

나는 최근 중국에서 시계가 거꾸로 가는 일이 있다는 사실을 알았다. 물론 중국인의 손에 의해서이다. 정치역학의 법칙이 관철되어 중국인에 의한 중국시계의 역전이 연출되어 과학은 날아가 버렸다.

충격은 광주廣州에 있다

무대는 광주, 시간이 헝클어지기에 적합한 장소다. 청나라 타도에 나섰던 72열사의 기념비에는 민국의 연호가 새겨져 있고, 중화민국의 여행단체가 왁자지껄 구경하고 있다. 일찍이 생활개선과 자유를 요구한 데모대가 권력자의 총격을 받았던 사면도沙面島에는 외국자본의 고급호텔이 치솟아 있다.

89년 봄, 이곳을 방문했을 때, 여행사가 마중을 나오지 않았기 때문에 하는 수 없이 혼자 호텔에 갔더니 예약이 되어 있지 않다고 했다. 저녁이 되어서야 겨우 여행사와 연락이 되었지만, 틀림없이 공항까지 마중을 나갔다는 것이다. 담당자가 시간에 착오가 있었을 것이라고 상상했지만, 틀림없이 정각에 갔다고 한다. 진지한 얼굴로 그렇게 우기기 때문에 나는 어쩌면 그녀(일본어과를 졸업한 젊은 여성은, 조사를 사용하는 것이 이따금 우스운 점을 제외하고는 일본어가 꽤 유창하였다)의 시계가 거꾸로 돌고 있는 것은 아닌가 생각하지 않을 수 없었다. 어쨌든 광주이다.

1981년 1월 31일 이날 광주 중국의학원에서 13세의 임평林萍양이 시계바늘을 거꾸로 돌려 보였다. 물론 폭력으로 시계를 거꾸로 돌리는 등 난폭한 짓은 없었고, 단지 '생각했을' 뿐이다.

이렇게 말하더라도 나는 목격자는 아니다. 광주 중국의학원만큼은 차창에서 외경의 눈으로 한번 살펴보았다. 그 정도였기 때문에 앞으로 얘기하는 것은 전해들은 것을 다시 전해듣고 하는 형태를 취할 수밖에 없다.[1] 중국에 관한 정보는 전문가, 평론가들 모두 취향에 따라 전해들은 이야기에 의지한다는 전통이 있기 때문에, 지나친 책망을 용서해주기 바란다.

"연기가 시작되자, 유명한 노년의 중의사 황교수는 자신의 팔에 있던 시계를 풀어 표준시각에 맞춰 정각 6시에 시계를 작동시켰다. 그 다음에 밀봉된 작은 상자 속에 시계를 넣었다. 임평은 이 상자를

---

[1] 林厚省(杉充胤 譯), ≪中國氣功法≫, たま출판사, 1986년. 역주에서, 1981년 2월 1일 광주 ≪羊城晩報≫의 기사로 소개하고 있는 것에 근거하였다.

손에 들고, 자신의 팔에 끼기도 하고, 귓볼 옆에 대기도 하였다. 20여 명이 숨을 죽이고 바라보았다. 잠시 임평은 즐거운 듯이 '움직인다' '움직인다'라고 하였다. 황교수가 나아가서 상자를 열어보자, 이 시계는 5시 50분을 가리키고 있었다. 그러나 옆에 두었던 표준시계는 6시 10분을 가리키고 있었다. 연기자의 손은 끝까지 시계를 만지지 않았는데 분침은 거꾸로 가서 20분이나 움직였던 것이다."

나는 뭐라고 말할 수 없다. '시계바늘을 거꾸로 돌려보라'고 외쳐온 내 입을 황급히 막더라도, 아직 충분하지 않다. 아니 시간이 거꾸로 돈다면 충분한데……

그러나 아무래도 시간이 거꾸로 도는 것은 아닌 듯싶다. 임평은 이렇게 말한다.

"내가 연기를 시작하자, 앞이마에 시계의 그림이 스크린에 그려지는 것같이 나타나 머릿속에는 아무 생각도 없게 되었다. 그리고 천천히 천천히 생각해나갔다. 그림 속의 분침도 또한 서서히 거꾸로 움직였다."

임평은 중국의 유명한 기공사 임후성林厚省의 딸이다. 임후성은 기공마취 수술을 하였다고 전해지고, 그 저작 중에는 일본어로 번역된 것도 있다.[2] 임후성의 해설에 따르면 "임평의 이같은 특이한 기능은 결코 태어날 때부터 지니게 된 것은 아니다…… 2~3년 기공을 단련하여 된 것이기" 때문이라고 한다.

어떤 단련을 하면 이런 특이한 기능 즉 초능력이 몸에 붙는가 하고 흥미를 가지는 분도 있겠지만, 나는 거기에는 흥미가 없다. 도저히 할 수 없다고 생각하기 때문이다. 그러나 임평이 시계바늘을 마음속에 그렸다고 이야기하는 것은 납득이 간다. 초능력을 발휘한다 할지라도 단서 정도는 있으리라고 생각하기 때문이다. 시계바늘을 마

---

2. 林厚省(杉充胤 譯), ≪中國氣功法≫, たま出版사, 1986년.

음속에 그린다고 생각하고 있으면, 표상된 바늘이 움직이기 시작한다. 이쯤이면, 매우 리얼한 것은 아닌가!

　그것과 연관하여 예를 들면 '생각한다'는 것으로써 암세포를 죽이기도 하고, 분자구조를 변화시키기도 하고, 끝내는 방사능을 증감시키기도 한다고 하지만, 그 경우 상상 속에 어떻게 암세포, 다양한 분자, 원자핵을 마음속에 그릴 것인가.

　병리학 교실 등에서는 베어낸 큰 암이 포르말린에 잠겨 있고, 유리 용기 속에 기분 나쁜 모습을 보이고 있지만, 그러한 형태를 마음속에 그려, 그것이 점차로 작게 축소되는 광경을 생각한 것이겠는가. 그러면 원자핵에서 방사선이 방출되는 광경은 도대체 어떠한 방법일까? 원자핵은 둥근 구슬과 같은 것인가? 그렇지 않으면 윤곽이 명확하지 않은 솜사탕 같은 것인가? 그리고 감마선은? 이것은 나에게 비유조차 떠오르지 않는다. 기공사는 어떠한 표상을 가지고 있는 것인가?

　그런데 임평이 시계바늘을 마음속에 그려, 상상 속에서 그것을 거꾸로 돌리고 있는 것으로부터 보면, 시간이 흐르는 방향을 거꾸로 돌리는 것은 아니고, 단지 밖의 힘(이 경우는 정신적인 힘 같지만)에 의해서, 바늘을 강제적으로 반대방향으로 돌리고 있는 것 같다. 아마 전세계의 상식이 인정하듯이 시계바늘은 폭력에 의해서 거꾸로 돌리더라도, 시간의 흐름은 누구도 멈추게 할 수 없는 것 같다. 중국을 둘러싼 불가사의한 것 속에서 이것을 확인할 수 있다는 것은 즐겁다.

살았는가 죽었는가

기공사가 암세포를 생각만으로 죽인다고 중국에서 여러 번 주장되었는데, 나는 기공사가 암세포를 어떻게 표상할까 하고 늘 의문을 가지고 있다. 물론 중국의학에서는 당연히 약물로 암치료를 하는 것도 시도되고 있다. 그 가운데는 놀랍고 탁월한 효과를 보인다고 주장되는 것도 있다. 이것에 관해서도 이미 여러가지로 보도되고 있기 때문에 여기에서는 암치료 그 자체에 관하여 논하기보다도 사실의 인식, 보도의 방식에 관하여 약간의 감상을 언급하고 싶다.

저명한 민간의民間醫 왕숙화王淑華는 최근 스스로 '모든 약초를 시험삼아 맛본' 끝에 발견한 '영단묘약靈丹妙藥'인 '환양초還陽草'를 가지고 등장하여, 암치료에 절대적인 성과를 거두었다고 여러 신문·잡지에서 대서특필하였다. 그 가운데에서 그녀가 치유한 암환자의 전형적인 예로서 자주 등장해온 사람이 최고 인민법원 부원장 왕유강王維綱이다.

왕유강의 치료경과에 대한 왕숙화측의 말은 이렇다.

"왕유강은 1979년 식도암에 걸려 북경 의원에서 방사선 치료를 받고 일단 완치되었다고 하였는데, 1981년에 재발, 같은 해 2월에 상해로 치료하러 갔지만, 호전되지 않고 같은 해 11월 헛되이 북경으로 돌아갔다. 그때에는 들것으로 비행기에서 내릴 정도로 쇠약했다. 왕유강의 주변에서는 장례식 준비를 완전히 마쳤을 정도였다.

1981년 12월부터 왕숙화가 요청을 받고 치료를 맡았지만, 왕유강은 2개월 전부터 거의 식사도 할 수 없는 상태였다. 그런데 왕숙화가 환양초를 복용시키고, 보조적으로 뜸도 떠서 1주일 뒤에는 만두를 먹을 수 있게 되고, 20일 뒤에는 중국 여자 배구팀의 귀국 환영파티에도 나갈 수 있을 정도로까지 회복되었다."

이러한 이야기가 대대적으로 전해지자 그것을 들은 사람들 가운데는 왕유강이 그대로 회복하여 그 뒤로 계속 건재하다고 착각하는 사람도 나오게 되었지만, 유감스럽게 왕유강은 그 뒤 3년 정도 더 살고 죽었다. 왕숙화측에서는 왕유강의 죽음이 언급되는 경우에 왕유강의 사인은 암이 아니라고 덧붙이는 것을 잊지 않았다.

왕숙화의 환양초의 위력은 5년 생존율을 보장하지 못할듯이 보인다. 사인이 암이 아니라고 한다면, 이것은 통계에서 제외시켜야 할 것이다. 그렇다 하더라도, 방사선으로도 외과수술로도 감당 못한 식도암 때문에 음식을 먹을 수 없었는데 놀랍게도 환양초로 회복했다고 하는 것은 감격할 만하다. 환양초가 어떠한 풀인가 나는 알 수 없지만, '목단木蛋(독성이 있는 근경류根莖類)'을 먹은 뱀이 환양초로 목숨을 건졌던 것에 착안해서 발견된 것 같다. 여하튼 왕유강이 복용했던 것은 한 번에 귀후비개 한 스푼 정도라고 말하고 있기 때문에, 영험이 꽤 뚜렷하다고 말할 수 있다.

그렇다 하더라도, 중국에는 위대한 기수, 조타수, 총설계자, 그리고 국수名醫, 신의神醫 등이 얼마나 많은가. 신문, 잡지, 텔레비전이 그들의 위대함을 늘 칭찬하면 위대함은 사실로 되어버리는 것일까. 국수가 계속 죽지 않았다고 말하면 죽지 않는 것으로 되는 것일까. 목숨을 구했다고 계속 말하면 목숨을 구하게 되는 것일까. 우리들은 사실을 알고 싶다. 그렇지만 사실은 자유롭게 보고, 말한다는 전제 없이는 환상이다.

불행히도 의학계의 최고 권력자가 아닌 왕숙화는 비판자가 신문 지상에 공연히 공격하는 것을 방어할 수 없었다. 다음에 비판자가 '현장의 증인'으로서 말했던 내용을 소개하겠지만, 보다 중요한 것은 이 같은 비판이 공개될 수 있다는 정황이다. 비판이 자유인 것은 비판에 대한 비판도 또한 자유이기 때문이다. 우리는 어떻든 모든 사실을 목격할 수 없는 것이기 때문에, 다분히 전해들은 것에 의지하여 판단해야 하지만, 그때 피할 수 없는 치우침과 오류는 자유로운 보도, 자유로운 언론에 의해서만이 수정될 가능성이 있다.

그런데 왕(물론 최고 인민법원 부원장 왕유강이고, 국왕은 아니다)은 어떠한 상태였는가. 암으로 죽을 정도였는가. 약간 건강을 얻었을 뿐이었는가. 북경 상해에서 무슨 일이 일어났는가.

북경에서 무슨 일이 일어났는가

"아버지는 1981년 11월 상해에서 북경에 도착하였다. 그러나 왕숙화 일파가 말하듯이 들것에 실려서 비행기에서 내려온 적은 없다. 아버지 주변의 공직원과 상해 고급법원 공직원이 이것에 관해서 증언해 줄 것이다. 다른 승객처럼 분명히 좌석에 앉아서 돌아왔다."

1988년 5월 고 왕유강의 딸, 왕우王宇 여사는 ≪건강보≫의 편집부에 공개서한을 보내어, 왕숙화 쪽이 왕유강의 암치료를 둘러싸고 일방적인 선전을 되풀이 반복하고 있는 것, 그것이 사실과 지나치게 동떨어져, 대중을 그릇되게 하고 있다는 점에 분개하여, '아버지가 받았던 환양초 치료의 진상'을 말하고, "신문에서 보도할 때 이 점을 진지하게 조사할 것을 진심으로 희망한다"고 끝맺고 있다.[3]

왕우의 편지는, 북경으로 돌아온 뒤 아버지의 병상태에 관하여 이렇게 말한다.

"아버지는 음식을 삼키는 것이 자유롭지 못해서, 쌀밥을 먹을 수 없었지만, 만두와 면류는 먹을 수 있었다. 기력과 체력도 좋아서, 매일 집 밖에서 몇 번이나 악가권岳家拳과 기공을 할 수 있었다. 왕숙화가 아버지의 치료를 시작했던 때는 이러한 상황이었다."

왕숙화에 의하면, 왕유강은 이후로 2개월의 생명밖에 없었는데, 환양초로 16개월 치료한다면 원래상태로 회복한다고 말했던 것이다. 왕우의 편지는 "아버지가 병이 나서 죽을 때까지 나는 계속 곁에서 돌보았지만, 우리 가족은 어떤 의사로부터도 아버지가 그 뒤로 2개월 살 수 있다는 말은 듣지 못했다"라고 말하고, "멋대로 단정했다"고 분개하였다. 이것은 추측컨대 지금 생각하면 꽤씸하다고 할 수 있지만

---

[3]. 왕우, "왕숙화는 결코 나의 아버지를 병을 치료한 적이 없다", ≪건강보≫, 1988년 5월 24일.

당시 이것만으로 불신감이 생겼다고 할 수 있을까?

　의사나 변호사는 의뢰인의 이익과 동시에 자신의 이익(및 명예)을 배려해야 하기 때문에, 상황을 약간 심각하게 의뢰자에게 알릴 뿐만 아니라 희망을 갖게 하여(물론 자신이 그 희망의 별이다), 교묘하게 이끌어가는 것이 그 직업상 습성이기 때문에 왕우 여사가 분개할 정도로 심한 말은 아니다.

　그러나 왕유강의 병상태가 왕숙화 쪽의 선전과 달리 호전될 수 없었던 것은 사실인 것 같다.

　"아버지가 (1981년 12월부터 1982년 12월까지) 1년간 왕숙화의 치료를 받고 있는 사이에도 몸은 날로 쇠약해지고, 병도 날로 악화되어 갔다. 이것은 북경 의원에서 각각의 시기에 찍은 X선 사진으로 증명이 가능하다. 이 시기에 아버지는 중국에 있는 서양의사가 준 항암제도 다량으로 복용하고 있었지만, 병의 상태를 제어할 수 없었고, 종기는 커지고 있었다. 음식은 먹기에 부드러운 것부터 미음을 먹는 정도까지 되었고, 그러나 때로는 삼키기 곤란한 적도 있었다."

　결국 1983년 6월에는 위조루胃造瘻 수술을 하여, 직접 위에 음식물을 넣지 않으면 안되는 상황이 되었다.

　"왕숙화가 말하는 것처럼, 환양초의 복용으로 만두를 먹을 수 있는 기적이 일어났다면 아버지가 왜 위조루 수술을 할 필요가 있었겠는가? 이것을 보더라도 왕숙화가 거듭 거짓말을 하고 있는 것을 알 수 있다."

　병의 상태가 1982년 재발한 뒤 치료와 상관없이 악화일로를 걸어, 1984년 3월에 죽게 된 것은 사실이기 때문에 왕씨가 환양초 치료가 탁월한 효능을 갖고 있다는 예로서 왕유강을 들고 있는 것은 명백히 거짓이다.

　이 하나의 예로부터 환양초의 효과에 관하여 판단하는 것은 물론 경솔한 판단이기는 하다. 그러나 효과를 주장하는, 따라서 증거를 제시할 책임을 진 측이 명백히 거짓의 예를 고취하고 있는 점에서 환양초의 효과에 대한 주장은 거의 신뢰할 수 없다. 이 사례에 대해서 왕숙화 측은 급히 사실을 인정하면서 환자가 12개월 치료를 중단하였기 때문에 최후의 단계에서 효과가 없었다던가, 다른 약물을 아울러 다량 복용하였기 때문에 모처럼의 영묘단약도 영묘함을 발휘할 수 없었다고 변명하는 쪽이 더 낫다고 생각했다. 이 반론은 결코 근거없는 것은 아니다(유효성에 대한 적극적인 증명은 물론 되지 않지만). 당연한 사실을 부정하고 대항해서는 안된다. 아니면 누구도 감히 반론에 나서지 않을 것이라고 얕볼 것인가. 여하튼 왕다운 자는 마음에 새겨둘 일이다.

진실 대 큰 목소리

왕숙화 쪽이 왕유강의 예를 대대적으로 문제삼고 있는 것은 실은 이유가 있다. 치료가 효과가 있었다는 것에 관하여 왕유강 부인이 그것을 증명한 문서를 인정하고 있는 것이다.

사실을 증명하는 문서가 있다고 말하는 것은 사실이지만, 왕우 여사에 따르면 이 사실의 사실은 이렇다

"1982년부터 왕숙화는 어머니에게 재삼 그녀(왕숙화 자신)를 위해 증명할 것을 바란다고 요구하였다. 그때는 왕숙화가 아버지의 치료를 막 시작했을 때여서 우리들 일가는 그녀를 귀빈으로 보고, 그녀가 아버지의 치료에 진력하기를 바랬기 때문에, 그녀의 기분을 손상시킬 수 없었다. 아버지의 병상태는 진행이 완만하여, 목구멍으로 넘기기 괴로운 때도 있었고 비교적 형편이 좋은 경우도 있어서 자기 스스로도 병상태의 진행을 잘 파악할 수 없었다. 그런데도 그 당시 부모는 아직 왕숙화의 인품도, 그녀의 치료효과가 어느만큼인가도 알 수 없었고, 왕숙화로부터 여러 번 요구도 있어서 어머니는 경솔하게

왕숙화의 치료는 효과가 있다는 증명서를 써주었다."

의리나 인정에 얽매인 문서라는 것이다. 따라서 이 문서의 진실한 의미는 '생사여탈의 권한을 쥐고 있는 상대방에게 나는 저항할 수 없다. 부디 이후도 잘 부탁드립니다'라는 것이다. 쓴 본인은 반신반의했겠지만, 문서는 문서로서 혼자걸음을 걸었다. 이 문서는 환양초 치료에 대한 신뢰를 높이는 면에서 어느 정도 효과를 발휘하였다고 생각된다. 유력자의 '지지의 소리'를 모으는 것이 '인치人治(법치와 반대의 의미)' 체계의 유력한 수단이라고 한다면, '치인治人'의 의학에도 유효한 것이었을까.

어쨌든 왕숙화 쪽은 유력자의 지지성명서를 가질 수 있었다. 유력자중에 유력자, 한창 드날리던 사법권의 서열 2위는 38인의 사령관에 27인의 장군을 보태는 것보다도 높은 신분의 '어른'이다.

그러나 문서가 어지러이 날아다니고, 치료했다 아니 그렇지 않다고 목청 높여 소리쳐도 진실을 알고 있는 사람이 침묵하고 있다고 할 수는 없다. 왕우 여사의 고발이 그대로 사실을 완전히 전하고 있는지 나는 모른다. 그러나 의심할 이유가 없는 몇몇 사실이 포함되어 있는 것은 확실하고, 이 사실은 많은 선전공작을 돌파하여 환자들에게도 명확하게 될 것이다.

그렇지만 왕우 여사의 몇 가지 논점에 관하여 약간 언급하고 싶다.

"왕숙화가 아버지를 치료했던 1년 사이에, 나는 왕숙화가 근본적으로 치료의술을 갖고 있지 않다고 느꼈다. 암이라는 난치병 치료에 관해서는 더욱 그렇다."

아버지의 병상태가 왕숙화의 호언장담에도 불구하고, 호전될 기미가 조금도 없다면, 왕우 여사가 이렇게 생각하는 것도 당연하다.

"그녀는 서양의학도 알지 못했고 중국의학도 모른다. 맥을 진찰하지도 않았고 처방도 쓰지 않았다."

이것은 다분히 환자측, 특히 지식계급에 속하는 사람들의 신뢰를 얻기 위한 방법은 아닐 것이다. 그러나 왕우 여사가 "나는 몇 번인가 왕숙화에게 그녀의 암치료의 원리에 관하여 속을 떠보았지만" 뱀 이야기, 자신이 암에 걸려서 환양초로써 그것을 극복하였다는 이야기, 모든 약초를 맛보고 환양초를 힘들게 발견했던 이야기뿐이어서 "거의 신뢰할 수 없었다"고 언급하는 것은 약간 질문의 방향을 잘못 잡고 있는 것이라고 말할 수 있다. 제너가 우유를 짜는 여자들의 이야기로부터 우두牛痘에 의한 천연두 예방 힌트를 얻었다는 것은 널리 알려진 사실이다. 제너는 그 이유, 근거를 여자들에게 질문하지 않았다. 묻더라도 납득될 만한 설명은 들을 수 없었을 것이다. 제너는 여자들이 말하는 것이 사실인지 어떤지를 확인하였다.

도리, 학설, 원칙, 주의 등 세상에는 고상한 것은 여러가지지만, 그 속에는 굳어져 있으면서 융통무애한 것이 많다. 고정관념에 기초하여 사실을 재단하는 것은 가능하더라도 사실을 바꿀 수는 없다. 우리들은 거꾸로 끊임없이 사실에 의해서 그것을 검증하고, 필요하다면 수정할 수 있다.

왕우 여사가 물을 수 있던 것은 암치료의 사실이었다. 그리고 그 때에 사실을 뒷받침하는 문서와 증언이 자신의 어머니처럼 의리, 인정, 역학관계로서 만들어지는 것인가 어떤가를 냉정히 분석·평가하는 것이다. 도리, 학설, 원칙, 주의가 이 냉정한 분석평가에 유용하지 않다면 그 경우에는 뱀에게라도 줘버리는 것이 좋다.

중국의학의 사실은 수천년이라는 시차에 걸쳐 널리 흩어져 있기 때문에, 그것을 확인하는 것은 쉽지 않다. 시차 한 시간의 범위내에서 일어나는 것이라 할지라도 우리들은 쉽사리 알 수 없기 때문이다.

※ 덧붙이는 말 : 운은 오래 계속되지 않았다. 왕숙화는 그 뒤 부정약품을 판매했다는 죄로 불법소득 84만 위안元 몰수, 벌금 3만 위안元을 추징받았다고 한다.(≪건강보健康報≫, 1989년 5월 16일)

19
'눈에는 눈을'은 없다

눈알을 삼키다

≪삼국지연의三國志演義≫ 제18회, 한말의 혼란이 한창일 때, 큰 세력을 가진 장군의 이름이 드러나자, 누구누구가 자기 편이고 누구누구가 적인가 그때 그때 대략의 줄거리를 보고 확인하지 않으면 핵심을 파악할 수 없다. 좌우간 조조는 헌제를 수도에 옹립하고 대장군으로서 조정의 실권을 장악하였고, 현덕은 아직 조조의 비호를 받고 있었다. 어떤 상황에서 조조는 현덕 등을 이끌고 대거 여포를 공격하는 데, 조조의 선봉 대장군 하후돈夏侯惇은 여포의 무장 고순高順과 싸운다.

"그렇게 하여 하후돈은…… 즉각 창을 준비하고 말을 타고 나가 싸움을 걸었다. 고순도 이에 대응하였지만…… 대강 40~50합이나 칼이 서로 부딪혔을 때, 고순은 이제 저항할 수 없게 되어…… 도망가기 시작하였다. 하후돈은 어디까지라도 추격하여…… 진을 계속

돌았다. 진에 있던 조성曹性이 이 상황을 간파하여, 남몰래 활에 화살을 메기고, 겨냥하여 화살 하나를 멋지게 쏘아 하후돈의 왼쪽 눈에 명중시켰다. 하후돈은 악하고 소리를 지르면서 갑자기 화살을 뽑자, 생각지도 않게 눈알까지 한꺼번에 빠져버렸다. 그는 큰소리로 '부모의 피로 만들어진 이 눈을 버리겠는가'라고 부르짖고, 입 속에 넣어 그대로 삼켜버렸다. 이내 창을 준비하고 말을 몰아, 곧장 조성에게 달려들었다. 이렇게 되리라고는 생각하지 않았던 조성은 대항할 새도 없이, 이미 한번의 창에 얼굴 정 가운데를 찔려, 말에서 굴러 떨어져 숨이 끊어졌다."(小川環樹 역)

그렇기는 하지만 이 전쟁은 조조 쪽의 패배로 끝났다. ≪삼국지연의≫는 관례대로 다음과 같은 대구로 결말을 짓고 있다.

"눈을 삼킨 용맹스러운 장수가 싸움을 잘한다고 해도
화살에 맞은 선봉장은 오래 지속하기 어렵네"

오늘날의 쓰는 말로 고치면, 오른쪽 눈으로밖에 볼 수 없는 대장은 전위부대를 통솔할 자격이 없다는 것이다. 이 말은 ≪인민일보≫의 표제로 쓸 수 있는 말이지만 여기서는 당연히 국사를 상의할 수는 없다.

윗글에서 '부모의 피로 만들어진 이 눈'이라고 하는 것은 원문은 '부정모혈父精母血'이다. 그러나 인체의 어떤 기관도 '부정모혈'에서 만들어진 것은 아닌가, 왜 하후돈은 그렇게까지 뽑힌 자신의 눈알을 애석하게 여겼는가. 엄충호嚴忠浩, 설보공薛寶恭 두 사람은 눈알이 고대 중국의학 이론에서 특수한 지위를 차지하고 있는 것은 민간전설에 영향을 미치고 있기 때문이 아닐까라고 말한다.[1]

이것은 어려운 문제다. 중국의학 이론은 예를 들면 뇌를 '기항지부奇恒之府(기이한 기관)'이라고 부르고, 그다지 중요한 지위를 부여하고 있지 않다. 고대 중국에서 사람의 머리를 툭툭 베어버린 것은 이것과 관계가 있는 것은 아닌가. 다분히 관계가 있을 것이다. 서양의학이 전해져 뇌가 사고의 기관이고, 인간을 인간답게 하는 의식의 기관이라는 것이 알려진 오늘날, 중국에서도 머리를 자르는 대신에 총살형을 채택하고 있기 때문이다. 대만에서도 1948년 반국민당 '동난' 이른바 2·28사건 때, 고웅高雄 요새에 진입을 기도하던 의사義士가 본보기로 효수되었다는 소문을 당시에 들었다. 만일 사실이라고 하더라도, 내가 아는 한 이것이 마지막 효수형이다.

중국의학의 눈알

중국의학 이론에서 눈알은 매우 중요한 작용을 하고 있다. 중요한 사항을 눈알이라고 부르는 것이 여기서부터 시작했는지 명확하지 않지만, ≪황제내경≫〈소문〉의〈맥요정리론脈要精微論〉은 주로 맥진에 대해서 서술하고 있는데, 그 중에서 특히 눈에도 주의할 것을 강조하면서, '눈빛은 내장 정기의 드러난 것'이라고 하여, 눈의 광채精明와 인체의 정기가 밀접한 관계가 있다는 인식을 표명하고 있다. 오장육부의 정기는 모두 상승하여 눈에 모이고, 이 때문에 눈은 빛나고, 대상을 볼 수 있다고 말한다. 이것도 눈의 기능이 온몸의 장부경락과 관련된다는 것이다.

중국의학은 이것을 더욱 생생하게 다음과 같이 비유하고 있다.

---

[1]. 嚴忠浩, 薛寶恭, ≪三國志演義醫學趣談≫, 산서과학교육출판사, 1986년.

"하늘의 정기가 별과 달에 머무르는 것과 같이, 사람의 정기는 두 눈에 머무른다."

이 소박한 '천인합일'사상은 인체에서 눈동자의 중요성이 반영되고 있다고 말해도 좋다.

눈과 장부가 유기적인 관련을 가지고 있는 것은 주로 경락이 관통하고 있기 때문이다. 인체에는 12경맥과 기경奇經 8맥이 있지만, 임맥任脈을 제외한 다른 맥은 모두 직·간접으로 눈과 관계가 있다. 이 때문에 장부의 기능에 이상이 발생하면, 눈과 관련된 부위에 반영되어, 여러가지 징후가 나타나게 되는 것이다.

중국의학에서 눈과 장부의 관계는 '오륜학설五輪學說' 속에 통합되고 있다. 눈의 오륜이라는 것은 육륜肉輪, 혈륜血輪, 기륜氣輪, 풍륜風輪, 그리고 수륜水輪을 총칭한 것이고, 오륜과 오장의 생리·병리 사이에는 일정한 관계가 있다. 한마디로 말하면, "눈은 오장에 통하고, 기는 오륜을 관통한다"는 것이다.

육륜은 상하의 안피眼皮 부위를 가리키고, 비장脾臟에 속하지만, 비脾는 기육肌肉을 담당하고, 위와는 표리의 관계에 있기 때문에, 안피眼皮의 질환이 많은 것은 대부분 비위脾胃와 관계가 있다.

혈륜은 눈구석과 눈초리를 가리키고, 심心에 속한다. 심은 혈을 주관하고, 소장과 표리관계를 이루기 때문에, 눈초리의 질환은 대부분 심, 소장과 관계가 있다. 기륜은 흰자위를 가리킨다. 이것은 폐에 속하고 폐는 기氣를 주관하고, 대장과 서로 표리를 이룬다. 따라서 흰자위의 질환은 폐, 대장과 관계가 있다. 풍륜은 검은 자위를 말하고, 간에 속하는데, 간은 풍목風木의 장부이고, 담과는 표리관계에 있다. 마지막으로 수륜은 동공을 가리키고, 신腎에 속하는데, 신은 수水를 주관하고, 이것과 표리관계에 있는 것은 방광이다. 따라서 눈의 이 두 부위(풍륜과 수륜)의 질환은 각각 간·담 및 신과 관계한다.

오륜은 눈을 다섯 부위로 나뉘는데, 밖으로부터 육륜·혈륜·기륜·풍륜·수륜이 되고, 각각 위에서 말한 바와 같이 특정한 내장의 생리·병리와 관련한다고 말하는 것이다. 장부의 병변은 눈 부위의 대응하는 부분에 몇 가지의 특징으로 나타나는데, 진단에 참고가 된다. 예를 들면 심화心火가 왕성하다면 두눈의 눈초리가 붉게 되고, 신의 기가 허하면 눈이 희멀건해진다고 말하는 경우이다.

육, 혈, 기 3륜의 변화는 많은 경우 눈 바깥의 질환이지만, 풍륜과 수륜의 변화는 대부분의 경우 눈 안쪽의 병이다. 오늘날에는 풍륜이 가리키는 것은 각막·홍막虹膜 등이고, 수륜이 가리키는 것은 동공 및 그 뒤에 있는 눈 안의 조직, 수정체·유리체·안저眼底 등이라고 이해된다. 풍륜과 수륜은 간과 신에 속하기 때문에 안저의 질환에 관해서는 중국의학에서 간과 신을 치료하는 것이 기본이다.

눈에는 눈을

중국의학의 특징인 전체관全體觀은 안과 치료의 경우에도 잘 나타나고 있다. 피로할 때 눈이 침침한 것은 일상생활에서 흔히 경험하는 것이지만, 중국의학은 이러한 경험을 깊이 체계화하고 있다고 말할 수 있다. 이것을 한마디로 말하면, '눈에는 눈을'이 아니라는 것이지만, 이것은 물론 '눈에는 눈을'과 정반대되는 방법이다.

눈에는 눈을, 이에는 이를. 이것은 성서에 있는 유명한 구절이지만, 출전은 옛 바빌로니아 하무라비 왕의 법전으로 소급된다. 어떤 책에 의하면, 대강 3천6백 년 전 이 세계 최고의 성문법에는 "남의 눈을 손상시키면, 자신의 눈도 손상당한다"(제196조)라고 한다는 것이다. 계속해서 "남의 이를 부러뜨리면, 자신의 이도 부러진다"(제200

조)라고 되어 있는데, 이것을 표어식으로 정리한 것이 위에서 말한 성서의 문구이다.

예수는 신약성서 마태복음의 산상수훈 가운데 이 구절을 인용한 뒤 이렇게 말한다.

"그러나 나는 당신에게 말한다. 악한 자에게 반항하지 마라. 만일 누군가 당신의 오른쪽 뺨을 때린다면 왼쪽도 내밀어라……."

예수는 '눈에는 눈을'을 권리로서의 보복, 고대 법질서가 허용하는 바 정당하면서 타당한 보복의 주장으로 간주하고, 그것을 버리라고 가르치는 것이지만, 하무라비 법전은 무엇보다도 우선 남에게 손해를 끼치는 것에 대해서 거기에 적합한 형벌을 규정하고 있는 것이다. 그리고 적합한 형벌은 신의 뜻에 맞는 것으로 절대적인 의미도 부여되고 있다. 법은 사람이 정하는 것은 아니고, 실은 신이 규정한 것으로, 절대적인 것으로 인식된다. "남의 눈을 손상시키면 자신의 눈도 손상당한다." 이것은 사람이 정한 규정이 아니다.

나는 국가가 정한 규칙은 상당히 괜찮은 것이라고 생각한다. 그러나 한심한 일이지만 저항하더라도 이길 승산이 없기 때문에 저항할 기분이 나지 않을 뿐이다. 그렇지만 몇십 년 전인가 계엄령이 발동되지 않았지만 매커시 선풍이 격렬해질 즈음, 미국 국무장관이었던 덴 애치슨이 공산주의자인 친구를 '밀고'하지 않았다는 이유로 비난받을 때, 다음과 같이 대답하였다는 말을 듣고서 남들처럼 감동하였다.

"나라의 규정은 그때 그때의 것이지만, 우정이란 법칙은 영원하다."

레닌이었다면 "철저한 자본주의자는 기회주의적인 공산주의자보다 존경할 만하다"라고 말했을 것이다.

"타인의 눈을 손상시키면 자신의 눈도 손상당한다."

이것은 규정이 아니고 법칙이다.

법칙이라고 말하는 데에는, 약간의 엄격함이 필요하기 때문에 주석을 붙여야 한다. 여기서 말하는 타인이라는 것은 누군가. 그것은 자신의 손이 미치는 범위의 타인이다. 내가 일본제국의 소국민이 되었을 때, '중국의 수도'(남경)에서 대학살이 자행되었다. 그것을 기도한, 그리하여 '자신'이라고 자칭할 수 있는 사람들은, 그 손이 미치는 범위에 있는 '타인', 즉 자국민의 눈을 손상시켰지만, 그 결과 자신들도 눈을 손상당해 망국의 길로 달려갔다. 눈을 손상시킨다면 전세계의 눈을 손상시키지 않고서는 안되는 것이다. 그러나 '타인' 모두가 '자신'의 손이 닿는 범위에 있지 않는 것이 현실이다. 이것 또한 법칙이다.

중국의학은 결코 '눈에는 눈을'의 입장을 취하지 않았다는 말이 오해를 일으킬까 두려워 긴 주석을 달았지만, 그 결과 생각지 않은 오해를 불러일으켰는지 알 수 없다. 여기서 말하는 '눈에는 눈을'은 말할 필요없이 눈병에는 반드시 눈알을 후벼파낸다고 하는 유럽의학의 방법을 가리킨다.

눈알의 과학

눈병에는 눈알을 쑤셔낸다(후벼낸다)는 것은 무슨 일일까. 터무니없다는 것이다. 확실히 터무니없다. 그러나 진실을 말하면 더욱 터무니없다.

병도 아닌 것에 눈알을 쑤셔낸다는 것이다. 눈의 병은 여러가지가 있다. 그래도 눈의 병이라고 말하는 데에는, 눈의 어느 곳에 병이 난 것이다. 그러나 병이 난 것은 어떻게 알 수 있는가. 그것은 정상인의 기관이 어떠한가를 알고, 그것과 비교하는 것으로 안다.

그것이 해부학의 방법이다. '눈을 알기 위해서는 눈을'이라는 방식이다.

중국에서도 해부는 당연시되었다. '해부'라는 말은 ≪내경≫에 보이는 오래된 말이고, 인체의 구조는 해부에 통해서 알 수 있다는 식으로 언급된다.

눈은 제일 중요한 것으로 사물을 보기 위한 기관이라고 한다면, 이 기능을 지탱하고 있는 것이 어떠한 구조인가, 이것이 해부학, 즉 기능형태학의 탐구목적이다. 눈의 병은 형태상의 변화를 수반한다. 이것을 추구하는 것이 병리해부학이다.

보기 위한 기관으로서 눈은 자주 카메라에 비유되듯이, 하나의 광학시스템이라고 생각할 수 있다. 인간의 여러 기관 가운데 기능과 형태의 결합을 비교적 쉽게 추구할 수 있고, 꽤 성공을 거둔 대상이라고 말해도 좋다.

광학시스템으로서 안구는 둥근 카메라이다. 카메라는 보통 사각형인데, 이는 다분히 갖고 다니기 쉽게 만든 것이다. 눈구멍에 넣는 데에는 둥근 쪽이 좋다. 그렇지 않다면 두리번두리번 거리거나 곁눈질하기에 불편하다. 가장 바깥에는 각막이 있어, 외부에서 온 빛은 이곳에서 크게 굴절된다. 빛은 계속해서 수정체에서도 굴절되지만, 수정체는 다소간 변형시킬 수 있게 되어 있고, 이곳에서 망막 위에 상이 생길 수 있도록 조절된다. 그리고 최종적으로 망막 위에 외계의 상이 만들어진다. 시신경이 상의 정보를 뇌로 전달하여 시각이 성립한다.

동물의 새로운 안구를 빼내 망막의 배후에서 안구를 통해, 상대쪽을 본다면 상대의 모습이 망막 위에 거꾸로 비치고 있는 것이 보인다. 망막 그 자체의 조직 구조는 현미경 같다. 그러나 닫힌 눈꺼풀 위로 빛을 쬐면 혈구의 움직임을 볼 수 있다는 사실로부터 망막은 빛이

드는 쪽으로 혈관이 늘어서고, 빛을 느끼는 세포는 그 배후에 있다는 것 등을 알 수 있다.

이처럼 육안으로 볼 수 있는 한에서 눈의 구조, 눈의 육안 해부학은 그리스·로마 시대로부터 시작하여, 근세에는 거의 윤곽이 판명되었다. 데카르트의 인간기계설에서도 광학기계로서의 눈이 중요한 위치를 차지하고 있다.

반대로 중국에서는 눈의 해부학이 거의 진전되지 못했다. 해부학에 대한 무관심은 무엇보다도 눈에만 한정되는 것이 아니지만, 눈에 관해서 말하면 중국에서는 눈을 광학기계로서 파악하려고 하지 않았던 점에 주목해야 한다. 본다는 것은 정신의 움직임 중 하나가 드러난 것이다. 눈은 단지 밖을 보는 것만이 아니라 내면도 드러낸다. 인간의 눈에 국한된 것이 아니라, 동물의 눈도 그 마음의 움직임과 밀접한 관계가 있다. 눈은 위협적이기도 하고, 사랑의 감정을 넘치게 하기도 한다. 눈은 생리상태에 의해서 변화하고, 특색 있는 징후를 나타낸다.

오장육부의 상태가 경맥을 통하여 눈에 표현된다고 생각하는 것은 중국의학 전체관이 갖는 하나의 구체적인 예이지만, 일단 이 입장을 취하면 해부학은 거의 쓸모가 없다. 중국의학이 채용한 것은 전체관에 기초하여 눈에도 온몸의 상태가 반영되는 것이라는 예상(혹은 오히려 신념) 아래, 구체적으로는 장부경락설로 인도되어, 눈에 대한 많은 관찰을 정리하였다. 오륜五輪이라는 생각은 여기서 생겨났다.

이 주장의 해부학적인 뒷받침은 이루어지지 않았고, 쉽게 될 수 있다고도 생각지 않는다. 이 주장을 뒷받침하는 것은 임상에서의 유효성이라는 방증이지만, 의료기술학으로서는 유효성 확립이 무엇보다도 중요하고, 최대의 관심사이다.

눈에서 장부의 상태를 보려는 것은 중국의학에서 오히려 보편적인 입장이다. 앞에서 장영청의 홀로그래피 생물학을 소개하였지만, 이것도 몸의 많은 구획에 전신 각 부분에 대응하는 경혈(뜸자리)이 존재한다는 것을 하나의 생물학 법칙으로 주장하는 것이었다.

눈에 관해서 말하면, 오륜보다도 더욱 미세한 부분에 온몸과의 대응이 인정된다고 하는 주장도 있다. 이것이 중국의학자의 주장이 아니라는 것이 재미있다. 홍막(동공을 둘러싼 신축 가능한 막으로 동공을 확대시키기도 하고, 수축시키기도 한다) 위의 몇 개의 반점의 변화로부터 신체의 어떤 부위에 병이 생기는가를 진단할 수 있다는 것이다. 홍막이라는 이 작은 부분으로부터, 온몸의 건강상태를 읽어낼 수 있기 때문이다. 이 진단술의 개발자의 중 한 사람인 G. 바디아에 따르면 좌우 어느 쪽의 눈에도 온몸의 다른 부위와 대응하는 160개의 점이 존재한다. 홀로그래피 생물학의 입장에서 본다면, 회심의 미소를 지을 것이다.

2개의 눈으로

기술은 일차적으로 실천이지만, 이것이 동시에 대상적 세계를 우리에게 열어준다. 그런 의미에서 기술을 담당하는 손도 역시 인간의 눈이다. 우리는 일정한 기술적 수준에서 세계를 이해하고 과학을 쌓아왔다. 오늘날 과학시대에서 과학이 기술혁신을 선도하는 국면에 눈을 빼앗겨, 기술이 가지는 인식 상의 의의를 걸핏하면 경시하지만, 우주에서 가장 복잡한 시스템인 인간을 대상으로 하는 기술(즉 의학)은 기술이 가지는 이 근원적인 인식론상의 의의를 보여주지 않으면 안될 것이다. 과학이 의학에 공헌한 이상으로, 의학은 과학에 공헌해 왔고, 앞으로도 반드시 그러할 것이다.

어느 쪽도 인간이 세계를 아는 인식의 방식이기 때문에 우리는 늘 2개의 눈으로 보고자 노력하지 않으면 안된다.

왼쪽 눈을 뽑은 하후돈은 드디어 애꾸눈의 영웅이 되었다. 죽을 때까지 거울을 보는 것을 싫어했다고 한다. 애꾸눈인 그가 전위를 감당할 수 없었던 것은 이미 언급했지만, 조조는 죽을 때까지 2개의 눈으로 세상을 보는 것을 잊지 않았던 큰 인물이다. 그는 '황제라는 이름을 가지지 않은 황제'였지만, 결코 '늙어빠진 독재자'는 되지 않았다. 조씨로부터 정권을 빼앗은 진 왕조도 2개의 눈으로 세상을 보는 것에 관해서는 관대했다.

정사 ≪삼국지≫의 편자인 진수陳壽는, 원래 촉의 신하이고, 촉이 망한 뒤 진나라에서 벼슬하였다. 진수 덕분에 삼국시대의 명의 화타 전기를 읽는 것이 가능했고, 제갈공명의 사적도 자세하게 알 수 있다.

위나라와 그 뒤를 이은 진에게 최대의 강적이었던 제갈공명의 말이 두 정권에게 달가운 것은 아니었으며, 촉을 정통으로 간주하는 입장에서는 당연히 이 두 나라를 간악한 도적이라고 부르기도 했지만, 진수는 이것을 굳이 채록하고, 진의 무제도 그것을 용인하였다. 진수는 ≪삼국사≫ 〈공명전〉에서 이 경위를 밝히고 있다. 2개의 눈으로 동란의 중국을 보았던 책, 거기에는 불멸의 가치가 있다. 권력의 이동에 따라서 수정될 필요가 없는 역사, 이것을 가진 것이 중국의 자랑이었다. 과학관의 변천에도 흔들림 없는 의료 실적을 가지는 것, 그것이 또한 중국의학의 자랑이 아닐 수 없다.

≪삼국지연의≫를 서두에서 꺼냈기 때문에, 이야기가 삼국동란과 같이 뒤범벅이 되어버렸지만, 내가 2개의 눈이라고 말하는 것은 정치적인 좌우의 눈은 물론 아니다. 많은 과학사는 과학과 기술의 상호관계를 중시하지 않고, 현대과학에의 공헌도라는 척도로 역사를 평가하고 있다. 애꾸눈 방식이다. 그렇다면 중국의학이 독단적으로 버려

지게 된 것은 당연하다. 전체성의 파악을 이념으로 하고, 음양오행설을 방법으로 한 중국의학의 올바른 자리매김은 과학과 기술의 상관성을 시야에 넣는 것으로 이루어질 것이다.

권력은 과학주의라는 이데올로기가 현재 장악하고 있다. 그러나 기술이 이 이데올로기적인 폭군 아래에서 주체성을 잃고, 지구 규모에서 유전자 규모에까지 개입하고자 하고 있는 지금, 그 기치로 내건 과학주의를 바로잡을 필요가 있지 않을까. 인간적인 과학은 있을 수 없지만, 인간적인 기술은 있을 수 있다. 그것을 만들기 위해서는 권력의 이양을 추구해야 한다. 옛날 중국인은 폐지 따위는 하지 않고, 선양이라는 체제를 정비하는 데 능란했기 때문에, 중국의학의 슬로건도 이제는 훨씬 온건하게, '비인간적인 과학과 인간적 기술의 평화공존!'이라고 할 수 있다.

20 또 하나의 ≪만엽집萬葉集≫

오장의 막힘

≪만엽집萬葉集≫에는 중국의학이 일본으로의 전래를 말하는 가장 오래된 자료가 포함되어 있다. 5권에는 야마우에山上憶良의 '침아자경문沈痾自哀文(골병이 들어 스스로 슬퍼하는 글)'이 수록되어 있는데, 그 속에는 예를 들면 다음과 같이 언급되고 있는 것이 그것이다.

"내가 들으니, 앞시대에 좋은 의사가 많이 있어서, 백성의 질병을 낫게 하였다. 유부楡柎, 편작扁鵲, 화타華佗, 진秦나라의 화和, 완緩, 갈치천葛稚川, 도은거陶隱居, 장중경張仲景 등과 같은 사람에 이르기까지 모두 세상에서 일컫는 훌륭한 의사들로 치료하지 못하는 병이 없었다."

야마우에는 계속해서 말한다. 이같은 명의를 오늘날 만나기를 바라는 것은 무리지만, 만일 명의나 영약을 우연히 만날 수 있다면 어떻게든 '오장을 헤쳐서, 모든 병을 탐색하고' 싶다.

야마우에는 7세기 후반에 태어나 733년에 죽었는데, 701년에는 견당사遣唐使의 수행원으로 당에 건너갔다. 다음해 무사히 귀국하였는데, 그때의 노래도 ≪만엽집≫에 수록되어 있다. 한시를 잘 지었던 시인으로서도 알려졌으며, 중국의 학예에도 정통하였다고 생각된다. 중국의학의 지식은 나까니시中西進가 추측하는 것 같이, 부친이 도래인渡來人(외국에서 온 사람) 출신 의관醫官이었다면, 그의 가르침을 받은 덕택인가.

말이 나온 김에 덧붙이자면, 야마우에는 "오장의 막힘을 없애려고 생각한다"고 미리 밝히면서 지방민요를 소개하고 있는데, 학자에 따르면 시가가 인간의 울적한 감정을 없애게 한다는 인식은 일본에서는 빠른 시기에 속한다. 그러나 시가의 목적은 어찌되었든간에 여기서는 우선 그가 중국의학의 개념인 '오장'이라는 말을 사용하고 있다는 것이 주목된다.

안타깝게도 야마우에는 그 이상 언급하고 있지 않지만, 오장과 인간의 여러 정신활동의 문제에 대한 중국의학의 주장도 이해하고 있었다고 생각된다.

중국의학에서는 신神, 혼魂, 백魄, 의意, 지志 5가지를 '오신五神'이라고 한다. 오신은 인간정신의 5가지 측면이지만, 이것은 또한 오장과 각각 관련된다. ≪황제내경≫은 "간은 혼을, 심은 신을, 폐는 백을, 비는 의를, 신은 지志를 저장한다"고 언급하고 있지만, 대체로 인체의 정신기능이 활동이상에 빠지는 병증은 여기에서 모두 '오신'이 각각 소속되고 있는 '오장'에 기초하여 자리를 정할 수 있다.

그것은 예를 들면 이러한 경우이다. 중국의 어떤 간부가 '건망증'을 앓았다. 건망증이 아주 심각하여 일상의 업무도 처리할 수 없을 정도였다. 신腎을 보하는 약을 썼지만 별 효과는 없었다. 이 환자는 건망 이외에 온몸 어디에도 이렇다 할 명확한 이상은 없고, 그 건망의 특징은 말한 것을 즉시 잊어버리는 것이었다. 이것에 근거하여 생각한다면, 기능장애를 불러온 것은 '의지하는 바'의 '지志'는 아니고, '기억하는 바'의 '의意'이기 때문에, 의를 저장하는 비에 병이 있다고 보고 비장을 보하는 방법補脾法으로 잘 치료하였다고 하는 예가 보도되고 있다.[1]

중국의학에서 말하는 비는 해부학에서 말하는 비장을 가리키는 것은 아니고, 양인 비와 음인 위를 포함하고 있고, 그 위에 이 2가지로 대표되는 하나의 기능계를 가리키는 것도 이해해야 하지만, 그러나 '의'와의 관계는 현대의학의 지식으로는 전혀 손이 미치지 못한다.

북경의 우수 Spleen the Beiging

우리들의 '과학적 지식'으로는 이해하기 힘들더라도, 장기와 인간의 감정을 결부시킨 사고는 실제로 중국의학만의 창조는 아니다. 예를 들면 중국을 최근 탈출한 학생지도자가 최근의 중국 정세에 관해 파리에서 말한 경우가 있었다. "(천안문) 사태에 관해서 말을 하면서 싱글싱글 웃고 있었다"라고 말해지는 어떤 나라의 정부 대변인과는 다르게, 다분히 그 표정에 우수가 감돌지 않으면 안되었을 것이다. 보들레식으로 이야기하면, 주제는 '북경의 우울'이었으리라고 추측한다. 비통한 얼굴로 비참한 이야기를 하면 듣는 자의 폐부를 찌를 테지만, 그것이 말하는 내용의 신빙성을 보장하지 않는다는 것은 말할 것도 없다. 어떤 사건의 지도자가 말했다고 하여 그가 제시한 숫자가

---

1. 王克勤, ≪中醫神主學說≫, 中醫古籍出版社, 1988년.

진실일 수 없는 것은, 싱글벙글 자신만만하게 말하는 숫자가 그것만으로 옳은 것이 되지 않는 것과 같다. 필요한 것은 증명이다. 증거에 대한 자유로운 비판을 통해서 증거는 비로소 증명력을 높인다.

'증명'이 이 장의 주제지만, 우선 장기臟器로 말을 돌리면, 'Spleen the Beijing'의 뜻은 '북경의 우수'이다. 잘 아는 바와 같이, 19세기 프랑스 대시인 보들레르가 쓴 '파리의 우수'를 서투르게 패러디한 표현이다. 우수, 또는 우울이라고 번역되는 'Spleen'은 영어의 비장spleen이다. 보들레르가 왜 그 저작의 제목에 영어 spleen을 집어넣었는지 나로서는 알 수 없지만, 이 말이 비장이라는 특정한 장기를 가리킴과 동시에 인간의 어떤 감정, 정신상태를 가리키는 것은 중세 이래 유럽 의학의 전통에 충실한 어법이다.

유럽전통에서도 중국처럼 심장은 생명과 정동情動의 자리이고, 또한 놀랐을 때 얼굴에서 피가 빠지는 것처럼 간장에서 피가 빠진다고 생각했다. 이 때문에 겁쟁이는 '백합 같은 간장을 가진 자lily-livered'라고 했다. 우리들 같으면 담膽이 무너졌느니, 담이 작아졌느니 하는 식으로 말한다. 스트레스가 있으면, 담즙의 분비가 비정상적이 되어 소화기능이 악화되는 것은 현대생리학에서도 인정되지만, 위에서 언급한 정동情動과의 관계는 이런 사소한 것으로 설명되지 않는다고 생각된다. 그리하여 당연하지만, 오늘날 생리학적인 의미에서 이 관계를 증명하는 것은 유럽의학에서도 중국의학에서도 가능하지 않다.

동서양을 불문하고, 장기가 정신활동과 관계가 있다는 것은 직관되고 있지만, 그 뒤 의학의 발전은 이 직관의 운명을 변화시켰다. 유럽에서는 생리학의 발전에 따라서 고대인의 직관은 몇몇의 옛날말 어법에서 흔적을 찾을 뿐이고, 정신작용의 해명은 뇌생리학에 맡겨지게 되었다. 이것은 장대한 기획이긴 하지만 길은 험하다. 내분비에 대한 신경계의 제어 및 그 반대의 작용 등을 통하여 연관이 희미하게 추적되고 있지만, 전체적인 구도는 전혀 보이지 않는다. 이것에 대해서 중국의학의 입장에서는 전체가 오행설의 틀에 흡수되어 오늘날까지 유지되고 있다.

그러면 이 연관은 중국의학에서는 증명될 것인가. 현대 생리학적인 척도에서 요구하면 증명되지 않는다. 그러나 앞서 이야기한 바와 같이 임상적으로 양자를 연관시켜 치료를 하고, 일정한 성과를 거둔 한에서는 양자의 관계는 객관적으로 확립되었다고 말할 수 있다. 이것을 우리들은 '기술로서의 지식'이라고 부른다면, 왜 양자의 사이에 이 같은 연관이 성립하는가를 보다 보편적인 원리에 근거하여 설명하고자 하는 것이 '과학으로서의 지식'이라고 말할 수 있다.

달걀을 따뜻하게 하면 병아리가 되는 것을 안다면 우리들은 병아리를 부화시킬 수 있다. 따뜻한 조건을 정확히 안다면 아는 만큼 실패하지 않고 많은 달걀을 부화시킬 수 있다. 이것이 기술의 지식이다. 바꾸어 말하면 기술학적 인식이다.

그러나 인간의 호기심은 거기서 그칠 수 없다. 왜 따뜻하게 하면 달걀이 부화하는가를 묻지 않고서는 그만두지 않는다. 무엇을 어떻게 조사하면 '왜'라는 물음에 대답하게 될 것인가. 이 방법의 확립과정이 과학 발전의 과정이다.

그 첫걸음은 예를 들면 유럽의 사대四大(4가지 요소)와 중국의 오행이다.

암호와 우연의 일치

일본에서 중국의학에 관한 가장 오래된 자료가 ≪만엽집≫ 5권에 수록되어 있는 것에 무슨 의미가 있는가. 어쩌면 이것은 암호인가? 그렇지 않으면 단순한 우연의 일치인가? 부족한 자료로는 암호라고 논하기에 부족하기 때문에 나는 우연의 일치라고 결론지을 수밖에 없다고 생각한다. 잠시 인용하기 위해 영국시인 T. S. 엘리어트의 최대 걸작 〈황무지〉를 되풀이하여 읽었을 때, 나는 그때까지 그다지 주의를 기울이지 않았던 한 행이 마음속에 들어왔다.

"아름다운 테임즈여, 부드러운 걸음으로 걸어보라.
내 노래가 다할 때까지"

왠지 그때 매우 마음에 걸려 무엇에 홀린 듯이 되풀이하여 흥얼거렸던 구절이다. 그러자 어떻게 된 일인지, 텔레비전 뉴스 프로그램에서 템즈 강의 유람선 사고를 보도하는 것이 아닌가.

이것을 우연의 일치라고 보는 것도 가능하지만, 암호가 갑자기 풀렸다고 말할 수 있다. 〈황무지〉라는 난해한 시는 불합리한 이 세계를 시사하고, 위 두 행은 그 속에서 갑자기 죽음의 강에 쓸려간 사람들에게 바쳐진 진혼가이다.

하늘에서 인정된 5개의 혹성, 인간의 다섯손가락 등등 오행설의 5는 무엇에서 유래하는지에 대해서 여러 학설이 분분하다. 숫자는 우연의 일치인가, 암호인가. 5를 열쇠로 하여 우주의 모든 것을 여는 암호인가.

제15장 〈과학에서 공상으로〉에서도 언급했듯이, 유럽의학은 그리스의 아리스토텔레스 이래 불, 공(기), 물, 땅의 사대설, 또는 사체액설에 강한 영향을 받았다. 사대를 가지고 만물을 설명할 수 없는 것은, 오행에서도 가능하지 않는 것과 같은 판단이지만, 오행설은 대상을 다섯 부분계로 파악하는 것으로, 대상이 인간인 경우에는 기술의 유효한 원리가 되었다. 오행설은 '왜'라는 물음에 답하는 설명은

아니고, '어떻게 할까'라는 물음에 대답하는 하나의 지침으로서 전개된 것이다.

그런데 유럽의 전통에도 오원소설이 없을 리는 없다. 전에도 인용했지만 오각형과 대각선으로 이루어진, 오행설의 오각형에 상당하는 것이 유럽의 오망성형五芒星形 펜타그램pentagram이다(하지만 펜타그램이 중세 이래의 전통을 가지는 것에 비하면, 오행설을 오각형으로 표시하는 것 은 극히 최근에 들어와서가 아닌가라고 생각된다).

부분계의 집합으로서 대상을 취급하는 개념장치로서 본다면, 사대설은 지나치게 경직되고, 오행설이 방법으로서 살아남은 것에 대해 유럽의 오원소설은 폐기되었지만, 그것나름의 긴 역사를 가지고 있다. 다만 사원설의 입장을 기본으로 하고, 또 하나의 요소를 추가하는 방법을 취했기 때문에 오행설과 같은 조작적인 지침으로 될 수 없었다. 종합적으로 말하면 오행설이 극히 실천적이고, 일부에서 오해되고 있는 것처럼 동양적 신비함이 실은 매우 부족한 것에 대하여, 유럽의 오원소설의 방법은 신비적인 색채가 농후하다.

오원설의 마술적 우주

근대과학은 자연에 존재하는 92종의 원소를 확인하고 있다. 오행의 행行도 사대의 대大도 근대과학이 말하는 원소와는 다르지만, 고대 유럽사람(거칠게 말하면)은 실제로 5를 알고 있었는데, 다만 4만이 공적으로 인정되었다고 한다.[2] 그 4란 땅, 물, 공기와 불로, 5번째의 영靈은 비밀이었다.

---

[2] G. J. Schueler, *Enochian Physics-thy Structure of the magical universe*, L lewellyn, 1988.

땅은 우리들이 서있는 땅이 아니고, 물은 우리들이 마시는 물이 아니며, 공기는 우리들이 호흡하는 공기가 아니고, 불은 우리들이 음식물을 데우는 불이 아니다. 이러한 것은 네 우주원소의 물리적 표현이지만, 요소 그 자체는 아니다. 이 점은 오행의 행에 대한 고찰과도 상통한다.

사원소라는 생각은 기원전 5세기 시실리 섬에서 태어난 그리스 철학자 엠페도클레스가 주장하였다고 하지만, 비교秘教적 우주관에 의하면 그 기원은 멀리 오래된 역사의 저쪽으로 사라진다. 어쨌든 사원소설을 명쾌하게 전개한 것은 아리스토텔레스로 그는 4가지의 일차적 특성을 가진 4가지 지배적인 원소가 존재한다고 주장하였다. 불은 뜨거움熱과 건조함乾이고, 공기는 뜨거움熱과 습함濕이고, 물은 습함濕과 차가움冷이고, 땅은 차가움冷과 건조함乾이라는 주장이다. 네 원소에 2개씩 기본적인 성질을 부여하고 있는 점이 독창적이고, 오행설에서는 보이지 않는 정교함이다.

그러나 보다 중요한 것은 어떤 원소가 다른 원소로 전환될 수 있다고 보는 것이다. 그것에 따르면 불은 (열의 움직임을 통해서) 공기로 될 수 있고, 공기는 (습의 움직임을 통해서) 물로 될 수 있고, 물은 (냉의 움직임을 통해서) 땅으로 될 수 있고, 땅은 (건의 움직임을 통해서) 불로 될 수 있다.

이렇게 하여 모든 원소는 불→공기→물→땅의 순으로 순환하고, 다시 불로 돌아갈 수 있다. 이것이 가능하다고 말하는 것은 배후에 모든 것에 친한 제일물질이 존재하기 때문이라는 것이다.

아리스토텔레스설을 더욱 더 밀고 나간 것이 중세의 파라켈수스이다. 그는 아리스토텔레스의 근원적인 물질에 대한 생각을 발전시켜, 만물은 하나의 불가분不可分의 자연으로부터 도출되고, 자연은 4가지 기본적인 영역인 건역乾域, 습역, 온역, 냉역으로 구분될 수 있

그림 20-1

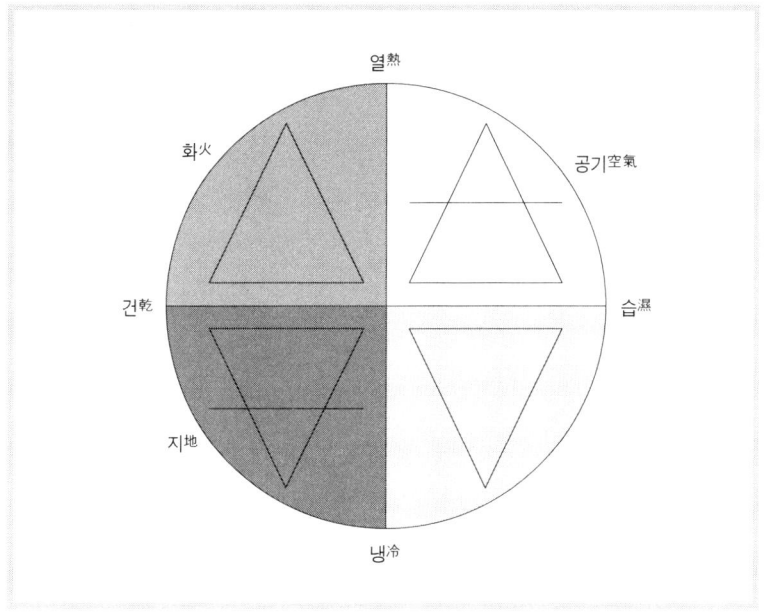

다고 한다. 그는 이 4가지의 영역을 4가지의 중요한 성질이라고 부르고, 그것으로부터 만물이 태어난다고 하였다. 유럽의 비교적 우주관 대다수가 이러한 생각을 채용하고 있다.

각각의 영역에는 네 우주적 원소와 나란히, 각 영역의 환경에 적합한 생물이 살고 있다고 한다. 땅에 사는 것은 땅의 정精(gnome), 물에는 물의 정undine, 공기에는 공기의 정sylph, 불에는 불의 정salamander이 머물고 있다는 식이다. 오행설, 적어도 중국의학과 관련되는 오행설에는 이러한 다양하고 흥미진진한 동물계는 등장하지 않는다. 유럽에서는 이러한 생물도, 원소(요소) 속에 거주하고 있다는 이유로, 역시 요소라고 불려지지만, 어쨌든 물의 흐름 속에, 산의 깎아지른 바위 속에, 구름, 나무 등에 머물고 있다고 생각되었다.

이것들은 자연의 정령이고, 자연은 살아 있다는 비교秘敎의 원리를 표현하고 있지만, 보이지 않음에도 불구하고 실체적이고, 걸맞는 훈련을 받은 마술사에 의해서 제어된다고 한다. 이 제어는 개인적으로 말하자면 기술이다. 그러나 현실인가 아니면 공상인가. 나는 그 명확한 증거를 알지 못한다. 어쩌면 우연의 일치를 객관적 연관이라고 파악하고 있을 뿐일지도 모른다고 추측하지만, 우연의 일치에 암호의 해독을 인정하고 싶어하는 것도 인간정신에서 하나의 불가피한 경향이라면, 논의를 넘어서는 것이리라.

이상에서 나는 슐러G. J. Schueler에 따라서, 비교적 우주관을 대충 살짝 엿보았다. 소개는 꽤 엉거주춤한 꼴이지만, 또 하나만 계속하겠다. 어쨌든 '5'의 입구에 당도하지 않고서는 말이 끊어지기 때문이다.

오늘날 물리학은 모든 사물이 4가지의 기본적인 힘에 의해서 창조되고, 제어된다고 말한다. 그 4가지 힘이란 중력, 전자력, 거기에 두 종류의 핵력, 소위 약력과 강력이다.

현교顯敎(비교秘敎의 반대말)의 사원소에 대해 고대인이 주장한 제5의 비밀의 원소를 비교는 영靈이라고 부르고, 그것을 모든 원소에 침투시켜 그 근원이 되는 원소로 본다.

앞에서 서술한 것처럼 기본적인 힘은 4가지지만, 물리학자 가운데는 제5의 힘의 존재를 믿는 사람도 적지 않고, 그것을 초강력이라고 부른다. 이것은 근원적인 힘이고, 이미 알고 있는 4가지 힘은 그것의 다양한 표현에 지나지 않는다고 생각되고 있다(존재한다면 말이다).

비교적 우주관은 고대인과 같이 제5의 원소인 영의 존재를 인정하지만, 이것에 의해서 물리학의 다섯 힘과의 사이에 대응이 성립하게 될 것이라고 한다.

중　　　력 ——————— 땅
전 자 력 ——————— 물
약한 핵력 ——————— 공기
강한 핵력 ——————— 불
초 강 력 ——————— 정신

　훌륭한 대응이지만, 비교적 물리학에서는 이것이 진짜 출발점인 것이다. 이것 이상 소개할 여유는 없지만, 오행설 같은 상생, 상극의 체계를 만들지 않는 것은 정신이라는 한 단계가 위인 원소가 들어가 있기 때문은 아닌가라는 것만을 지적해둔다.

또 하나의 ≪만엽집≫

　≪만엽집≫으로 말을 돌리면, 그 속에 혹은 보다 일반적으로 고대 일본어 어휘 가운데, 한글에서 도입된 말이 꽤 있다는 것은 옛날부터 지적되어 왔다. 물론 일본어와 한글의 친족관계에 관해서도 많은 논의가 있었지만, 기본적인 어휘가 일치하는 등의 명확한 친족관계를 증명하는 재료가 반드시 많은 것은 아니어서, 논의는 직관적인 수준에서 벗어나지 못하는 것 같다. 그러나 일본어 속에 적지 않게 한글에서의 차용어가 많이 있다는 것만은 두 지역의 문화상황으로 보아도 의심할 수 없는 것이다. 물론 이것은 일반적인 배경이고, 각각의 말에 관한 주장이 개별적인 논의를 필요로 하는 것임은 말할 것도 없다.

　그렇지만 최근 ≪만엽집≫의 상당한 노래가 한글로 씌어진 것이라는 깜짝 놀랄 만한 발견이 있었다. 선구자도 없다고 할 수 없는 것은 아니고, 마꾸라고도바枕言葉(주로 화가和歌에서 습관적으로 일정한

말 앞에 놓는 4~5음절의 일정한 수식어)에 관해서는 특히 그러하지만 이같이 명확하게 주장된 것은 최근 몇 사람의 저작들이 처음일 것이다. 그 한 사람, 이영희李寧熙는 ≪만엽집≫의 "전반은 대부분이 한글로 읊어진다"고 단언한다.3

고대 한국말의 음이 반드시 명확하지 않은 이상, 이 장대한 시도에 언어학자로부터 이의가 쏟아진 것은 의심할 수 없다. 한자의 한국식의 음독과 훈독, 거기에 일본식의 읽기를 섞어서, 최종적으로 한글이라고 단정하는 방법론에 관해서는 비전문가인데 잘해낼 수 있는가 하는 필요없는 근심을 하지만, 어쨌든 즐거운 말을 듣는 것이다.

옛날부터 아무도 잘 읽을 수 없었던 만엽 제1의 난해한 노래, 액전왕額田王이 지었다고 하는 1권의 9번 "막효원린지대상칠형莫囂円隣之大相七兄……"이 이영희씨에 따르면 한국어로 "마게, 동굴, 리지, 큰, 삿의……"라고 읽는 방식으로 명쾌히 이해되어, 그 의미는 '마구麻具(남근), 돌리세요, 큰 넓적다리의……'로 된다.

이런 즐거운 읽을거리는 그야말로 다시없는 것이다. 나는 마구麻具, 아니 마나고麻那股(股를 이같이 읽는 실례는 눈에 띄지 않지만)를 돌려버렸다. 그러면 나 이상으로 눈을 돌려야 하는 사람은 지금은 제5원소로 변화해버린(돌아가신) 모토오리 노리나가本居宣長 선생이다.

모토오리 노리나가 선생은 현대의 우리들이 읽고 있는 ≪만엽집≫의 읽는 방식의 기본을 구축하였다. 당연하지만, ≪만엽집≫은 야마또大和 시대의 말로 씌어진 것이라고 하는 것이 전제이다. 중국의 마음을 물리친 선생이 그 원점, 또는 원전이 한국인의 마음임을 안다면…… 그렇지 않다면 선생이 희미하게 알고 있었던 것인가. 시끼시

---

3. 이영희, ≪또 하나의 만엽집≫, 문예춘추, 1989년.

마敷島(일본의 옛 이름)의 야마또고꼬로大和心(일본인의 정신)를 사람들이 물으면, 아침해에 향기가 난다……고 선생이 노래했던 '아침해'는 계림鷄林(신라의 수도, 경주)을 비춘 조선의 아름다운 태양인가.

모토오리 노리나가는 필생의 대작 ≪만엽대장기万葉代匠記≫를 쓸 때까지 국학자의 생활을, 고향 마쓰사까松坂의 번성한 의사로서의 수입으로 지탱하였다. 그의 의학은 당연히 중국의학이지만, 그는 중국인의 마음唐心을 물리치고, 중국의학으로부터는 원재료와 비법만을 받아들여야 한다고 선언하였다. 오행설도 중국인의 특징인 '영리한 체하는 것'으로 보고 받아들이지 않았다. 외국의 기재와 자본과 비법은 채택하고, 주의主義는 거절한다는 편의주의를 그대로 보여주지만, 모토오리 노리나가의 선구성은 이점에도 나타난다.

그런데 당심唐心, 즉 중국의학의 '마음'은 실제로 심, 소장, 혈맥, 혀, 얼굴 등으로 된 하나의 시스템이고, 혈맥과 신명神明(사유, 의식 활동)을 주관한다. 이 시스템으로서의 '마음'이, 펌프에 지나지 않는 유럽의 심장과 작은 돌이 구르듯이 자주 변화한다는 뜻에서 '마음'이라고 불리게 된 야마또 시기의 마음과, 어떻게 변하는가, 그것을 해명하는 것이 다분히 '또 하나의 의학사'이지만, 나는 힘이 다하여 이쯤에서 붓을 놓는다.

맺음말

우주론과 중국의학

다수결이 아닌 원리

"만능이지만 맹목적인 자연이 끝내 알 수 없는 공간을 영원히 분주하게 선회하는 사이에 마침내 자식을 낳고, 그 자식이 여전히 자연의 힘에 굴복하고 있긴 하지만 시력을 갖추고, 선악의 지식을 가지고, 사유할 수 없는 어머니의 모든 일을 판단하는 능력을 가지고 있다는 것은 어딘가 불가사이한 것은 아닌가."

영국의 수학자 철학자 버트란트 러셀은 이같이 말한다.
인간이 외계를 알기 위해 오관을 갖추고 있는 것은 확실하지만, 오관이 제한된 능력밖에 가지고 있지 않다는 것도 확실하다. 러셀은 시력을 대표적으로 들고 있기 때문에 눈에 관해서 말하면, 이것은 어떤 제한된 파장의 빛밖에 느끼지 못한다. 이 범위는 태양이 가장 강하게 내는 빛의 범위에 해당하기 때문에 대개 진화 속에서 이 같은 시각기관을 발달시키는 것이 효율적이었을 것이다.

인간의 눈에 보이는 빛의 범위에 이같은 한계가 있다는 것은 그것에 적합한 감광물질이 진화의 과정에서 '개발'된 것도 관계가 있을 지 모른다. 그렇다고 한다면 빨강에서 보라까지의 빛이 보인다는 것에는 화학적인 근거가 있는 것이다. 하긴 배추흰나비는 인간의 눈에 보이지 않는 자외선을 볼 수 있고, 그것으로 배우자를 발견한다는 확실한 증거가 있기 때문에, 좀 우연적으로 인간의 눈에 자외색이 보일 수도 있다.

그러한 경우에도, 자금성紫禁城이 자외금성紫外禁城으로 되는 정도의 것으로, 볼 수 있는 빛에 한계가 있다는 것에 변함 없을 것이다.

인간의 눈이 대상을 보는 데에 빛이 불가결하다는 것은 말할 것도 없다. 그러나 대상을 보는데는 고도로 발달된 신경조직이 필요하다. 신경계의 계통적인 발달은 비교 해부학에서 풍부한 예증을 찾을 수 있다. 신경조직의 복잡한 점에서, 하등동물과 고등동물 사이에는 천지 차이가 있다. 그러나 개개의 신경세포 구조는 기본적으로 비슷하고, 신경세포끼리의 연결, 정보전달 방식도 같은 것이다. 어느 경우에도 전기화학적인 작용에 의해서, 전기펄스pulse(순간적으로 흐르다가 곧 사라지는 전류)가 신경섬유를 통해 전달될 뿐이다. 그러나 복잡한 신경세포 하나에 상호 연결된 아마도 수천 수만에 이르는 거대한 신경회로망을 이 펄스가 종횡으로 돌아다닐 때, 그곳에 지각·사고·의식 등 새로운 현상이 출현한다. 가령 영혼이 존재한다 하더라도 진화, 혹은 개체발생의 어느 단계에서 끼여든 것인지 상당히 혼란스럽다.

몇 개의 소자素子로 된 간단한 회로라면, 우리들은 이 회로가 취할 수 있는 모든 상태를 열거할 수 있다. 그리고 그것의 작동가능성을 다 말할 수도 있을 것이다. 그러나 소자의 수가 증가되면, 이 가능성은 급속히 줄어든다. 어떤 컴퓨터의 모든 회로상태를 시간에 따라 보여주는 큰 일람표가 주어진다고 하더라도, 그것이 어떤 주어진 테마로부터 바하풍의 푸가를 '작곡'하는가를 찾아낼 수 없다.

수의 힘은 위대하다. 한 사람, 또는 몇 사람의 힘은 도저히 10억 인을 당해낼 수 없을 것이다. 10억 인이 '한 쟁반의 흩어진 모래알'(단결하지 못하는 중국인의 습성을 손문이 비판하면서 사용한 표현)이라 하더라도, 그것의 요동은 곧 거대한 힘이 되어 구성원이 의도하지 않은 방향으로 나아가 자의적인 조작을 거부할 것이다. 더구나 1백억 이상의 신경세포가 진화하는 속에서 만들어진 네트워크의 움직임은 부분, 또는 부분회로로는 상상도 할 수 없는 행동을 한다. 신비하다고 말해도 좋지만, 그곳에는 어떤 신비한 힘의 개입을 필요로 하지 않는다.

여러 겹으로 연결된 신경세포군의 행동은 예를 들면 연체동물 해우海牛의 일종인 아프리시아 카리홀니카를 통해서 잘 조사되고 있다. 이 해우는 등에 있는 아가미에 무언가가 닿으면, 그것을 몸에 있는 작은 '외투外套' 속으로 집어넣는 반사행동을 한다. 과학자는 이것에 대해 조건을 붙이는 데 성공하였다. 그때 대략 2만 개의 신경세포가 만든 자세한 배선도를 더듬어, 그 일부에서 변화가 일어나는 것을 확인할 수 있었다. 학습이 세포수준에서 파악되었던 것이다.

무척추동물의 연구는 학습이 신경전달의 변화에 관계하고 있다는 것을 의문의 여지 없이 증명하였다. 포유류 같은 좀더 복잡한 학습기계學習機械도 똑같은 기초적인 소자를 이용한다. 이 점에 관해서는 인정하지 않을 수 없을 것이다. 그러나 '정신활동의 생물적 문법'이 언젠가 심리학 실험실의 인지언어로 받아들여져 변화하였을 것이라고 하는 일부 과학자의 낙관적인 전망에는 반드시 찬성할 수 없다.

수는 힘이다. 1조에 1조를 더하면 2조이다. 이것을 나는 의심하지 않는다. 그러나 1조의 모래알로 이루어진 2개의 산이 있다고 하여 2

개의 산을 합한 거대한 산의 모래알 수를 하나씩 세어나갈 때, 정확히 2조라는 답이 얻어질 수 있을까. 셈을 잘못하는 쪽에 내기를 거는 것이 현명하지 않을까

분석의 목적과 방법

대단히 거대하고 복잡한 계系인 경우, 그것을 완전히 요소로 분해하여, 다시 재구성하는 것에 의해서, 근본계에 있음직한 행동을 완전히 이해한다고 하는 방법은 쓸모가 없다. 환원주의라고 말하는 것이 가령 이것이라고 한다면, 그것은 아주 절망적인 시도일 것이다.

 큰 상자 속에 2개의 분자를 넣어보자. 2개의 분자가 때로는 충돌할 것이다. 그 행동은 당구대의 두 공이 충돌하는 것에 비교할 수 있다. 분자를 1천 개 늘이면, 충돌은 더 자주 일어나고, 모든 사건을 더듬는 것은 아주 번거롭지만, 기본적으로 충돌이 증가하였을 뿐이라고 간주해도 좋다.

 그러나 분자가 몇억 개 되고, 몇조 개 되면, 분자는 끊임없이 충돌하고, 일련의 충돌이 또다시 일련의 충돌을 일으키는 데에도 하나의 패턴이 생긴다. 이 새로운 현상이 음파의 발생이다. 소수의 분자에 주목하고 있을 때에는 전혀 예상할 수 없었던 것이다. 음파의 운동을 논하는 데에는 공기를 흩어진 분자의 집합으로 보기보다 탄력을 가진 연속체라고 생각하는 쪽이 효과적이다.

 기체는 분자의 집합이다. 기체내에 음파가 존재할 수 있는 것은 분자의 집합이라고 간주할 수 있는 것과는 모순되지 않는다. 환원주의는 음파라는 운동이 분자의 어떤 특정집합에서 발생할 수 있는 것에 관하여 그 물질적 기초를 해명해준다.

계가 단순한 경우에 요소에서 근본계를 재구성하는 것이 쉽고, 복잡한 경우에는 어렵다. 경우에 따라서는 불가능하다.

그러나 실제로는 누구도 완전한 환원주의를 채택하지 않을 것이다. 예를 들면 누구도 신경계를 분석하면서 이것을 단순한 분자의 집합으로까지 환원하고자 생각지 않는다. 우선 신경세포의 집합에, 그리고 필요하다면 신경세포 연결부의 아주 미세한 요소에까지 분석을 심화시키는 길을 찾는다.

어디까지 분석해가면 좋은가. 그것은 목적, 즉 무엇을 알고 싶은가에 의해서 정해진다. 어디까지 분석해갈 것인가. 그것은 방법, 즉 무엇이 분석할 수 있는가에 의해서 정해진다.

목적과 방법은 서로 매개한다. 목적이 방법을 만들어내는 노력을 재촉하고, 방법은 목적을 깨우친다. 또한 어떤 목적이 확립되면 다른 목적은 배제되고, 다른 방법을 개척할 욕구도 희박해진다. 게다가 어떤 방법이 확립되면, 할 수 있는 데까지 하고자 하는 충동이 저절로 생겨 방법의 완성 그 자체가 새로운 목적이 된다. 지식의 운영이라는 자기 목적화의 경향이 순수과학을 지탱하는 주관적인 기반일 것이다.

말을 원래대로 돌리면, 여기에서 언급한 것은 하나의 계의 운동이나 행동에 몇 개의 계층이 존재한다는 것이었다. 흩어진 분자의 집합이라고 하는 점이 부각된 행동도 있다면, 두루뭉실한 물질이라고 하는 측면이 주요하게 된 운동도 있다.

그렇지만 더욱 중요한 것은 복잡한 계가 하나의 계로 존재하기 위해서는 그것 자체가 계층적인 구조를 가지고 있다는 점이다. 실은 기체도 이미 단순히 소립자의 집합은 아니고, 소립자가 원자 그 위에 분자라는 구조를 만들고 있는 계층적 존재이다.

이것은 매우 자명한 것으로 그다지 문제가 되지 않는 것은 이 계층간의 상호삼투, 상호제약이 문제가 되는 수준에서 기체를 통상 취급하지 않기 때문이다. 그러나 자기 조직적인 계라고 하는 것은 생명체지만, 그 경우에는 다양한 계층사이의 상호침투·상호제약은 계의 존재에게 치명적이고, 그것을 끊임없이 염두에 두지 않고서는 어떤 계층에 관해서도 논할 수 없다.

생명과 우주

닫혀 있지 않고 끊임없이 외계와 상호작용을 하고, 물질과 정보를 교환하면서, 하나의 자기 조직적 계로서 자기 동일성을 보존하고 있는 것이 생명체의 중요한 특징이다.

이같은 생명체의 특징을 생명을 가지고 있다는 식으로 서술해도 지장은 없지만, 생명을 '가지기도 하고' '갖고 있지 않기도' 할 수 있는 실체로서 무심결에 파악하게 되는 것이 이러한 표현의 결점일 것이다. 물체가 움직이기도 하고, 정지하기도 하는 것에 대해 '움직임'을 지니기도 하고 지니지 않다고 말하는 것도 같은 것일 게다. 물체로부터 독립된 '움직이는' 실체가 있을 수는 없다. 특수한 물질계의 존재방식으로부터 독립한 생명이 있을 수는 없다. 이처럼 생명이라고 불리는 특수한 운동을 하는 물질계의 존재방식이 생명의 물질적인 기반이고, 그것도 또한 당연히 계층구조를 가지고 있고, 그 각 부분은 서로 연관을 맺으면서 동시에 독자성을 갖춘다.

버틀란트 러셀이 말한 "맹목적인 자연이 끝내 알 수 없는 공간을 분주하게 선회하는 사이에" 마침내 '자식', 즉 생물 중에서도 의식을 가진 인간을 낳는 데 이르는 과정을 해명하고자 하는 것이 현대 우주론이다. 생물이 출현하는 무대, 혹성이 탄생하기까지의 이야기는 우주진화론으로 대강의 줄거리가 묘사되고 있다.

이것에 따르면 생명의 탄생은 뜻밖에 초기에 생겨났다고 말할 수 있다. 우주는 모든 물질과 방사放射가 연속적인 덩어리를 만든 고밀도와 고온의 상태로부터 시작되었다. 이 미분화된 우주수프가 고유의 성질을 갖게 되고, 그 때문에 곧 은하로 발전하여, 별의 탄생과 죽음의 사이클 속에서 우리들을 만든 재료와 무대가 준비된다. 우주는 거의 1백억, 혹은 150억 년 되었고, 지구는 거의 45억 년 되었지만, 생명은 거의 35억 년 전에 지구상에 시작되었다고 생각된다. 대폭발 big bang 뒤 처음 수십억 년은 적대적인 환경 때문에 생명은 진화할 수 없었을 것이다. 방글라데시의 천문학자 제이 이슬람은 "우리들은 우주가 우리들을 창조할 수 있는 상태가 되자마자 즉시 창조되었다"라고 말한다.

엉뚱한 연상이지만, 나는 인간의 학문문화가 창조될 상태가 되자마자, 즉시 중국의학이 창조되었다는 인상을 가진다. 생명의 기원에 관한 구체적인 과정은 지금 여전히 명백하지 않지만, 중국의학의 창조 과정도 명백하지 않다. 이것에 견줄 수 있는 이른 학문의 창조는 탈레스에서 유클리드에 이르는 그리스 수학의 창조일 것이다.

관측 가능한 우주는 1천억쯤의 은하를 포함하고, 그 각각의 가운데는 적어도 일천억 개의 별이 있다. 그 밖에 숫자는 알 수 없지만 매우 작은 은하가 있고, 전체로서 밝은 은하에 뒤떨어지지 않는 수의 별을 포함하고 있을 것이다. 다수의 은하 속에 하나(하늘의 시내 은하라고 불리는) 가장자리에 치우친, 태양이라고 불리는 별에 가까운 지구에서 생명은 발달하였다.

광대하고 텅빈 공간과 무수한 먼 은하를 비교하면, 생명은 아마도 사소하다고 생각할 수 있다. 그러나 생명에는 이 광대한 우주가 필요한 것이다. 우주가 생명을 조립하기 위하여 소재를 만들어내는 데에는 소립자와 방사放射의 세계로부터 가벼운 원소, 무거운 원소, 간단한 분자에서 복잡한 분자에 이르는 수십억 년에 걸친 화학적 진화를 필요로 하고, 거기에다가 다시 십수억 년의 세월을 생물의 진화에 소비하지 않으면 안되었다.

　맹목적 자연은 천지창조에 7일이 아니라 70억 년 이상을 필요로 하였고, 더욱이 아담과 이브를 만드는 데 수십억 년을 필요로 했던 것이다.

　결국 인간을 낳는 데 우주는 1백억 년 이상의 나이를 가질 필요가 있었는데, 이것은 우주가 1백억 년이나 팽창을 계속하고, 따라서 1백억 광년 이상의 넓이를 가져야 한다는 것을 의미한다. 그렇다면 우리들이 이 광대한 우주 속에 티끌처럼 미미한 존재같이 보이는 것은 오히려 우리들의 존재가 우주의 운명과 굳게 결합되어 있는 증거이다 (J. 바로, J. 실크 ≪우주는 어떻게 창조되었는가≫, 이와나미서점, 1985).

　어쨌든 이것이 현대우주론 속에서의 인간의 지위이다. 생명의 탄생을 시야 속에 넣은, 정합적인 우주상을 묘사하는 것이 자연과학의 목적이라고 한다면, 인간이 그 욕구를 품었을 때부터 수천 년, 거기에 반응한 어떤 방법을 확립할 때부터 수백 년, 인간은 그 현실가능성에 약간 자신을 가지는 것이 허용되게 되었다고 말해도 좋겠다.

공학으로서의 의학

자연과학을 한마디로 말하면 물리학이다. 적어도 물리학을 가리킨다. 물리학은 일찍이 자연철학이라고 불려지던 것의 후예로 뉴턴도 자기 자신의 학문을 실제로 자연철학이라고 불렀다. 철학이라는 말에는 이성 주도主導의 의미가 포함되어 있다. 오늘날 말하는 물리학,

즉 physics는 그리스 이래 자연학의 계보와 연관되는 말이지만, 원자론이 화학을 포함하고, 생체현상의 분자적 기초를 해명하고 있다는 점에서 자연과학은 하나의 자연학=물리학으로 통일된다고 말할 수 있다.

이 자연학·물리학에 대응하는 기술학이 공학이다. 자연과학의 요람으로서 자연의 법칙성에 대한 앎을 확대해온 여러 기술학은 자연과학의 발전에 따라서 크게 변모하였으며, 기술학은 응용과학과 다름이 없다는 일면적인 견해를 탄생시키기에 이르고 있다. 생물공학, 궁극적으로는 유전자공학이 이 경향을 강화시켰고 의학조차도 공학화되고 있다.

그러나 생명체는 거대하고 복잡한 물질계이고, 많은 부분계가 복잡하게 뒤섞이고 중복된 계층을 만들고, 그 생명다운 근거는 자기 조직적인 계통을 이루고 있는 점에 있다. 상대적으로 독립된 부분계통에 관해서는 공학적인 방법이 효과적이다. 각종 감염증에 대한 화학요법의 위력은 그 현저한 예이다. 수술의 효과가 발휘되는 것도 그같은 국면이다.

그러나 공학적 의학의 성공도 실은 생명체의 자기 조직적인 본성에 근거를 둔다. 병리적인 상태에서 정상적인 상태로 회복, 또는 불가역적인 변화에 대한 방위적인 대응, 이것들은 한마디로 자연치유력이라고 부르지만, 생명체의 이러한 능력에 기대는 것을 전략의 핵심으로 삼는 의학, 그것이 중국의학이다. 이것은 공학적인 의학과 대치된다.

당연히 있어야 할 기술학의 최종 거점은 의학이다. 모택동식으로 말하면, '근거지'다. 우주공학도 건축공학도 생물공학도 인간의 기술적인 일을 위한 지식의 체계다. 인간을 위하여 환경에 사람의 손을 대거나, 또는 우회적으로 정비를 하기 때문에, 인간은 합목적적인 행위를 해야 한다. 더욱 인간 자신에 관해서도 질병, 고통, 장해를 제거하기 위해 수단을 강구해야 한다. 그 합목적성을 보증하는 노력이 의학이다. 우리는 대상을 사유하는 가운데 나눌 수 있지만, 실천은 좋든 싫든간에 대상 전체에 관계한다. 각각의 기술적 행위의 작은 합목적성은 큰 합목적성에 비추면, 반드시 합목적적인 것은 아니다. 인간적인 기술학의 이상을 일컫는데 자연과학에 있어서 물리학에 알맞는 훌륭한 말은 없지만, 공학화되지 않은 의학이라고 말할 수는 없는 것일까.

범례로서의 중국의학

중국의학은 인체를 하나의 조직적인 복합계로써 파악하였다. 음양오행설에 기초한 인체관이 그것이다. 중국의학은 더 나아가 이 입장에 선 병기론病機論, 치료학을 전개한다. 병기란 병의 변화과정 속의 다른 단계의 발병기구發病機構를 가리킨다. 이것은 4가지 진단법, 다시 말하면 사진四診에 의해서 얻어진 데이터에 대해서 이성적인 분석을 하여 병인病因, 병위病位, 병성病性, 병세病勢 등을 종합하여 하나의 결론으로서 얻어진다.

   사진은 인간의 오관에만 의지하기 때문에, 오늘날 물리·화학적 진단과 비교하면 어떤 면에서는 극히 제한된다. 그러나 오늘날 정밀한 진단이 본질적으로 가끔 보기 쉬운 일면을 확대하는 것에 의해서 얻어진 정밀함이라는 것을 잊어버린다면 이러한 비교는 어긋난다. 오늘날의 정밀함은 부분계나 그 상호작용을 약간의 지표, 또는 구조적 변화로 대표되어진 것이고 바로 그 점에서 고유한 제약을 스스로 수반한다.

인간의 눈의 확대율이 전자현미경은 고사하고, 흔한 돋보기에도 미칠 수 없다는 것은 말할 나위도 없다. 이러한 장치들은 볼 수 없는 패턴을 보는 힘을 갖추고 있다. 이 능력을 중국의학의 진단학으로 무장할 때, 그 위력은 최대로 발휘된다. 그러나 더욱 중요한 것은 무엇 때문에 보는가라는 점에서 중국의학은 그 진단, 즉 치료의 체계 속에서 보는 목적을 명확하게 하고 있다. 그리고 그것 이외의 것에 관해서는 금욕한다.

병인으로서 중국의학은 외감육음外感六陰, 내상칠정內傷七情을 든다. 외적 요인으로서 육음이란 풍風, 한寒, 서暑, 습濕, 조燥, 화火 6가지이다. 근대 의학이 병인으로서 열거하는 것과 크게 다르다. 이것들이 환경조건, 특히 사계절의 기후변화에서 시사를 받아, 그것을 정리하고 통합한 것임에 틀림없지만, 중국의학에서는 이것을 어디까지나 외부요인에 대한 생명체의 반응을 유형화하여 파악하는 입장에서 서술하고 있다. 따라서 그 속에 예를 들면 세균이나 바이러스가 포함되고 있지 않는 것은 이 입장에서 문제가 되지 않는다. 세균감염에 대한 생명체의 응답이더라도, 위의 유형 중 어느 것에 포함되는지를 포착한다면, 그곳에서 생겨난 생체의 반응에 대해서 생체를 정상적인 방향으로 되돌리고자 하는 자연치유력을 조장하는 방향으로 개입할 수 있다.

외부요인에 대한 생명체의 응답을 우선 크게 분류하여 전술·치료법을 만들어낸다. 이 전술은 자연치유력을 돕는다는 전략에 종속된다. 이 같은 전략이 가능한 것은 인체를 독자의 다원적인 복합시스템으로 파악하는 인간관에 서 있기 때문이다. 이 점은 이미 거듭 언급하였다. 생명체가 그러한 시스템이라는 것은 근대과학도 차츰 명확히 하고 있다. 중국의학은 그것을 환원론적인 근대과학적인 방법이 아니라, 의료실천을 정리하는 기술학적인 입장에서 통찰하였다.

음양오행설적인 사고방식이 그것을 이끌었다고도 말할 수 있고, 거꾸로 의료기술학으로서 고전적 중국의학의 정비가 음양오행설을 풍부하게 한 면도 강조해야 한다.

하나의 시스템이 평형에서의 이탈에 대한 회복을, 시스템의 내재적인 복원력을 돕는 것을 통해 행하는 이 방법은 근대과학의 일면적인 적용에 의한 근시안적인 기술의 존재방식에 큰 시사를 준다. 인간을 위한 기술은 인간을 포함한 보다 광범한 시스템에 개입하는 최적의 전략으로서 보다 큰 시야를 가져야 한다. 기술학은 당연히 의학처럼 인간을 위한다는 목적에 봉사하지 않으면 안된다. 시스템 속 어떤 하나의 계기로 인간이라는 시점을 잃는 것, 그것이 일면적이고 근시안적인 것이다.

근대과학에 그 같은 견해가 불가능한 것은 아니다. 과학도 또한 그것나름의 방법으로 이것을 알 수 있다. 이것이 과학사이다. 고대 중국의 천인합일관은 많은 공상적인 연관 위에 서 있지만, 의료의 현실에서 소우주로서의 인간을 대상으로 하는 하나의 기술학도 만들어냈다. 이 소우주에는 신비한 것이 아무것도 없다.

근대과학이 제시하는 우주상과 중국의학의 소우주상 사이에 어떠한 모순도 없다. 기氣도 혈血도 정精도 신神도 머지않아 그 물질적 기초를 명확히 할 것이다. 그 경우 그것이 초자연적인 실체로서 드러날 가능성은 거의 없다. 초자연적인 것이 존재하지 않더라도, 생명은 이미 우주의 1백억 년 역사를 등에 지니고, 무궁하고 풍부한 연관을 갖는 시스템이다. 중국의학은 과학에 앞서 하나의 단서를 열었고, 인간적인 의학의 존재방식을 바르게 시사하였다. 초자연적이고 신비한 실체와 만나야 한다는 생각은 오히려 우주창조의 정점인 생명에 대한 경탄의 생각이 부족해서 그런 것은 아닐까.